1+X 职业技术·职业资格培训教材

保健按摩师

（五级）第3版

主　编　周信文　周哲敏

副主编　孙德斌　魏红沁

编　者　金卫东　朱学雷　张建华　冯　立　梁　波
　　　　严　峻　林　勇　戴　燕　陶文华　刘志峰

主　审　周文新

中国劳动社会保障出版社

图书在版编目(CIP)数据

保健按摩师：五级/人力资源和社会保障部教材办公室，中国就业培训技术指导中心上海分中心，上海市职业技能鉴定中心组织编写．—3 版．—北京：中国劳动社会保障出版社，2013

1＋X 职业技术·职业资格培训教材

ISBN 978-7-5167-0802-6

Ⅰ.①保…　Ⅱ.①人…②中…③上…　Ⅲ.①保健-按摩疗法（中医）-按摩师-技术培训-教材　Ⅳ.①R244.1

中国版本图书馆 CIP 数据核字(2013)第 320276 号

中国劳动社会保障出版社出版发行

(北京市惠新东街 1 号　邮政编码:100029)

*

北京市白帆印务有限公司印刷装订　新华书店经销

787 毫米×1092 毫米　16 开本　16.75 印张　309 千字

2014 年 1 月第 3 版　　2023 年 9 月第 7 次印刷

定价: 38.00 元

营销中心电话: 400－606－6496

出版社网址: http: //www.class.com.cn

内容简介

本教材由人力资源和社会保障部教材办公室、中国就业培训技术指导中心上海分中心、上海市职业技能鉴定中心依据上海 1+X 保健按摩师（五级）职业技能鉴定细目组织编写。教材从强化培养操作技能，掌握实用技术的角度出发，较好地体现了当前最新的实用知识与操作技术，对于提高从业人员基本素质，掌握保健按摩师的核心知识与技能有直接的帮助和指导作用。

本教材在编写中摒弃了传统教材注重系统性、理论性和完整性的编写方法，而是根据本职业的工作特点，从掌握实用操作技能和能力培养为根本出发点，采用模块化的编写方式。全书共分为 7 章，主要内容包括《黄帝内经》养生专著解读、按摩基础知识、人体解剖学基础、经络腧穴学基础、按摩基本手法、全身保健按摩操作程序、足部反射区保健按摩。

本教材可作为保健按摩师（五级）职业技能培训与鉴定考核教材，也可供全国中、高等职业技术院校相关专业师生参考使用，以及本职业从业人员培训使用。

改版说明

1+X 职业技术·职业资格培训教材《保健按摩师（初级）第 2 版》自 2009 年出版以来深受从业人员的欢迎，经过多次重印，在保健按摩师（五级）职业资格鉴定、职业技能培训和岗位培训中发挥了很大的作用。

随着我国科技进步、产业结构调整和服务业的不断发展，新的国家和行业标准的相继颁布和实施，对保健按摩师的知识结构和职业技能提出了新的要求。为此，人力资源和社会保障部教材办公室、中国就业培训技术指导中心上海分中心、上海市职业技能鉴定中心联合组织了有关方面的专家和技术人员，按照新的保健按摩师（五级）职业技能鉴定要素细目对教材进行了改版，使其更适应社会发展和行业需求，更好地为从业人员和广大读者服务。

为保持本套教材的延续性，本次修订根据教学和技能培训的实践以及保健按摩师（五级）鉴定要素细目表，对教材做了适当调整，使知识结构更加严密、逻辑性和层次性更加清晰，做到知识全面、重点突出，更加注重操作技能的实用性，以期本教材能对从业人员在实际工作中也能起到一定的指导作用。新教材在每个章节前明确了学习重点和学习目标，使读者在阅读时更能明确每章节应该掌握的知识重点，并且补充了《黄帝内经》养生专著的部分选读内容，使读者了解《黄帝内经》中上古时代人的养生之道。

因时间仓促，教材中难免存在疏漏和不足之处，欢迎广大读者以及业内同仁批评指正。

前　　言

职业培训制度的积极推进，尤其是职业资格证书制度的推行，为广大劳动者系统地学习相关职业的知识和技能，提高就业能力、工作能力和职业转换能力提供了可能，同时也为企业选择适应生产需要的合格劳动者提供了依据。

随着我国科学技术的飞速发展和产业结构的不断调整，各种新兴职业应运而生，传统职业中也愈来愈多、愈来愈快地融进了各种新知识、新技术和新工艺。因此，加快培养合格的、适应现代化建设要求的高技能人才就显得尤为迫切。近年来，上海市在加快高技能人才建设方面进行了有益的探索，积累了丰富而宝贵的经验。为优化人力资源结构，加快高技能人才队伍建设，上海市人力资源和社会保障局在提升职业标准、完善技能鉴定方面做了积极的探索和尝试，推出了1+X培训与鉴定模式。1+X中的1代表国家职业标准，X是为适应上海市经济发展的需要，对职业的部分知识和技能要求进行的扩充和更新。随着经济发展和技术进步，X将不断被赋予新的内涵，不断得到深化和提升。

上海市1+X培训与鉴定模式，得到了国家人力资源和社会保障部的支持和肯定。为配合上海市开展的1+X培训与鉴定的需要，人力资源和社会保障部教材办公室、中国就业培训技术指导中心上海分中心、上海市职业技能鉴定中心联合组织有关方面的专家、技术人员共同编写了职业技术·职业资格培训系列教材。

职业技术·职业资格培训教材严格按照1+X鉴定考核细目进行编写，教材内容充分反映了当前从事职业活动所需要的核心知识与技能，较好地体现了适用性、先进性与前瞻性。聘请编写1+X鉴定考核细目的专家，以及相关行业的专家参与教材的编审工作，保证了教材内容的科学性及与鉴定考核细目以及题库的紧密衔接。

职业技术·职业资格培训教材突出了适应职业技能培训的特色，使读者通过学习与培训，不仅有助于通过鉴定考核，而且能够有针对性地进行系统学习，真正掌握本职业的核心技术与操作技能，从而实现从懂得了什么到会做什么的飞跃。

职业技术·职业资格培训教材立足于国家职业标准，也可为全国其他省市开展新职业、新技术职业培训和鉴定考核，以及高技能人才培养提供借鉴或参考。

新教材的编写是一项探索性工作，由于时间紧迫，不足之处在所难免，欢迎各使用单位及个人对教材提出宝贵意见和建议，以便教材修订时补充更正。

人力资源和社会保障部教材办公室
中国就业培训技术指导中心上海分中心
上海市职业技能鉴定中心

目　录

第1章

《黄帝内经》养生专著解读

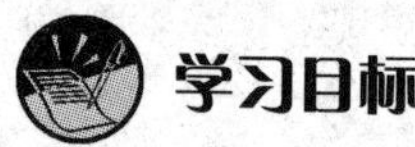

学习目标

了解《黄帝内经》中上古时代人的养生之道

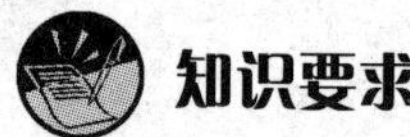

知识要求

一、《黄帝内经》养生专著解读 1

1. 原文

昔在黄帝，生而神灵，弱而能言，幼而徇齐，长而敦敏，成而登天。

乃问于天师曰：余闻上古之人，春秋皆度百岁，而动作不衰；今时之人，年半百而动作皆衰者。时世异耶人将失之耶？

岐伯对曰：上古之人，其知道者，法于阴阳，和于术数，食饮有节，起居有常，不妄作劳，故能形与神俱，而尽终其天年，度百岁乃去。

今时之人不然也，以酒为浆，以妄为常，醉以入房，以欲竭其精，以耗散其真，不知持满，不时御神，务快其心，逆于生乐，起居无节，故半百而衰也。

夫上古圣人之教下也，皆谓之虚邪贼风，避之有时，恬惔虚无，真气从之，精神内守，病安从来。

是以志闲而少欲，心安而不惧，形劳而不倦，气从以顺，各从其欲，皆得所愿。故美其食，任其服，乐其俗，高下不相慕，其民故曰朴。

是以嗜欲不能劳其目，淫邪不能惑其心，愚智贤不肖，不惧于物，故合于道。所以能年皆度百岁而动作不衰者，以其德全不危也。

2. 译文

古代轩辕黄帝，生来就很聪明。幼小时善于言辞，少年时对事物理解特别敏捷。长大以后，既敦厚淳朴又勤奋努力，一进成年就登上了天子之位。

黄帝问岐伯道：听说上古时代的人，都能够年过百岁而不显衰老的迹象；而现在的人，年龄到了 50 岁，动作就现出衰老了。这是因为时代环境不同呢，还是人们违失了养生之法的缘故呢？

岐伯回答：上古时代的人，一般都懂得养生的道理，效法阴阳，明白术数，饮食有一定节制，作息有一定规律。不妄事操劳，所以能够做到形体与精神两相吻合，活到寿命应该终了的时候，度过百岁才死去。

现在的人就不是这样了：把酒当作水饮，好逸恶劳，酒醉了，还肆行房事，纵情色欲，因而竭尽了精气，散失了真元。不知道保持精气充沛、蓄养精神的重要，只顾一时快心，背离了养生的真正乐趣，作息没有一定规律，所以到50岁便衰老了。

上古时代，对于那些深明修养道理的人的教诲，人们都能够遵从；对于四时不正的虚邪贼风，能够适时回避；同时思想上保持清静，无欲无求，使真气居藏于内，精神内守而不耗散，这样，病从哪里来呢？所以他们精神都很安闲，欲望不多；心境安定，没有恐惧；虽劳形体，并不令其过分疲倦；真气平和而调顺；每人都能顺心所欲并感到满意；吃什么都觉得香甜，穿什么都感到舒服，随遇而安，互相之间从不羡慕地位的高下，人人都自然朴实。

所以不正当的嗜好，不会干扰他们的视听；淫乱邪说，不能诱惑他们的心志；不论愚者、智者、贤者、不肖者，对于酒色等事，都不急于寻求，这就吻合了养生之道了。总而言之，他们之所以都能够过百岁而动作还不衰颓，这就是因为他们的养生之道完全而无偏颇啊。

二、《黄帝内经》养生专著解读2

1. 原文

帝曰：人年老而无子者，材力尽邪？将天数然也？

岐伯曰：女子七岁肾气盛，齿更发长。

二七而天癸至，任脉通，太冲脉盛，月事以时下，故有子。

三七肾气平均，故真牙生而长极。

四七筋骨坚，发长极，身体盛壮。

五七阳明脉衰，面始焦，发始堕。

六七三阳脉衰于上，面皆焦，发始白。

七七任脉虚，太冲脉衰少，天癸竭，地道不通，故形坏而无子也。

丈夫八岁肾气实，发长齿更。

二八肾气盛，天癸至，精气溢泻，阴阳和，故能有子。

三八肾气平均，筋骨劲强，故真牙生而长极。

四八筋骨隆盛，肌肉满壮。

五八肾气衰，发堕齿槁。

六八阳气衰竭于上，面焦，发鬓颁白。

七八肝气衰，筋不能动。

八八天癸竭，精少，肾脏衰，形体皆极。则齿发去。

肾者主水，受五脏六腑之精而藏之，故五脏盛，乃能泻。

今五脏皆衰，筋骨解堕，天癸尽矣，故发鬓白，身体重，行步不正，而无子耳。

2. 译文

黄帝问：人的年岁老了，就不会再生育子女，是精力不足呢，还是天癸之数使他这样呢？岐伯回答：就一般生理过程来讲，女子到了 7 岁，肾气就充盛，牙齿更换，毛发茁然。

到了 14 岁时，天癸发育成熟，任脉通，冲脉旺，月经按时而行，所以能够生育。

到了 21 岁，肾气平和，智齿长成，身体也发育成熟到极限。

到了 28 岁，筋骨坚强，毛发长到了极点，身体十分强壮。

到了 35 岁，阳明经脉衰微，面部开始焦枯，头发开始脱落。

到了 42 岁，三阳经脉都衰退了，面部枯槁，头发变白。

到了 49 岁，任脉空虚，冲脉衰微，天癸枯竭，月经断绝，所以形体衰老，再不能生育了。

男子八岁时，肾气盛，头发长长，牙齿更换。

到了 16 岁时，天癸发育成熟，精气充满，于是男女交合，因兹有子。

到了 24 岁，肾气平和，筋骨坚强，智齿生长，身体也长得够高了。

到了 32 岁，筋骨粗壮，肌肉充实。

到了 40 岁，肾气衰退下来，头发初脱，牙齿干枯。

到了 48 岁，上体阳明经气衰竭，面色憔悴，发鬓半白。

到了 56 岁，肝气衰，筋脉迟，导致手足运动难能自如。

到了 64 岁，天癸枯竭，精气少，肾脏衰，形体精神都感到病苦。齿发脱落。

就人体而言，五脏中肾脏主水。它接受五脏六腑的精华加以储存。只有脏腑旺盛，肾脏才有精气排泄。

现已年岁大了，五脏皆衰，筋骨无力，天癸竭尽，所以发鬓白，体沉重，行步不正，再不能生育子女了。

三、《黄帝内经》养生专著解读 3

1. 原文

帝曰：有其年已老，而有子者：何也？

岐伯曰：此其天寿过度，气脉常通，而肾气有余也。此虽有子，男子不过尽八八，女子不过尽七七，而天地之精气皆竭矣。

帝曰：夫道者年皆百岁，能有子乎？

岐伯曰：夫道者能却老而全形，身年虽寿，能生子也。

黄帝曰：余闻上古有真人者，提挈天地，把握阴阳，呼吸精气，独立守神，肌肉若一，故能寿敝天地，无有终时，此其道生。

中古之时，有至人者，淳德全道，和于阴阳，调于四时，去世离俗，积精全神，游行天地之间，视听八达之外，此盖益其寿命而强者也。亦归于真人。

其次有圣人者，处天地之和，从八风之理，适嗜欲于世俗之间，无恚嗔之心，行不欲离于世，被服章，举不欲观于俗，外不劳形于事，内无思想之患，以恬愉为务，以自得为功，形体不敝，精神不散，亦可以百数。

其次有贤人者，法则天地，象似日月，辨列星辰，逆从阴阳，分别四时，将从上古合同于道，亦可使益寿而有极时。

2. 译文

黄帝问：有人已老，还能再生，这是什么道理？

岐伯说：这是因为他的先天禀赋超常，气血经脉畅通，而肾气还多。虽然有这种人，但一般情况是男子不超过 64 岁，女子不超过 49 岁，精气都竭尽了。

黄帝问：善于养生的人，年纪活到百岁，还能不能生子呢？

岐伯答：经常注意养生的人，老龄化来得迟一些，年纪纵大，也没有齿落、面焦、发白、身重、行步不正等衰象，所以虽然达到百龄，仍然能够生子。

黄帝说：我听说上古时代有“真人”，能洞悉自然规律，掌握阴阳化生万物之机理，吐故纳新以养精气，使他的身体，好像和精神结合为一，所以寿命就与天地相当，没有终了的时候，这就是所谓“与道俱生”的说法。

中古时代有“至人”。道德淳朴，养生方法完备，能够切合于阴阳的变化，适应于四时气候的更迭变迁，避开世俗的纷杂，聚精会神，悠游一己于天地之间，其所见所闻，能够广达八方荒远之外，而这正是他延长寿命而使身体强健的方法。这种人也属于真人一类。

其次有叫作圣人的，安然自处于天地的和平之中，顺从着八风的变化规律，欲望、嗜好正确得当。侧身于世俗尘居之中，却没有世俗的恚怒嗔怨之心，行为并不打算脱离社会，但一切举动又不仿效俗习。在外，不使形体被事物所劳，在内，不使思想有过重负担，以恬静快乐为本务，以悠然自得为目的，所以他的形体毫不衰老，精神也不耗散，年寿就可以达到百数之限。

其次有叫作贤人的，能效法天地，取象日月，辨别星辰的位置，逆从阴阳的变化，根据四时气候的不同来调养身体。他是要追随上古真人而合于养生之道。这样确也可增寿，但有终尽的时候。

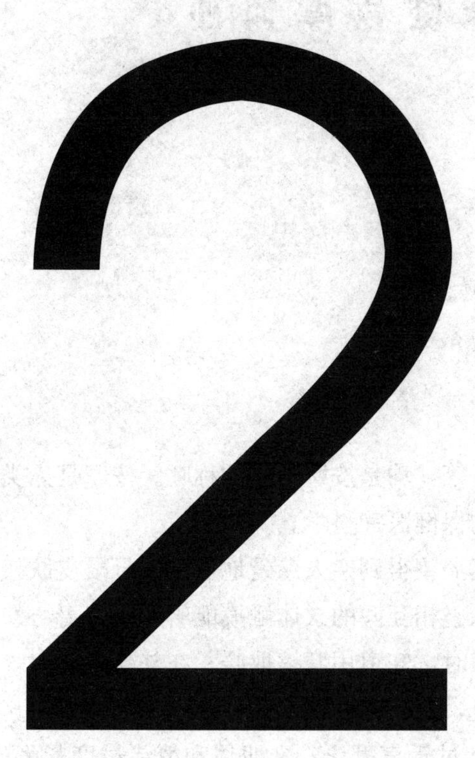

第 2 章

按摩基础知识

第 1 节 保健按摩概述

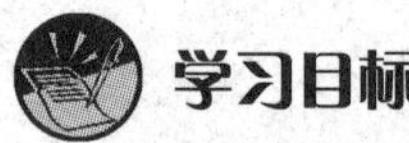

学习目标

了解保健按摩的简介

熟悉保健按摩的定义及功效

了解“亚健康”的定义以及各类人群和各种场所

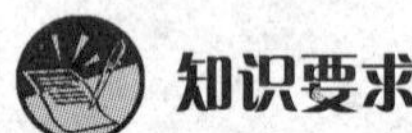

知识要求

中医按摩俗称“按跷”“跷引”“按杌”等，均是按摩的早期称呼。按摩是人类最古老的一种疗法，又是一门年轻而有发展前途的保健医疗科学。

皮肤接触是人的天性。人在襁褓时期就渴望得到亲人慈爱地抚摸，母婴皮肤接触对婴儿情感健康的重要性已为当今医学界所公认。相互间的人体触摸能给人带来身心快感，对人的健康也有积极意义。原始人在肢体受冻时，知道用摩擦取暖；在外伤疼痛时，会本能地去抚摸或按压受伤部位；在打呃、咳嗽时，也往往会情不自禁地去拍打胸背部；在需要得到安慰和理解的时候，善意的抚摸可能胜过千言万语；在肌体和情绪过度紧张的时候，适当的手法可能胜过许多药物。人们为了求得自身的生存，不断进行生产劳动，并与自然界的各种不利因素做斗争，艰巨的劳动使损伤和疾病成为人们生活中的主要威胁。在实践中，人们逐渐发现按摩能使疼痛减轻或消失，在这基础上人们逐渐认识了按摩对人体的保健医疗作用。在这种认识的基础上，加上一些有意识的保健医疗实践活动，不断地总结和改进，就这样，我们的祖先从一代又一代与疾病抗争的亲身体验中，从原始的、下意识的、简单的手部动作中，总结出了中医按摩。

在中国，这一体系的形成年代大体在先秦两汉时期。当时的两部医学巨著《黄帝内经》和《黄帝岐伯按摩经》第一次完整地建立了中医学理论体系，确立了按摩作为一门保健医疗学科在中医学中的地位。因此，按摩是人类最古老的一种保健医疗方法，是中医学的重要组成部分之一，而《黄帝岐伯按摩经》则是中医按摩医学最早的专著，可惜这本书在东汉时已亡失，其主要内容散见于同时期及稍后的一些医学著作中。

《素问·异法方宜论》有一则记载：“中央者，其地平以湿，天地所生万物也众。其民食杂而不劳，故其病多痿厥寒热，其治宜导引按蹻。故导引按蹻者，亦从中央出也。”

中央，即现在河南一带。《吕氏春秋》和《路史》中也有上古时期这一地区水泛成灾，百姓多患筋骨之病，而以导引法来治疗的记载。殷商甲骨卜辞也有不少按摩的史料。所有这些都证明，中国中原地区是按摩和导引的发源地。从汉代开始，我国手法医学的正式名称是“按摩”，直到明代中后叶取消按摩科后才出现了“推拿”一词，且主要用于小儿。唐代慧琳的《一切经音义》对按摩的定义很明确：“若使别人握搦身体，或摩或捏，即名按摩也。”目前，我国医学界对手法学科的正规命名是“推拿”，但用于非治疗目的的手法习惯上还是称“按摩”的为多，这与国际上“massage”的含义基本是一致的。

中国的保健按摩是以中医理论为指导，以防病健身为目的的一种自然疗法，是我国传统医学的重要组成部分，是中华民族独特的医疗保健方法。保健按摩就是根据服务对象的需求，运用以保健为目的的按摩技术，在人体体表特定的部位施以有一定力量的、有目的、有规律的手法（或手的代替物）操作活动。保健按摩的功效是：运用各种不同手法（或手的代替物）在外刺激人体的皮肤、血管、肌肉、关节、神经以及淋巴等组织，促进局部的血液循环，缓解肌肉的痉挛和酸痛，改善新陈代谢，调整脏腑功能，从而提高肌体的自身抗病能力，也就是我国医学提出的“扶助正气”和“治未病”。

数千年来，我国手法医学的主流一直是治疗性质的，治疗的范围包括内、外、妇、儿各科疾病。作为中国传统医学的一种非药物疗法，按摩为中华民族的繁衍生息做出了巨大贡献。但是，中医学更强调“上工不治已病治未病”，高明的医生善于治将发未发之病，即能够预防疾病的发生。“治未病”是中医学的有机组成部分。所以，按摩还有保健防病的作用。近年来人们已经认识到在健康与疾病两个状态之间还有一种“亚健康”状态。处于这种状态下的人，可能没有确诊的某种疾病，但可能有高血糖、高血黏度、高血脂及易疲劳、易感冒、易发生各种不适。这种“亚健康”状态尤其对中年人的身心健康构成了日益严重的威胁。由于生活节奏加快、工作压力加大，以及现代社会各种原因导致的不良生活习惯，社会群体中处于“亚健康”状态的人的比例正在急剧升高，其中以企业家、管理人员、科技工作者、律师、医师等尤为突出。上海一项专题调查显示，全市具有高级职称的中年知识分子中，有70%左右处于“亚健康”状态，另有20%左右患有一种或一种以上较严重的疾病，真正健康者不足10%；企业管理人员中处于慢性疲劳状态或“亚健康”状态者占85%左右。即使在一般中年人中，处于“亚健康”状态的人数比例也接近50%。这种“亚健康”理论与中医传统的“未病”学说有异曲同工之妙。“未病”不是没有病，“亚健康”状态所反映出来的种种征兆，虽然还不能作为确诊某种疾病的可靠依据，但它确实是许多疾病的先兆。而保健按摩则是专家们开出的诸多“治未病”的“处方”之一。

近年来，随着人民物质生活、精神生活的提高，人们的医疗保健意识日益增强。“预防为主”和“全民健身”已成为人们普遍共识和自觉行为，寻求最佳祛病健身、延年益寿的方法已是现今社会的必然趋势。保健按摩适应了人们各种不同的需求特点，朝市场细分方向发展，保健按摩已成为人们现代生活中的一种时尚。正以它独特的优势被世界各国人们认同和重视。社会的需求为保健按摩市场提供了广阔的空间和崭新的发展机遇，特别是由于都市生活节奏快、工作负荷大、竞争激烈而造成身体处于“亚健康”状态的人群更需要保健按摩。各类人员从不同角度对保健按摩提出了不同的要求：旅游者、运动员需要解除疲劳；商务、管理人员需要补充精力；女士想要美容漂亮；老人想要延年益寿。保健按摩的社会需求已出现大幅度上升。近几年除了专业的按摩中心外，不少宾馆、饭店等旅游场所，理发厅、美容院等美容美发行业，浴池、浴场等休闲场所，健身房、游泳场、高尔夫俱乐部等运动健身场所，疗养院、康复中心、养老院等福利机构都纷纷开设保健按摩服务，有些医院也开始增设保健按摩项目。一些有条件的人，甚至聘请保健按摩师为其定期做保健按摩服务，有些家庭成员之间，也开始了互相式的保健按摩，保健按摩的前景是广阔的。

第2节　保健按摩的禁忌症

学习目标

掌握保健按摩操作时慎用或禁用手法的情况

掌握保健按摩严格禁忌范围的疾病

知识要求

首先要明确，保健按摩不是治疗性的，疾病的治疗应该在医疗场所进行。保健按摩的对象主要是“亚健康”人群和健康人士，如果患有一些慢性的较轻的疾病，并且不妨碍接受保健按摩的，也可进行保健按摩。但是，必须了解有些情况和疾病是不能直接按摩或严禁按摩的。

一、慎用或禁用手法的情况

1. 饥饿时按摩。由于血糖过低可能导致休克。

2. 饭后 1 小时内或腹胀时。

3. 剧烈运动后及极度疲劳者。应休息一段时间后再按摩，不宜立即做手法操作，以免发生晕厥现象。

4. 怀孕者。腹部、腰骶部一般慎用手法，有些穴位如合谷、肩井、三阴交可能引起流产，不宜使用。其他部位也不宜使用重刺激手法，以轻柔手法为宜，以免出现流产。

5. 妇女月经期间，腰部和腹部不宜做手法，也不宜在四肢感应较强的穴位处采取强刺激手法，以免出现出血过多。

6. 酒醉者。醉酒后神志不清者，一般也不宜立即做手法操作。

二、保健按摩严格禁忌范围的疾病

1. 高烧发热者。

2. 急性传染病患者。如急性肝炎、活动性肺结核等。

3. 皮肤破损、感染，或有严重的皮肤病患者，其病损局部和病灶部位禁止按摩。

4. 怀疑有骨折者，骨折部位不宜贸然使用手法，以免引起骨折部位的错位，造成神经、血管以及周围软组织的损伤，或成为开放性骨折。骨折经手法复位或骨折经包扎固定后在骨折部位的远端应用轻柔手法，能促进骨折愈合，减少骨折后遗症的发生。

5. 有心、脑血管意外先兆者（中风后遗症不在禁忌之列）。脑出血的患者，也应在出血停止后 2 周再进行手法操作。

6. 严重的心脏病患者。

7. 精神病情绪不稳定者。

8. 出血性疾病或有出血倾向者。如恶性贫血、血小板减少、白血病等。正在出血或内出血的部位，不宜采用手法操作。即使四肢关节扭伤，局部肿胀疼痛，也应先做冷敷，止血，待内出血停止后，方可采用手法操作，以免加重局部出血，带来不良后果。

9. 恶性肿瘤和艾滋病患者，一般不应使用手法，以防止肿瘤细胞的扩散与转移，使病情加重。

10. 极度虚弱者不宜采用手法操作，以免发生晕厥现象。

11. 骨与关节结核病症，不宜采用手法操作，以免造成进一步损伤。

12. 化脓性关节疾患不宜采用手法操作，以免加重病情。

13. 有其他诊断不明的可疑病症者。可建议到医院做全面检查。

第 3 节 保健按摩注意事项

学习目标

了解操作前顾客的情况、操作过程中的体位以及注意个人卫生

操作时运用合理的手法和适宜的力量，做到有序、灵活

知识要求

一、情况要明确

手法操作前，首先要明确宾客的体征，排除手法不宜操作的情况，选择正确的体位、适宜的手法、必要的部位，绝不能盲目施术。

二、精力要集中

在手法操作过程中，要集中精力。除了要保持清洁安静的环境外，施术者还要全神贯注，做到手随意动，功从手出，同时还要密切注意受术者对手法的反应（如面部的表情变化，肌肉的紧张度以及对被动运动的抵抗程度等），以随时调整手法刺激的方法与强度，避免增加受术者的痛苦和不必要的人为损伤。不可坐在按摩床上操作。按摩时严禁与其他按摩师嬉笑、聊天。按摩一旦开始，就应连续操作不得中断。

三、体位要适当

手法操作时要选择恰当的体位。对受术者而言，宜选择感觉舒适，肌肉放松，既能维持较长时间，又能有利于施术者手法操作的体位。对施术者来说，宜选择一个手法操作方便，并有利于手法的运用，力量发挥的操作体位。同时也要做到意到、身到、手到，步法随手法相应变化。在整个操作过程中，施术者身体各部动作要协调一致。

四、手法要选择适当

手法种类繁多，变化多端。有文字记载的手法，基本手法就有 100 多种，其他操作手法还有 400 多种。在操作过程中运用什么手法，就好比用药处方一样，应视受术者的体质、不适的部位，辨症而定。

1. 根据情况选择手法

软组织急性不适者宜选压力轻、手法柔和的大鱼际揉法、摩法、擦法等；慢性软组织不适者，可选用刺激较强的点法、肘压法、弹拨法、拍法等；对关节运动障碍者，常运用摇法、伸屈法等；对关节错位者应运用整复关节的手法，如扳法、拔伸法等；对有粘连者，则应使用扳法、弹筋拨络法、理筋法等。

2. 根据部位选择手法

头面部、胸腹部以及四肢关节等病变范围小、部位较浅者，或者肌肉较薄弱者，则应该选用刺激柔和而渗透作用又较强的手法，如一指禅推法、按揉法等。反之，颈项部、腰背部病变范围较广、部位较深、肌肉较丰满的部位，可选择接触面大而刺激力较强的手法；如滚法、掌按法、肘推法等。在筋腱部位，宜选用弹拨法、推法、指揉法。在穴位或压痛点处常选择点法、按法、掐法、揉法等。

上述对手法的选择，只是就一般情况而论，在实践操作过程中，还有一个术者掌握手法的程度和个人使用手法的习惯以及各流派特点等问题，因此在应用时也要根据各人的经验而灵活掌握，即所谓“法虽有定，变通在人”。

五、力量要适宜

手法操作必须具备一定的力量，以达到一定的刺激强度，才能获得功效和作用。操作中要掌握适宜的刺激强度。首先要了解与刺激强度有关的因素，手法刺激的强度常与手法的压力、受术部位、着力面积、受力的方式以及操作时间有关。

1. 手法的压力

一般规律下，刺激强度与手法压力成正比关系，即压力越大刺激越强。某些强刺激手法（如肘压法、较重的点法等）的使用应先征得顾客的同意。

2. 受术部位

手法力度与受术部位的敏感性和受术部位的肌层厚度有关。如用同一压力的手法，在经络、穴位较敏感的部位操作，就显得力度较强，而在非经络、穴位处应用，就相对刺激较弱。同样用一定的压力，作用于腰臀部等肌肉较发达的部位，一般力度可以接受，但如果作用在胸腹部等肌肉不发达的部位，就难以忍受了。如果用操作成人的手法的压力，使用在婴儿身上，就会造成不良后果。所以青壮年肌肉发达，手法的力量可相对适当的加重，以增强刺激；老年人或儿童肌肉松软者，手法力量应减轻，以免造成不必要的损伤。软组织不适的初期，局部肿胀，疼痛尖锐，手法的压力宜轻；感觉迟钝、麻木者，手法刺激宜强。久病体弱，用力以轻为宜；初病体实，用力应适当加重。

3. **着力面积**

手法的力度与着力的面积有关，一般成反比关系。相同的压力，着力面积大，则刺激强度小。反之，着力面积小，则刺激强度大，如双掌按法，压力较大，但刺激并不强，而掐法和点法的压力并不太大，但刺激非常强。就是因为前者着力面积大，而后者着力面积小，单位面积受力不同的缘故。尽量使用接触面积大的手法，以增加柔和感。

4. **施力方法**

施力方法是指手法应用的形式以及施力的速度。冲击力量要比缓慢刺激强烈得多。如叩击类手法的拳背击法、点穴法以冲击方式作用于人体。此类手法刚劲有力，操作时特别要注意动作的技巧性和选择适当的力度。全身按摩的一般用力规律是开始时轻、中间加重、结束时轻。初次按摩一个新的部位手法应该从轻开始。

5. **操作时间**

一般来讲，操作时间短，手法刺激强度小；操作时间长，手法刺激强度大。所以操作时间太短，达不到效果，但操作时间过长，也可能对局部组织产生医源性损伤。所以操作时间要根据手法的性质、宾客不适的性质以及操作范围大小而定。时间一般不宜过长，除非顾客要求加钟，否则不要强制客人加钟。

六、操作要有序

手法操作要有序进行，全身按摩一般先俯卧位再仰卧位，俯卧位一般从头到足顺序操作，仰卧位可从足到头操作，也可从头到足操作。如先操作下肢，应该用毛巾包住足部操作。手法操作的规律为：自上而下，先左后右，从前到后，由浅入深，循序渐进，并依具体情况，适当调整。局部操作，则按手法的主次进行。手法强度由轻逐渐加重；关节活动幅度由小逐渐加大；操作速度，由慢逐渐加快。对身体虚弱、气血亏损者，手法不宜过强。身体左右两侧的操作要对称，尽量不要有偏颇、遗漏。每个体位只可运用一次，不要重复，以免造成顾客反感。除非顾客要求加钟，一般不要在一个部位做完后再次重复同样手法。

七、时间要灵活

按摩操作时一般应避开顾客的大腿内侧、小腹、双乳和腋下。45 min左右的常规全身按摩一般不按摩胸部。局部操作的时间，要根据受术者的情况、体质、所应用的手法来确定。

八、操作要卫生

施术者应注意个人清洁卫生，定期修剪指甲，不得留长指甲，勤洗澡，勤换衣，保持身上无异味。手上不得佩戴戒指、手链、手镯和手表等，以免碰伤顾客。天气寒冷时，双手要注意保暖，以免冷手触及顾客皮肤而引起肌肉痉挛。仰卧位操作头面部时，不可面对顾客脸部呼吸。在做仰卧位拔伸颈椎等手法时，操作者应将头转向侧面，并且按摩完一个顾客之后，就应洗手，防止交叉感染。

第 4 节　保健按摩常用介质

 **学习目标**

了解水剂、粉剂、酊剂、膏剂和油剂

熟悉五种介质的种类及用途

 **知识要求**

所谓介质，就是在按摩时，施术者手上蘸些油、水酒类的液体或粉末，涂在受术者的受术部位以减少对皮肤的摩擦或借助某些药物的辅助作用，增加按摩手法的功效。

推拿按摩介质的运用，在我国已有悠久的历史，古人称之为膏摩，多在摩擦类手法中应用，尤为摩法、推法、擦法和抹法应用较多。常用介质有水剂、粉剂、酊剂、膏剂和油剂 5 种。

一、水剂

在保健按摩中，水剂是新的剂型，即为水溶剂。水质量优劣对水剂有一定的影响，如矿物质的含量、pH 值的高低等，应以蒸馏水或去离子水最为适宜。用热水或温水作溶媒浸渍药材而制成的液体浸出剂就是水剂。此种剂型制作简单方便，易于推广，且剂量大小不受限制。常见水剂见表 2—1。

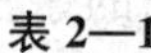

表 2—1 常见水剂

水剂名称	说明
冷水	清洁的冷水也可作介质，尤其在小儿发热时常用
刨花水	用刨花木浸泡在水中，取其浸出的汁作介质，十分润滑，适合于小儿推拿时用
生姜汁	用生姜榨汁或水中浸泡取得，汁为介质，在恶心呕吐、中暑等时候使用，有助驱散外邪
红花水	用热水冲泡红花后得红色汁水，具有活血化瘀之功效
薄荷水	鲜薄荷放入开水中浸泡取汁备用，可清凉解毒，祛暑除热

二、粉剂

粉剂又称散剂，是古老剂型之一，制备方法简便，剂量容易伸缩，不含溶剂，有较高的稳定性，便于携带储存。凡不溶性药粉，均宜制成散剂，其制备一般包括粉碎、过筛、分剂量和包装等过程。常见粉剂见表 2—2。

表 2—2 常见粉剂

粉剂名称	说明
滑石粉（或爽身粉）	有润滑、吸水、清凉的作用，一般在夏季使用，是按摩中最常用的一种介质
松花粉	将松花磨成粉末，用粉扑将粉擦在按摩部位作为介质，松花粉具有润滑、吸湿作用
伸筋丹	也称揉药，配方：乳香 10 g，没药 10 g，藏红花 5 g，麝香 2.5 g，冰片 2.5 g，樟脑 2.5 g，血竭 25 g，将以上药物共研成极细末装入密封瓶内待用。伸筋丹具有消肿止痛的作用，多在创伤时作按摩介质

三、酊剂

酊剂是药物用不同浓度的酒精浸出或溶解而制成的澄清液体制剂，也可用流浸膏加适量乙醇稀释制成。一般酊剂浓度为 100 mL 酊剂含原药 20 g，制作方法简单，不需加热，适用于含挥发性成分及不耐热成分的药剂，且长期储存不变质。

酊剂制作可分为溶解法、稀释法、浸渍法和渗漉法四种。常见酊剂见表 2—3。

四、膏剂

在做足部反射区按摩时，若能使用按摩油膏，可减少按摩时手与足之间的摩擦和损伤，另外，适宜的按摩膏对足病又有一定的促进血液循环、清热解毒、活血化瘀之功效。常见膏剂见表 2—4。

表 2—3　　常见酊剂

酊剂名称	说　明
红花酒	将红花泡在酒精（85%）之中，数日后待用，具有润滑，消肿，活血化瘀之功效
伸筋酒	乳香、没药、血竭、参三七、藏红花各 5 g，冰片 1 g，广木香 1.5 g，樟脑 10 g，以酒精（75%）100 g 浸泡 2 周，适用于急、慢性损伤
骨伤酒	红花、川乌、草乌、龟尾、桃仁、生甘竹、生姜、麻黄、煅自然铜、马钱子、桂枝、乳香、没药各 50 g，以酒精（75%）1 500 g 浸泡 15 天，适用软骨及骨骼损伤

注　常见市面销售风湿药、正红花油、解疼止疼酊之类也可作酊剂用。

表 2—4　　常见膏剂

膏剂名称	说　明
硅霜	医院皮肤科常用药品，具有润滑足部和预防皮肤病双重作用
基质	只解决润滑问题，用于足部健康无病者，如各种常用的按摩膏或皮肤霜
油膏	用 2∶1 的凡士林和液体石蜡混合而成，用于皮肤较干燥者
1%氯霉素霜	用于足部有细菌感染者
2%咪康唑霜	1%联苯苄唑用于治疗受术者足癣
2%尿素霜	用于足部皲裂者
冬青膏	由冬绿油、薄荷脑和凡士林组成。有温经通络、消炎止痛的作用，适用于各种软组织损伤和虚寒性疾病

注　市售按摩乳也可根据情况选作膏剂用。

五、油剂

油剂原用油脂浸出药中之有效成分，制得含药的油脂，或用具有药性的动植物油配制而成。常见油剂见表 2—5。

表 2—5　　常见油剂

油剂名称	说　明
麻油	起润滑作用，刮痧时常用
肉桂油	肉桂芳香而温热，凡祛寒病症，以此作为按摩介质甚为实用
传导油	由玉树神油、甘油、松节油、酒精、蒸馏水等配制而成，有消肿止痛，祛风散寒的作用
棕榈油	此介质一般在热敷或在用擦法后涂于受术部位增强疗效
红花油	由冬青油、红花、薄荷脑和凡士林配成，有消肿止痛的作用。常用于软组织损伤的治疗

续表

油剂名称	说　明
BABY 油（婴儿油）	因其清亮透明、气味芳香，不油衣物，为港式推油首选，也可在推罐时使用
橄榄油	主要起润滑作用。因价格较贵，应用不多
精油	精油是从植物的花、叶、果实等部位提炼而成。精油有 150 种以上，最常用的也有十几种，如薰衣草、茶树、迷迭香、桉叶、天竺葵、柠檬、洋薄荷、橙花、香水树、黑胡椒、茉莉、玫瑰精油等。每种精油都具有一种主要的功效特征，并因此而被归类为振奋型、放松型和提神型等。可根据各种植物精油的功效特点，选择性地用于芳香按摩。使用时必须用植物油（或者婴儿润肤油）稀释

六、其他介质

其他介质的说明见表 2—6。

表 2—6　　其他介质

名称	说　明
蛋清	从鸡蛋中取出蛋清，可作按摩介质，具有营养肌肤收敛皮肤的作用
鲜奶液	取新鲜奶汁，每 100 mL 鲜奶加入微量灭滴灵，整个操作过程须在无菌条件下进行。常用于暴露部位，具有美容作用
清凉油（万金油）	由多种挥发物质配合基质而成，广泛用于各科临床疾病，如头痛、发热、呕吐、恶心、肌肉酸痛等

第 5 节　保健按摩师职业道德与岗位规范

学习目标

熟悉保健按摩师职业道德的含义

掌握保健按摩师的岗位职责和规范要求

了解保健按摩服务程序及基本礼仪

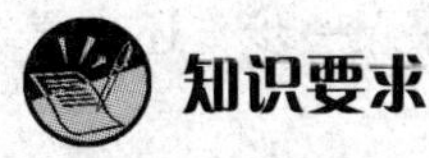

知识要求

一、保健按摩师的职业道德

道德是社会意识形态之一，是人们共同生活及行为的准则和规范。道德通过社会舆论以及人们的内心信念而对社会生活起约束作用。

职业道德是从事一定职业的人，在工作或劳动过程中所应遵循的与其特定的职业活动相适应的行为规范，是道德在职业生活中的具体体现。

保健按摩师的职业道德是指保健按摩师在按摩从业过程中，应遵循的与保健按摩职业相适应的行为规范。

1. 遵纪守法

保健按摩行业属于特种行业，保健按摩师应遵守国家和地方公安、劳动、卫生、工商、税务、消防等方面的有关法律法规和本行业的管理规定，持证上岗，合法营业。要坚决抵制借按摩为名从事的色情和违法活动，及时制止并向公安机关报告在营业场所发生的各种违法犯罪活动。根据有关规定，服务行业的保健按摩场所不得从事医疗按摩（推拿）项目。不得夸大保健按摩的治疗作用，擅自为顾客诊断或治疗。

2. 爱岗敬业

保健按摩师应充分认识保健按摩对人体保健的重要性，热爱所从事的保健按摩本职工作，兢兢业业，干一行，爱一行，通过优良的服务树立良好的职业形象，不断提高保健按摩行业的社会地位。

3. 文明服务

保健按摩属于服务性行业，而且是一种以人为对象的高级的服务性行业。所以特别要求从业人员不断提高自身的文明素养，以优良的服务态度对待每一个顾客。做到：服饰得体，发型正常；谈吐文雅、举止大方；热情待客，亲切善良；言而有信、耐心周详；不挑顾客，亲疏相当；一视同仁，不卑不亢；不索小费，树立形象；不露隐私，尊重顾客；集中精力，顾客至上；谦虚谨慎，尊重同行。

4. 讲究卫生

保健按摩师要养成良好的个人卫生习惯，注意仪表整洁，遵守营业场所的卫生制度，保持环境卫生和按摩用品用具的卫生。

5. 精益求精

保健按摩是直接与人体打交道的职业，与保健按摩有关的理论知识和专业技能的高低，直接关系到按摩服务的质量。保健按摩师应努力提高业务知识水平和专业技能，不断地钻研和提高按摩技法，熟悉和掌握经络腧穴、人体解剖等基础知识。深入一步，还应学习研究医学、生理学、心理学、生物力学等相关学科知识。

6. 崇尚科学

保健按摩师应学习科学，崇尚科学，反对和抵制伪科学。要学习和继承国内外保健按摩的精华，也要能够识别和摒弃其中的糟粕。要实事求是地宣传保健按摩的作用，不要涉及“发功”和“气功推拿”等概念。

二、保健按摩师的岗位职责

1. 为顾客提供保健按摩服务。
2. 遵守按摩室各项制度。
3. 担任岗位范围内的按摩床整理工作和按摩室内清洁卫生工作。
4. 检查和清点设备器具、按摩用品、用料。
5. 做好交接班工作。
6. 指导按摩实习生。
7. 有义务就按摩室的经营管理向上级提出合理化建议。
8. 主动向顾客宣传和解释保健按摩的作用和禁忌。
9. 有权拒绝和阻止顾客的不良行为和要求。

三、保健按摩师的规范要求

保健按摩师的规范要求是保健按摩师应遵守的规章制度，各按摩经营单位可以根据具体情况而有所增减，主要有以下内容：

1. 每个保健按摩师应自觉遵守中华人民共和国的法律和地方法规。
2. 保健按摩师必须持证上岗。
3. 服从管理人员的任务分配、工作调动。
4. 员工间团结协作，平等相待，不说不利于员工团结的话。
5. 严格遵守按摩单位考勤制度，不得迟到、早退、旷工，不得代他人签到。
6. 工作时间不打私人电话，不看小说、书报等与工作无关的读物，不私自会客。
7. 不在工作场所吃零食、吸烟、喝酒，不喧哗、打闹。
8. 树立顾客至上、服务第一的服务宗旨。热情待客，说话和气，举止大方，注意礼节礼貌。不得以任何理由与顾客争吵。
9. 仪表得体。保持正常发型。留长发者，工作时应束发，穿好工作服。女按摩师宜化淡妆，按摩操作时不应佩戴戒指、手链、手镯和手表。

10. 注意个人卫生。经常沐浴，不留长指甲。上班当天不吃大蒜、韭菜等有刺激性气味的食品。每做完一次按摩都要洗手。

11. 按摩服务时不得与顾客过于亲昵，不准与顾客拉关系。

12. 不准向顾客索要小费。

13. 做足按摩时间，不强制顾客加钟。

14. 爱护按摩室一切设备、器具。不得私自使用设备、器具。

15. 当班时如果设备发生故障，必须立即向主管部门报告，及时解决。

16. 如果发生火灾，应立即报警，疏散顾客，并利用现有消防设备积极灭火。

17. 不夸大保健按摩的医疗作用，不得从事医疗性按摩（推拿）项目。

18. 当发现顾客有违法行为时应向有关部门报告，采取措施。

19. 当发现营业场所有违法行为时应向有关部门报告。

四、保健按摩服务程序及基本礼仪

按摩服务程序是保健按摩师接待顾客的规范性流程，其中也包括一些基本礼仪。一般包括个人准备工作、迎宾工作、按摩服务、按摩后服务和按摩后整理五个环节。实际操作中可酌情调整。

1. 准备工作

做好个人卫生工作，穿戴好按摩制服、胸卡，摘除手表、手链等首饰。并做好按摩器具的准备工作和按摩床的整理工作。

2. 迎宾工作

站立迎宾，鞠躬 30°，向顾客致欢迎词。然后将顾客引导至按摩床。指导顾客做正确的体位，为顾客盖好按摩单。

3. 按摩服务

在按摩开始时，应询问顾客对按摩有何要求，包括所需按摩种类、时间、特点、有无不适的部位等（如为预约顾客，应事先向服务台查询顾客的预约情况），根据顾客的要求，为顾客提供保健按摩。做足时间后应提醒顾客并可征询顾客是否需要加钟。

4. 按摩后服务

在按摩完成后，注意做好顾客的保暖工作，询问顾客是否需要休息片刻，倾听顾客对按摩的意见，并解答顾客的问题。为顾客结账也是按摩师的任务，在顾客离开按摩室时，按摩师一定要送到门口，与顾客告别。

5. **按摩后整理**

在顾客离开后要更新并铺好新面巾，折叠好按摩单。在为每个顾客按摩后必须洗净双手。

在每天营业结束后，按摩师还应完成岗位责任内的清洁工作和下次营业的准备工作。

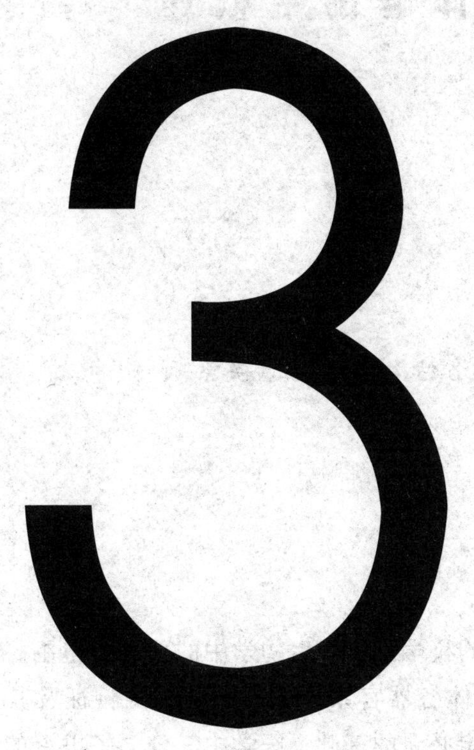

第 3 章

人体解剖学基础

第1节　人体解剖学概述

学习目标

了解人体解剖学的定义
了解人体的基本结构
了解解剖学的标准姿势
掌握解剖学的方位术语并能正确地描述各结构的相互位置关系
掌握人体切面术语的分类及其含义

知识要求

一、人体解剖学的定义

人体解剖学是研究正常人体形态结构的科学，属于生物学中的形态学范围。学习人体解剖学的目的，在于理解和掌握正常人体各器官系统的形态结构的特征及其相互关系，为学习临床医学和其他基础医学，奠定必要的基础。医学中三分之一以上的名词来源于解剖学。众所周知，要成为一名高明的医生，就必须熟悉人体某器官的形态结构，才能理解该器官的疾病；必须掌握人体正常的形态，才能了解病变的道理。古代名医扁鹊指出“解五脏为上工”，其意是说掌握认识了人体器官的形态结构，才能成为医术高超的医生。可见中国古代传统的医学也已经把人体解剖学提高到很重要的地位。人体解剖学是一门重要的医学基础科学，是学习人体生理学、病理学和临床各科医学的先修课程。

二、人体的组成

人体是个不可分割的有机整体，其结构的功能非常复杂。组成人体的基本结构是细胞。细胞与细胞之间有细胞间质。许多形态和功能相似的细胞与细胞间质构成组织。人体的组织分为上皮组织、结缔组织、肌肉组织和神经组织四大类。四大类组织是构成人体各系统和器官的基础，故又称基本组织。几种基本组织有机地结合构成器官，如心、肝、脾、肾等。一些功能相同的器官再有机地联系起来，共同执行某方面的生理机能，称为系统。人体可分为运动、呼吸、消化、泌尿、生殖、循环、内分泌、感觉、神经九大系统。这些系统互相依存、相互联系，共同组成完整的人体。将人体分为细胞、组织、器官和九大系统等，只是为了学习和研究的方便，实际上，一切器官、系统都在大脑皮质的主导下，在神经、体液调节中进行各种既矛盾又统一的生命活动。

三、学习人体解剖学的意义

学习人体解剖学的目的在于掌握人体形态结构的基础知识，为更好地从事职业按摩创造良好条件。初级保健按摩师主要要求掌握运动系统的肌肉、骨骼、关节，以及足的局部解剖等解剖学知识。

四、解剖学姿势以及常用方位和切面术语

1. 解剖学姿势

解剖学所采用的标准姿势是：身体直立，两眼向正前方平视，两臂自然下垂，手掌向前，两脚并拢，脚尖向前。

2. 方位术语

按照解剖学标准姿势，规定了一些相对的方位术语，依次可正确地描述各结构的相互位置关系，如图 3—1 所示。

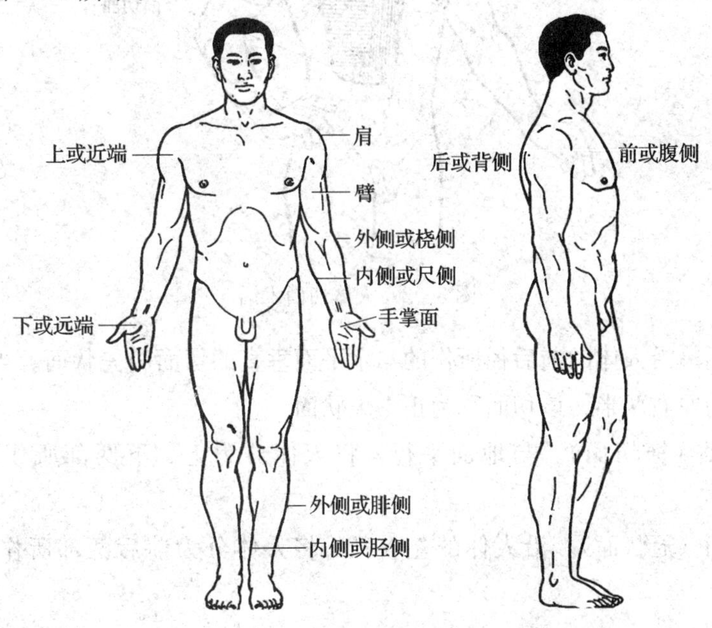

图 3—1　解剖学姿势和常用方位术语

（1）上和下。接近头部称为上；接近足底称为下。

（2）前和后。接近腹面称为前（腹侧）；接近背面称为后（背侧）。

（3）内侧和外侧。接近身体正中线的称为内侧；远离身体正中线的称为外侧。

（4）内和外。近内腔者为内；远离内腔者为外。

（5）尺侧和桡侧。前臂的内侧称为尺侧；前臂的外侧称为桡侧。

（6）胫侧和腓侧。小腿的内侧称为胫侧；小腿的外侧称为腓侧。

（7）近侧和远侧。接近肢体根部的称为近侧；远离肢体根部的称为远侧。

（8）浅和深。接近皮肤表面的称为浅；远离皮肤表面的称为深。

此外，手掌的前面称为掌侧，足的底面称为跖侧。

3. 人体切面术语

常用的人体切面术语有以下三种，如图 3—2 所示。

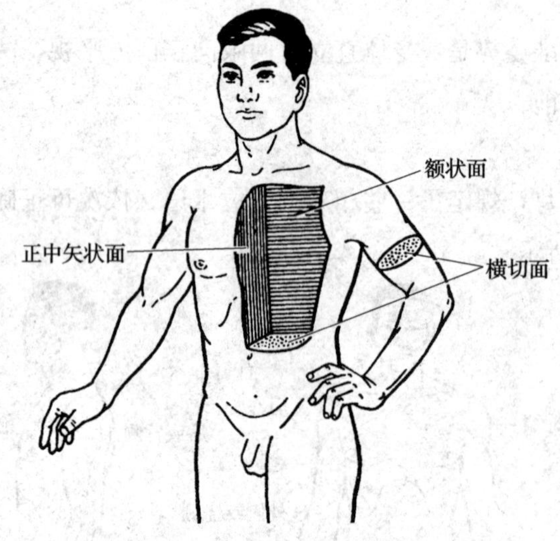

图 3—2　人体切面术语

（1）矢状面。沿人体的前后径所作的与水平面垂直的切面叫矢状面。当矢状面位于正中而将人体分为左右两半，该切面称为正中矢状面。

（2）水平面（横切面）。与地面平行，将人体分为上、下两部所作的切面称为水平面。

（3）额状面（冠状面）。沿人体的左右径，将人体分为前后两部所作的切面称为额状面。

第 2 节　运动系统

运动系统包括骨、骨连结和骨骼肌三部分。它们在神经系统的支配下，与其他系统密切配合，对身体起着运动、支持和保护作用。运动系统约占成人体重的 60%。

骨与骨之间的连结装置称为骨连结。全身各骨通过骨连结构成骨骼。附于骨骼上的肌肉称为骨骼肌。肌肉收缩时，牵引骨移动位置，产生运动。在运动中，骨起杠杆作用，运动的枢纽在关节，而骨骼肌是动力器官。所以说，骨和骨连结是运动系统的被动部分，在神经支配下的骨骼肌则是运动系统的主动部分。

运动系统除具有运动功能外，还具有其他功能。骨骼是人体的支架，它与肌肉赋予人体基本外形，并构成体腔的壁（如颅腔、胸腔、腹腔和盆腔），以保护脑、心、肺、肝、脾等器官，协助内脏器官进行活动，如呼吸、排便和分娩等。神经、血管也多位于肌肉之间。在体表能看到或摸到的肌和骨的突起及凹陷等，分别称为肌性标志或骨性标志。临床上常用这些标志来确定内脏器官和血管、神经的位置以及针灸推拿取穴的部位。

学习单元 1　骨

学习目标

熟悉骨的形态、构造以及组成部分

了解骨的理化特性及可塑性

掌握全身各部位骨的名称、数量、形状

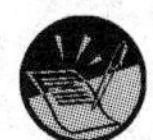

知识要求

成人的骨骼共有 206 块，约占体重的 1/5，可分为颅骨、躯干骨、上肢骨、下肢骨四部分，如图 3—3 所示。

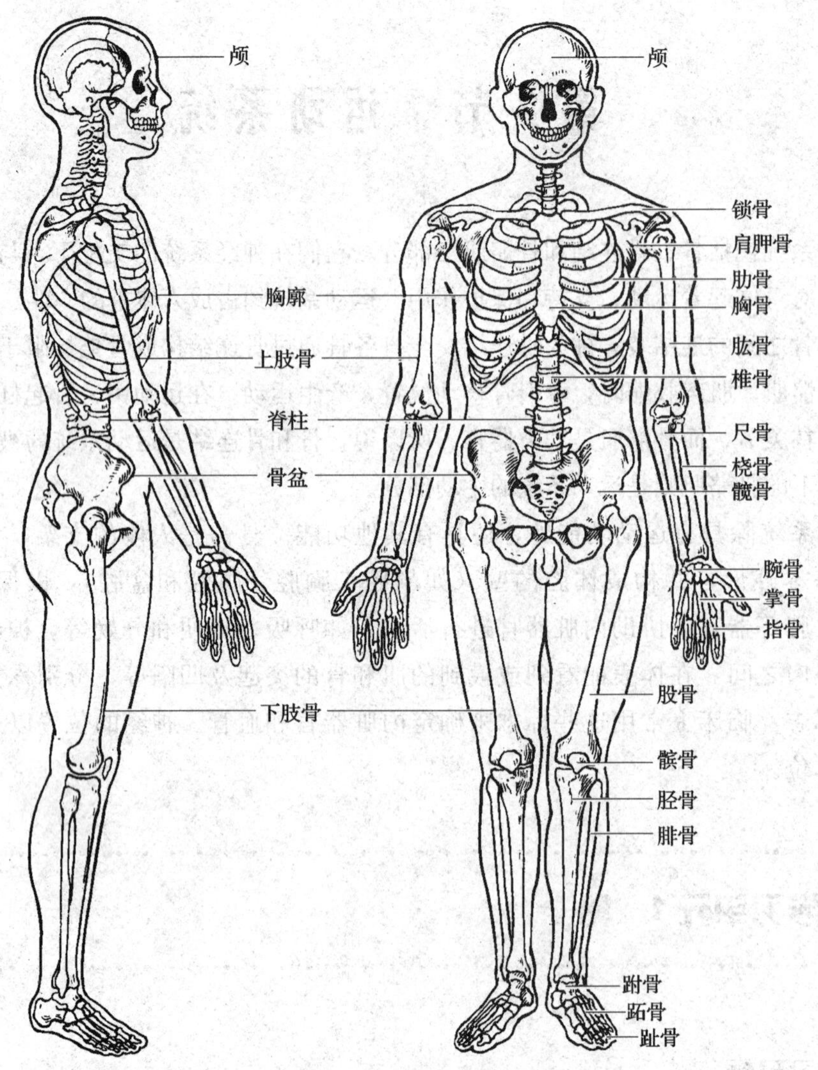

图 3—3　人体骨骼

每块骨均为一个器官，具有一定的形态、功能特点和血管、神经的供应，能不断进行新陈代谢，有其生长发育过程，并具有修复和改建的能力。经常进行锻炼可促进骨骼的良好发育，骨骼长期废用则会出现萎缩。

一、骨的形态

形态和功能是互相制约的，由于功能的不同，骨有不同的形态，基本可分为四类，即长骨、短骨、扁骨和不规则骨，如图 3—4 所示。

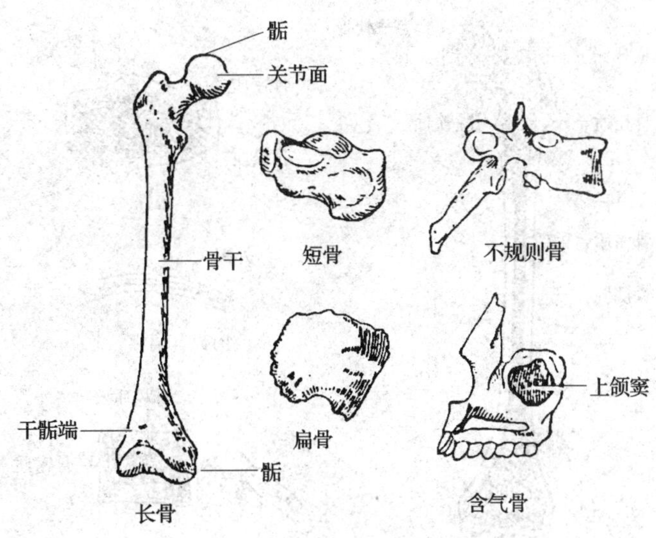

图 3—4　骨的形态

1. **长骨**

长骨呈长管状，分为体与端。体又名骨干，骨质致密，围成骨髓腔，内含骨髓。体的一定部位常有血管出入的滋养孔；端又名骺，往往膨大并具有光滑的关节面，由关节软骨覆盖。长骨分布于四肢，在运动中起杠杆作用。

2. **短骨**

短骨一般呈立方形，多成群地分布于某些部位，如腕部和足的后半部。短骨能承受较大的压力，常具有多个关节面。它表现的运动较为复杂，但幅度较小。

3. **扁骨**

扁骨呈板状，分布于头、胸等处。它们常围成一定的腔，可保护重要器官，如颅骨保护脑，胸骨和肋骨保护心、肺等。

4. **不规则骨**

不规则骨形状不规则，功能多样，如椎骨。有些不规则骨内具有含气的腔，称为含气骨，如上颌骨等。

此外，尚有生长于某些肌腱内的籽骨，其体积一般甚小，在运动中可减少肌腱同骨面的摩擦，并可改变骨骼肌牵引的方向。

二、骨的构造

每块骨都由骨质、骨膜、骨髓构成，并有神经和血管分布或附有关节软骨，如图 3—5 所示。

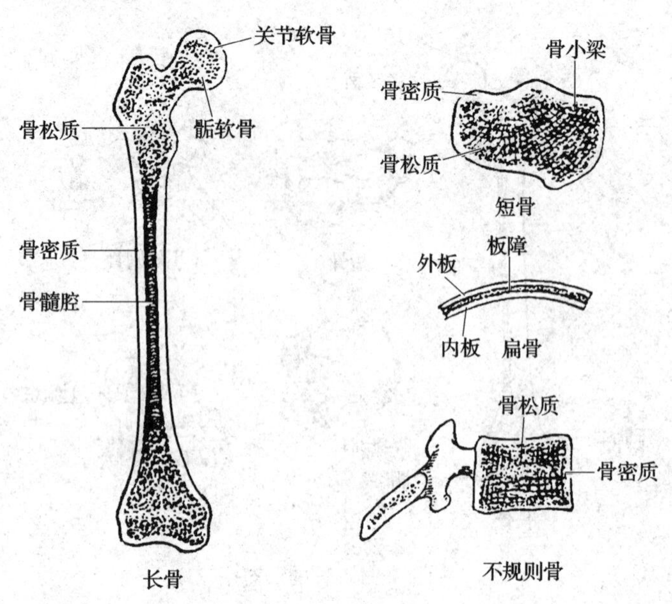

图 3—5　骨的构造

1. 骨质

骨质是骨的主要部分，由骨组织构成，分为骨密质和骨松质两种形式。骨密质是由多层紧密排列的骨板构成的，质地致密，抗压、抗扭曲力强，构成长骨的干和其他类型骨及长骨骺的外层。在颅骨盖，骨密质构成外板与内板。骨松质由许多片状的骨小梁交织排列而成，呈海绵状；小梁的排列与骨所承受的压力和张力的方向是一致的。骨松质分布于长骨骺及其他类型骨的内部；颅骨的骨松质在内外板之间称为板障。

2. 骨膜

骨膜是由致密结缔组织构成的膜，包裹除关节面以外的整个骨面。骨膜可分为内外两层，骨膜内层和骨内膜都有一些细胞能分化为成骨细胞和破骨细胞。成骨细胞和破骨细胞分别具有产生新骨质和破坏旧骨质的功能；在骨的发育、生长、改造、修复时，其功能最为活跃。骨膜内有丰富的血管，可营养骨质，故手术时应尽量保留骨膜。

3. 骨髓

骨髓为柔软而富有血液的组织，充填于长骨骨髓腔及骨松质腔隙中，分为红骨髓和黄骨髓。红骨髓有造血功能，内含大量不同发育阶段的红细胞和某些白细胞；黄骨髓含大量脂肪组织。胎儿以及幼儿的骨内全是红骨髓，六岁前后，长骨骨髓内的红骨髓逐渐转化为黄骨髓，成为脂肪的储存库。各类型骨的骨松质内仍保留红骨髓，继续造血。因此，临床上采取红骨髓检查骨髓象时，常在髂嵴等处进行穿刺采样。

关节软骨紧贴在骨的关节面上，多为透明软骨，参与构成关节，具有减少摩擦的作用。

三、骨的理化特性和可塑性

1. 骨的理化特性

成年人的骨，由1/3的有机质（骨胶原纤维，主要是蛋白质等）和2/3的无机质（主要是磷酸钙、碳酸钙等）组成。有机质和无机质的结合，使骨骼既坚硬而又有一定弹性。

骨的理化性质随年龄不同而变化。小儿的骨无机质含量较少，有机质较多，因此弹性大而硬度小，容易发生变形；老年人的骨则与此相反，含有机质较少而无机质相对较多，因此较易发生骨折。

无机质中的钙和磷，参与体内钙、磷代谢而处于不断变化的状态，所以，骨还是体内钙和磷的储备仓库。

2. 骨的可塑性

在人体内，骨和其他器官一样，经常不断地进行新陈代谢。当体内环境或体外环境发生变化时，骨在形态、结构上也可发生改变，这叫骨的可塑性。例如骨折以后，骨质能够愈合和再生；体力劳动和体育锻炼，能使骨变得粗壮；瘫痪和长期卧床的病人，骨质变得疏松。儿童时期不正确的坐立姿势，往往引起脊柱和胸廓畸形。

四、全身各部位骨

1. 躯干骨

躯干骨包括24块椎骨、1块骶骨、1块尾骨、12对肋骨和1块胸骨，它们分别参与脊柱、骨性胸廓和骨盆的构成，构成躯干的支柱，并保护着体内的重要器官。

(1) 椎骨。幼儿时期，椎骨总数为33～34块，根据其所在部位由上而下依次分为颈椎（7块）、胸椎（12块）、腰椎（5块）、骶椎（5块）和尾椎（4～5块）。及至成年，5块骶椎愈合成为1块骶骨，4～5块尾椎愈合成为1块尾骨。因此，成人的椎骨数一般为26块（包括骶骨和尾骨）。各部椎骨由于发生来源相同，功能相似，所以其形态结构有共同性；另外，由于所在部位、承受压力和相邻结构的不同，则表现出特殊性。

1) 椎骨的一般形态。每块椎骨都由椎体、椎弓及由椎弓伸出的7个突起构成，如图3—6所示。

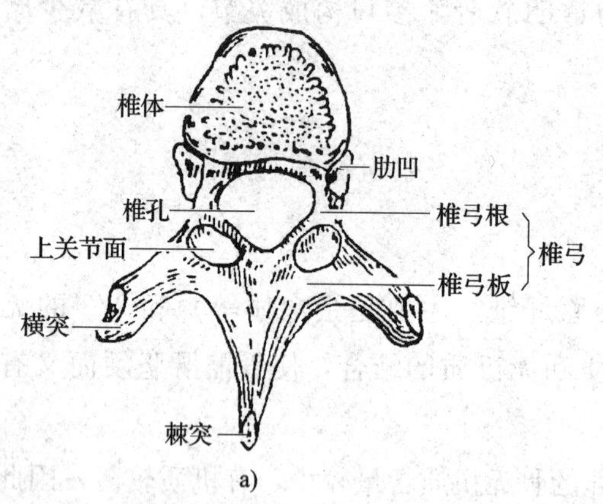

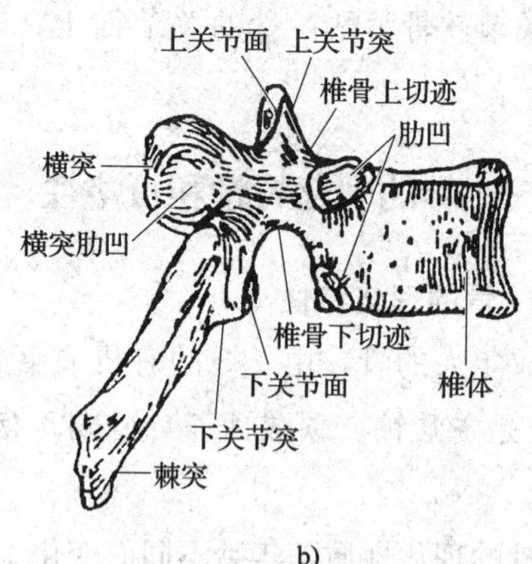

图 3—6　胸椎

a）上面　b）右侧面

①椎体。椎体为椎骨前分的短圆柱状骨块，是构成脊柱的基础和支持体重的主要部分。其表面为一层较薄的骨密质，内部完全为骨松质，因此在垂直暴力作用下，易发生压缩性骨折。

②椎弓。椎弓是椎体后面的弓形骨板，弓两端与椎体后外侧连接的部分较细，称为椎弓根，根的上、下缘各有一切迹，分别称为椎骨上切迹和椎骨下切迹。椎骨迭连时，上位椎骨的下切迹和下位椎骨的上切迹围成一孔，称为椎间孔，有神经及血管通过。椎弓后部呈板状的部分，称为椎弓板。

椎弓与椎体围成一孔，称为椎孔。全部椎骨的椎孔连成的管腔称为椎管，椎管内容纳脊髓、脊神经根及其被膜。

③突起。每个椎弓伸出7个突起，分别为两侧的横突，后面的棘突，向上伸出的一对上关节突，向下伸出的一对下关节突。

2）各部椎骨的主要特征

①颈椎。颈椎（见图3—7）共有7个，第1颈椎、第2颈椎以及第7颈椎，因其形状特殊，列为特殊颈椎；其余4个为一般颈椎。

一般颈椎椎体较小、较扁、椎孔大，呈三角形。横突有一圆孔，名横突孔，有血管通过。棘突甚短，末端分叉。

第1颈椎又称寰椎，如图3—8所示。寰椎呈环形，由前弓、后弓及两个侧块构成。前弓的后

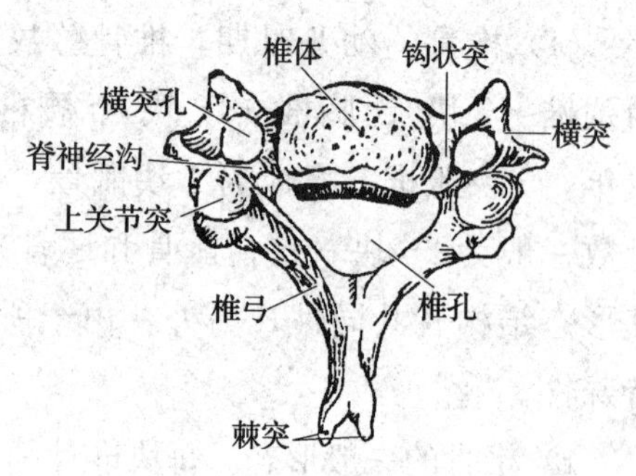

图 3—7　颈椎（上面）

面有一小的关节凹，称为齿突凹，与第 2 颈椎的齿突相关节。侧块上面有上关节凹，与枕髁相关节，下面有下关节面，与第 2 颈椎相关节。第 1 颈椎没有椎体和棘突。

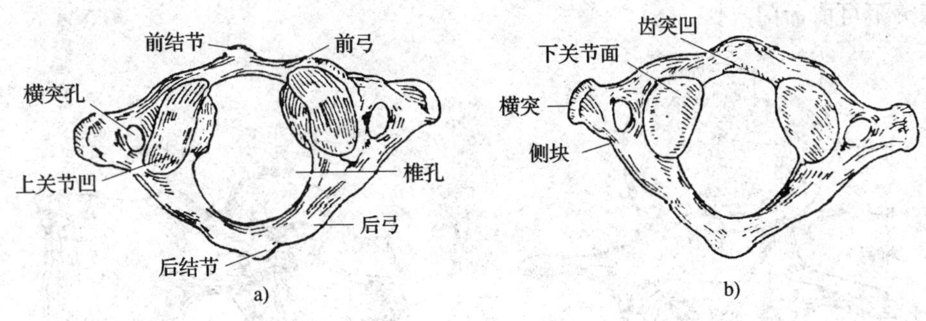

图 3—8 寰椎

a）上面 b）下面

第 2 颈椎又称枢椎，如图 3—9 所示。枢椎椎体较小，上有一个齿突。齿突前面的关节面和寰椎前弓后面相关节。寰椎和枢椎是动物在陆地生活以后，为适应头部的旋转运动而产生的。

第 7 颈椎又称隆椎，如图 3—10 所示。隆椎棘突最长，末端变厚且不分叉，当头前屈时，该突特别隆起，皮下易于触及。隆椎是临床辨认椎骨数目和针灸推拿取穴的标志，在其下方的凹陷中可取大椎穴。

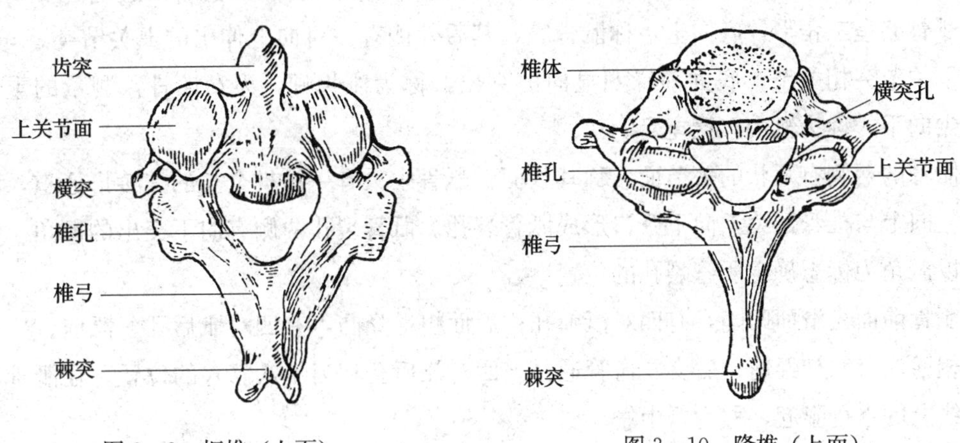

图 3—9 枢椎（上面）　　图 3—10 隆椎（上面）

②胸椎。胸椎共 12 个，其椎体从上向下逐渐增大。多数胸椎在椎体两外侧面后方的上、下各有一浅窝，分别称为上肋凹和下肋凹，在横突尖端的前面，有一凹面，称为横突肋凹，都与肋骨相关节。胸椎椎孔为圆形，其棘突很长，伸向后下方，互相掩盖，呈覆瓦状。

③腰椎。腰椎（见图 3—11）共 5 个，为椎骨中最大者，由于承受体重压力较大，故椎体肥厚。棘突为一长方形骨板，呈矢状位，直伸向后方，相邻棘突的间隙较大。在第 2 腰椎棘突下可取命门穴。

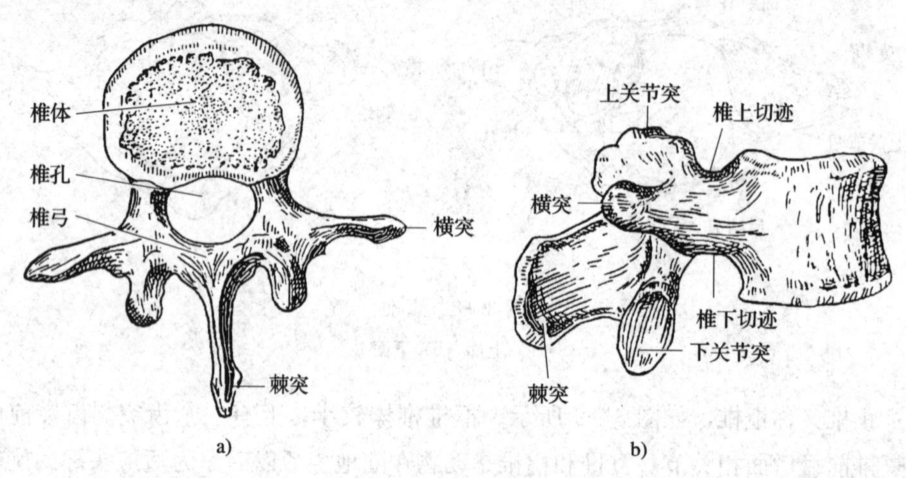

图 3—11　腰椎

a）上面　b）右侧面

④骶骨。骶骨（见图 3—12）在人幼年时为 5 块骶椎以软骨相互结合，及至成年则愈合成为一块骶骨，所以骶骨的有些结构与椎骨相似，有的则是椎骨愈合的遗迹。

骶骨略呈三角形，底向上，称骶骨底，其后外侧有一对向上伸出的上关节突，与第 5 腰椎下关节突相关节；底面前缘明显向前突出，称为骶骨岬，为女性骨盆测量的重要标志；尖向下，称为骶尖，接尾骨。

骶骨的两侧有耳状的关节面，称耳状面，骶骨中央有一纵贯全长的三棱形通道，称为骶管，向上与椎管延续，向下开口形成骶管裂孔。骶管裂孔两侧有向下突出的骶角。临床上常以骶角为标志确定骶管裂孔的位置。

骶骨前面光滑而凹陷，有四对骶前孔；后面粗糙隆凸，有四对骶后孔。骶前、后孔与骶管相通，有骶神经前、后支及血管通过。四对骶后孔相当于八髎穴的位置。在骶骨后面正中线上的纵行隆起，称为骶中嵴。

⑤尾骨。尾骨（见图 3—12）由 4～5 个退化的尾椎愈合而成。尾骨甚小，呈三角形，底朝上，尖朝下，借软骨和韧带与骶骨尖相连。尾骨为一块三角形的实性尾骨。

（2）胸骨。胸骨（见图 3—13）是一块扁骨，位于胸前部正中，胸骨上部较宽，称为胸骨柄，其上缘有三个切迹，正中的称颈静脉切迹，在成人约平底 2 胸椎体下缘；内侧的称为锁切迹，与锁骨相接。胸骨中部呈长方形，称胸骨体，其与胸骨柄相接处形成凸向前

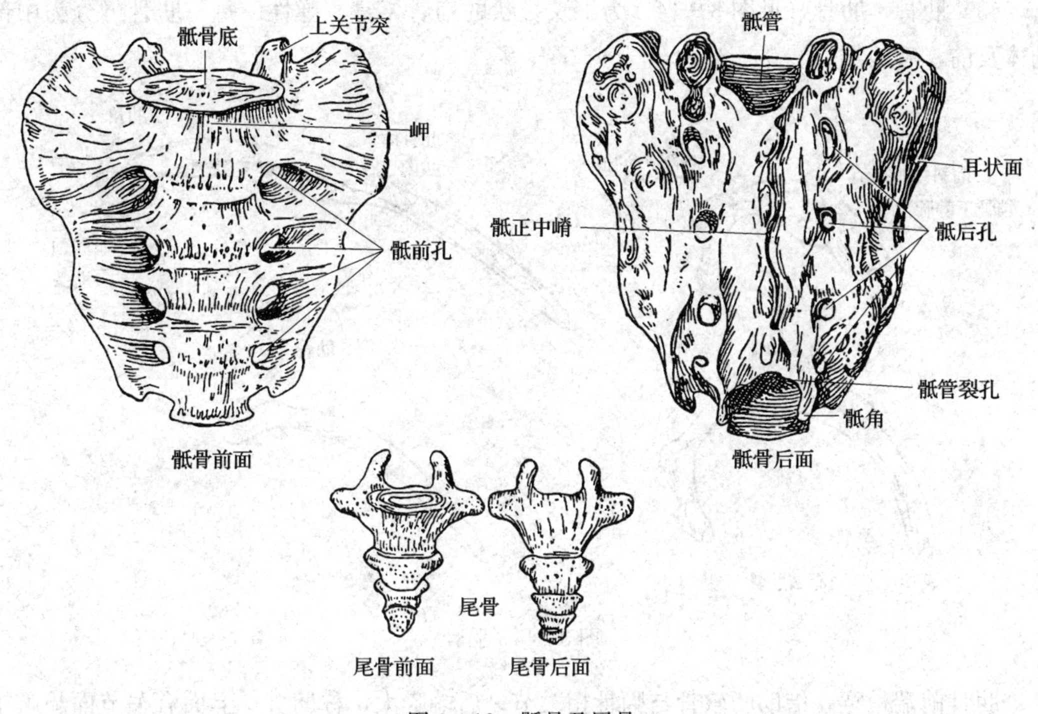

图 3—12　骶骨及尾骨

方横行隆起，称为胸骨角，约平齐第 4 胸椎体下缘，可在体表触之，它平对第 2 肋，为查数肋骨的重要标志。胸骨的下端为一形状不定的薄骨片，称为剑突，胸骨内侧缘各有 7 个肋骨切迹，各与第 1～7 肋软骨相连接。

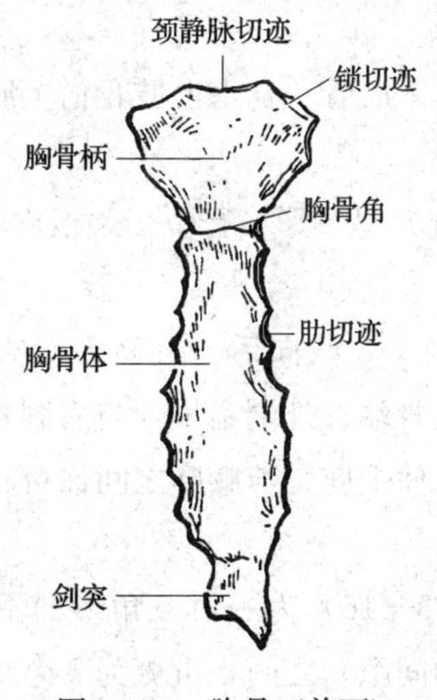

图 3—13　胸骨（前面）

(3) 肋骨。肋骨（见图 3—14）为细长弓状的扁骨，富有弹性。每一肋骨可分为中部的体及前、后两端。

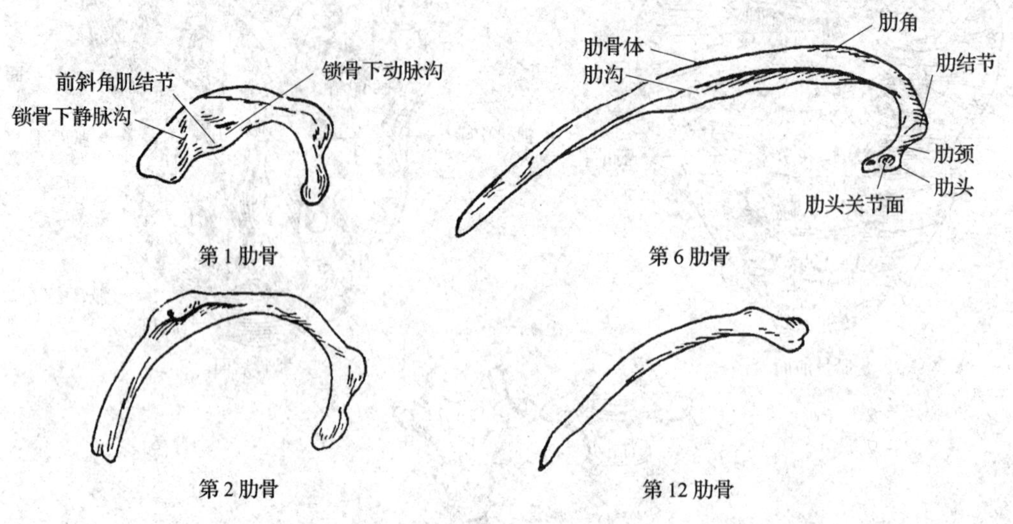

图 3—14 肋骨

肋骨前端稍宽，借助肋软骨与胸骨相关节；后端膨大，称肋头，上面有关节面与胸椎体的肋凹相关节。肋头外侧的狭细部分称为肋颈；在颈和体之间有肋结节。肋结节有关节面与胸椎横突肋凹相关节。

肋体有内、外两面及上、下两缘，全形呈弓状弯曲，其后部于肋结节外侧，弯曲度更加明显，称为肋角；内面近下缘处有肋沟。肋间血管与神经沿此沟走形。

2. 上肢骨

上肢骨包括上肢带骨和自由上肢骨。自由上肢骨借上肢带骨连接于躯干。

(1) 上肢带骨

1) 锁骨。锁骨（见图 3—15）呈 S 形横行位于颈根皮下，全长于皮下均可摸到，是重要的骨性标志。

锁骨内侧 2/3 凸向前，外侧 1/3 凸向后。上面平滑，下面粗糙，内端粗大，较为突出，与胸骨柄相关节，故又称胸骨端；外端扁平，与肩胛骨的肩峰相关节，故称肩峰端。

锁骨的功能是支持肩胛骨，使上肢骨与胸廓之间保持一定距离，从而保证上肢灵活地运动。

2) 肩胛骨。肩胛骨（见图 3—16）为一对三角形的不规则骨，位于胸廓的后外侧上方，介于第 2 到第 7 肋骨（或肋间隙）之间，可分为 3 个缘（上和内、外侧缘），3 个角和两面。

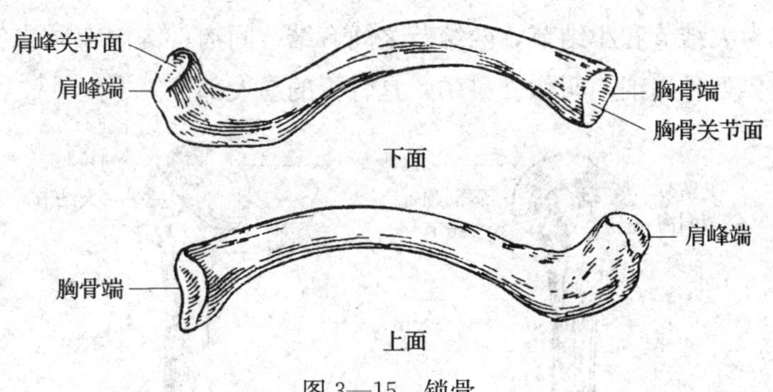

图 3—15　锁骨

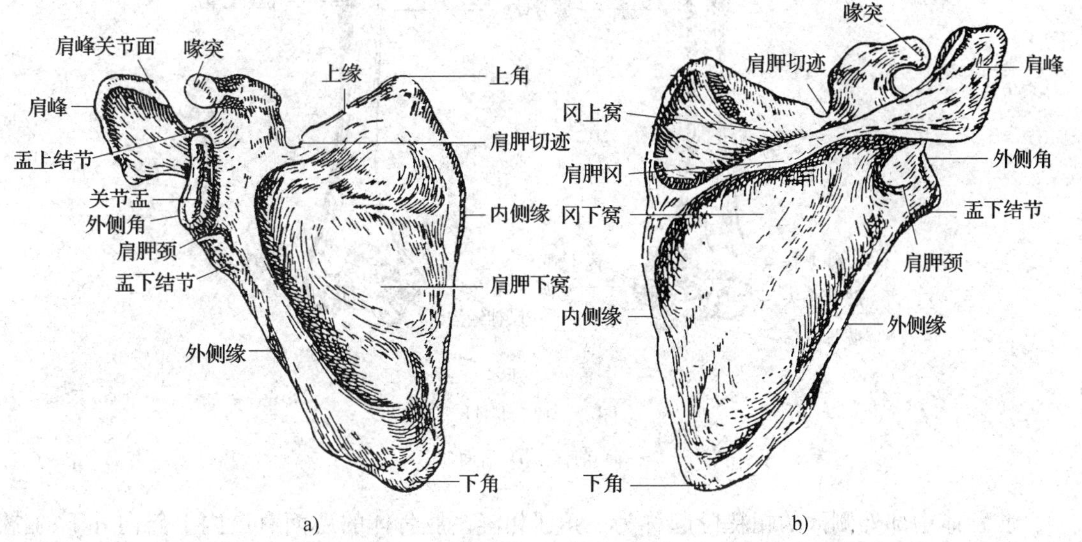

图 3—16　肩胛骨

a) 前面　b) 后面

内侧角平第 2 肋，下角相当于第 7 肋的高处，外侧角最肥厚，有朝向外侧的梨形关节面，称为关节盂，与肱骨头相关节。上缘的外侧部有一弯曲的指状突起，叫喙突。

肩胛骨的前面为一大的浅窝，朝向肋骨，后面有一横行骨嵴——肩胛冈，将肩胛骨后面分成上小、下大的两个窝，分别称为冈上窝和冈下窝。肩胛冈外端，向前外伸展，高耸在关节盂上方称为肩峰，是肩部的最高点。肩峰末端有朝向内侧平坦的小关节面，与锁骨构成关节。

(2) 自由上肢骨

自由上肢骨包括肱骨、桡骨、尺骨和手骨。

1) 肱骨。肱骨（见图 3—17）是臂的长骨，分为一体两端。膨大的上端有半球形的肱骨头，与肩胛骨的关节盂相关节。头的周围稍缩窄，叫作解剖颈，颈的外侧和前方，各有一隆起，分别称为大结节和小结节，两结节之间有结节间沟，沟内有肱二头肌长头的腱通过，上端与体交界处骨稍细，叫作外科颈，是骨折的易发部位。

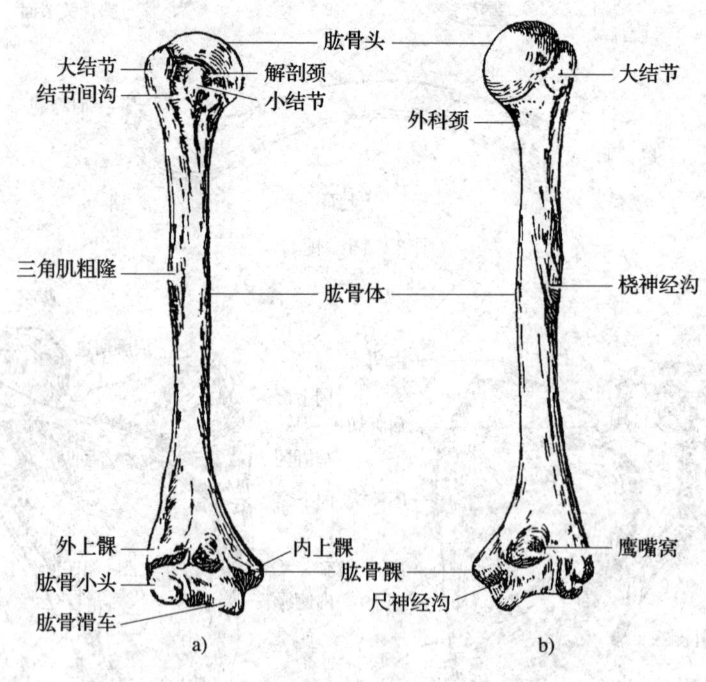

图3—17 肱骨

a）前面 b）后面

肱骨体中部外侧面的粗糙隆起称为三角肌粗隆。肱骨体的后面有由内上斜向外下的桡神经沟，有桡神经和肱深动脉通过。肱骨干的骨折常可伤及此神经和血管。

肱骨下端膨大，前后扁，外侧有肱骨小头，与桡骨形成关节；内侧有呈滑车状的关节面，叫作肱骨滑车，与尺骨形成关节。下端的后面在肱骨滑车的上方有鹰嘴窝；小头的外侧和滑车的内侧各有一个突起，分别称为外上髁和内上髁。内侧髁的后下方有一浅沟，称为尺神经沟，有尺神经通过。内上髁骨折或肘关节脱位时，有可能伤及尺神经。

2）桡骨。桡骨（见图3—18）位于前臂，分为一体两端。上端比下端细小，其顶端呈圆盘状的膨大，叫作桡骨头。头的上面有关节凹面与肱骨小头相关节，头的周围有环状关节面与尺骨相关节。头以下略细，称桡骨颈，颈的下内侧有一粗糙突起，称为桡骨粗隆。桡骨体呈三棱柱形，下端粗大，前面凹，后面突；下端外侧向下突出，称为桡骨茎突；下端内侧有关节面，即尺切迹，与尺骨头相关节。桡骨下端的下面有关节面与腕骨相关节。

3）尺骨。尺骨（见图3—18）位于前臂内侧，分为一体两端。上端较粗大，前面有大的凹陷的关节面，称为滑车（半月）切迹，与肱骨滑车相关节。在切迹的上下方各有一突起，分别称为鹰嘴和冠突。冠突外侧面的关节面是桡切迹，与桡骨头相关节。尺骨下端称为尺骨头，其外侧及前面有尺骨环状关节，与桡骨的尺切迹形成关节。尺骨头的后内侧的突起为尺骨茎突。在正常情况下，尺骨茎突比桡骨茎突约高 1 cm。

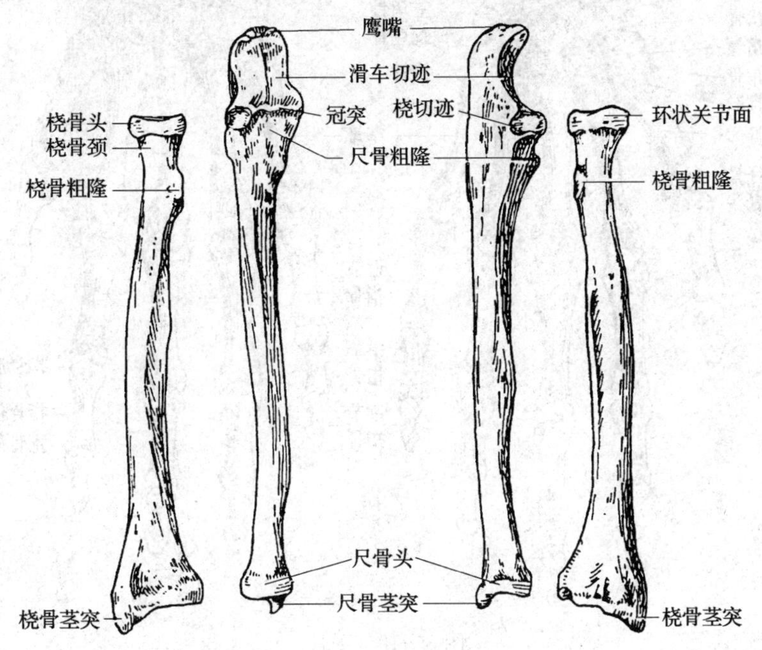

图 3—18　桡骨和尺骨

4）手骨。手骨（见图 3—19）由 8 块腕骨、5 块掌骨、14 块指骨组成。

腕骨为小而不规则的短骨，其名称多标志各自的形状。腕骨分两排排列，近侧排从外向内为舟骨、月骨、三角骨和豌豆骨；远侧排从外向内有大多角骨、小多角骨、头状骨和钩骨。近侧列前三块腕骨的近侧面合成卵圆形凸面，与桡骨下端的腕关节面相关节。所有腕骨并在一起，背侧面凸隆，掌侧面凹陷形成一沟，称腕骨沟。

掌骨由桡侧向尺侧分别称为第 1 掌骨～第 5 掌骨。掌骨近侧端为底，接腕骨；远侧端为头，接指骨；头与底之间的部分为体。第 1 掌骨最短、最粗。

指骨是长骨，共 14 块。拇指有两节指骨，其余各指有三节，由近侧至远侧依次为近节指骨、中节指骨和远节指骨。每节指骨可分为底、体、指骨滑车（头）三部分。远侧端掌面膨大粗糙，称为远节指骨粗隆。

3. 下肢骨

下肢骨由下肢带骨和自由下肢骨组成，自由下肢骨借下肢带骨连于躯干骨。

(1）下肢带骨。下肢带骨主要为髋骨（见图 3—20），髋骨属于不规则骨。髋骨由上部

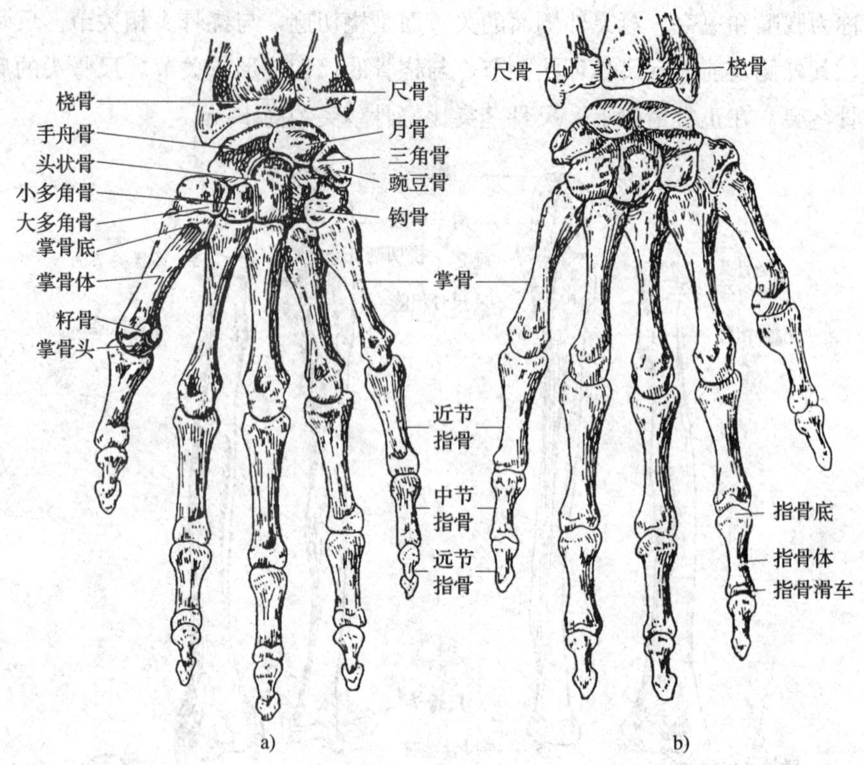

图 3—19 手骨

a）前面 b）后面

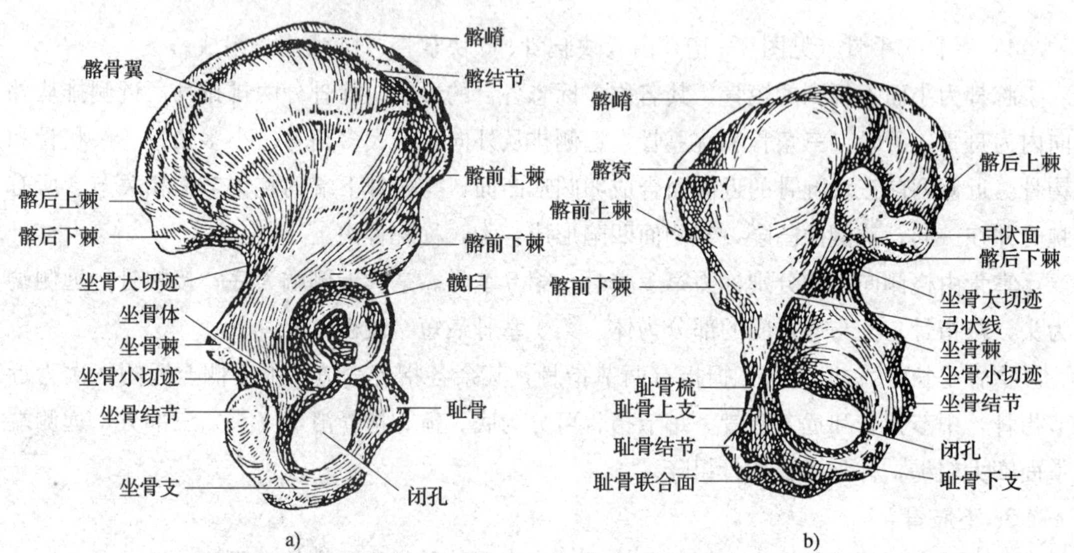

图 3—20 髋骨

a）外面 b）内面

的髂骨、后下部的坐骨和前下部的耻骨构成。人幼年时髋骨为独立的骨块，如图 3—21 所示为 6 岁幼儿髋骨，其三骨之间借软骨相互连接至 15～16 岁时，软骨软化，三骨逐渐融合成为一骨。在融合部的外侧面有一深窝，称为髋臼，以此为标志，分为上部的髂骨、前下部的耻骨及后下部的坐骨三部分，坐骨和耻骨围成的卵圆形孔称为闭孔。

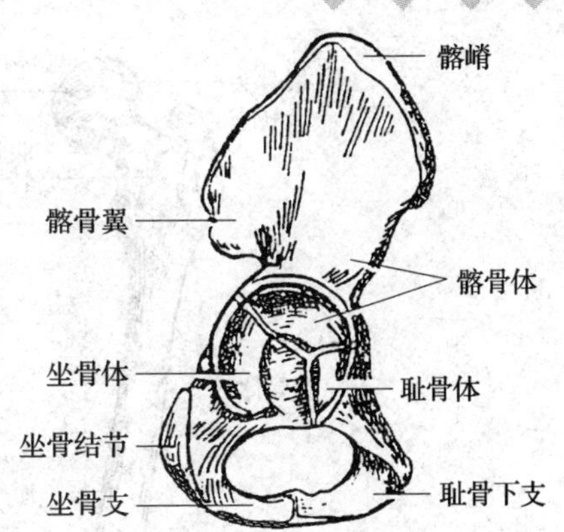

图 3—21　6 岁幼儿髋骨

1）髂骨。髂骨是髋骨的上部。其上缘肥厚，呈长 S 形，称为髂嵴，髂嵴前端为髂前上棘，后端为髂后上棘，它们都是重要的骨性标志。在髂前、后上棘的下方各有一个突起，分别叫作髂前下棘和髂后下棘，髂后下棘的下方的大凹陷为坐骨大切迹。髂骨内面的大浅窝称为髂窝。窝的后方有耳状面与骶骨相关节。

2）坐骨。坐骨是髋骨的后下部分。其下端后部为坐骨结节，为坐骨最低处，可在体表扪到。坐骨后缘的三角形突起是坐骨棘，坐骨棘与坐骨结节之间有小的凹陷，即坐骨小切迹。

3）耻骨。耻骨是髋骨的前下部，耻骨的上缘锐薄，称为耻骨梳。耻骨梳向后移行于髂骨的弓状线；向前终于耻骨结节。两耻骨相对面为卵圆形而粗糙的面，称为耻骨联合。

特别提示

髋臼由髂骨、耻骨、坐骨三骨的骨体构成，是深陷呈环状的窝。

闭孔是由坐骨与耻骨围成的卵圆形大孔。

骨盆由前外侧的两块髋骨和后方的骶尾骨构成。

(2) 自由下肢骨。自由下肢骨包括股骨、髌骨、胫骨、腓骨和足骨。除髌骨和足骨的跗骨外，全都属于长骨。

1）股骨。股骨（见图 3—22）位于大腿部，为人体最大和最长的长骨，其长度约占身高的 1/4，可分为中间的体及上、下两端。

上端包括头、颈及大、小转子。球形的股骨头和髋臼相关节。头下外侧的狭细部分为股骨颈，颈与体相交成 130°的角。颈与体交界处有两个隆起，上外侧的方形隆起称为大转子；在大转子后下方的小突起称为小转子，都有肌腱附着。大转子是重要的体表标志，可以在体表扪到。大、小转子之间，在后方有隆起的转子间嵴，在前面以转子间线相连。

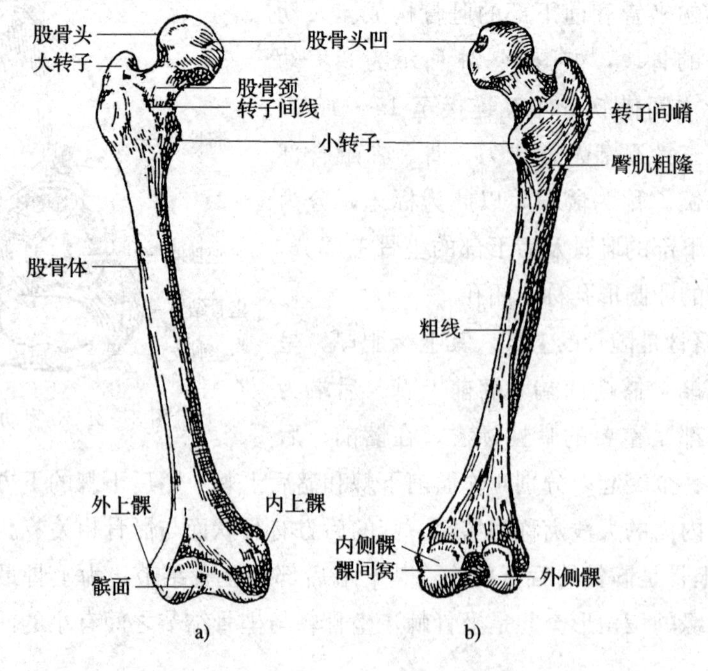

图 3—22　股骨

a）前面　b）后面

股骨体稍微向前弯曲，体的后方有纵行的骨嵴，叫作粗线，其上端分叉，向上外延续为臀肌粗隆；下端有两个突向下后的膨大，分别称为内侧髁和外侧髁；髁的前面、下面和后面都是光滑的关节面。两髁前方的关节彼此相连，形成髌面与髌骨相接；两髁后方之间的深窝称为髁间窝。

2）髌骨。髌骨（见图 3—23）是人体内最大的籽骨。髌骨位于股四头肌腱内，在皮下可以触及。髌骨上宽下尖，前面粗糙。髌骨后面光滑的关节面被一纵嵴分为外宽内窄的两部分，与股骨髌面相关节。髌的位置浅表，可因外力直接打击而出现骨折。

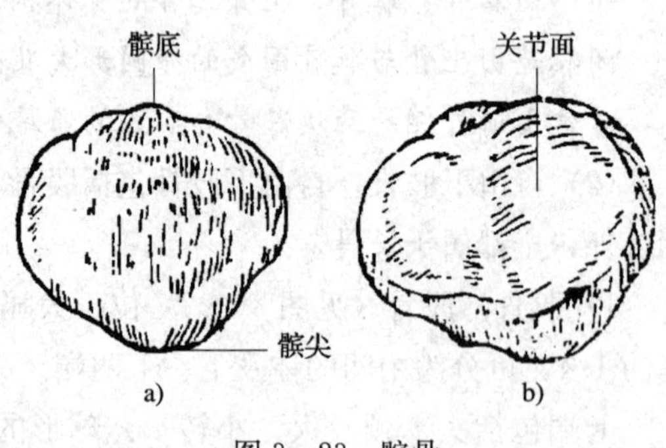

图 3—23　髌骨

a）前面　b）后面

3）胫骨。胫骨（见图 3—24）是小腿内侧的粗大长骨。胫骨是小腿主要负重的骨，故较粗壮，可分为一体两端。其上端膨大，向两侧突出，形成内、外侧髁。两髁的上面是光滑、稍凹的关节面，与股骨相接。在外侧髁的后下有关节面，与腓骨头相关节，在胫骨上端与体移行的前面，有一三角形的胫骨粗隆，体呈三棱柱形，其前缘明显，内侧面光滑，无肌覆盖，直接位于皮下。胫骨体的中、下 1/3 交界处较细，为骨折易发部位。下端内侧面凸隆向下突起，称为内踝；外侧面有一三角形切迹，与腓骨相接。下端的下面有一略呈四方形的关节面，与距骨相关节。

4）腓骨。腓骨（见图 3—24）位于胫骨的外侧，细而长，不直接负重，主要功能是扩大肌的附着面，并加强胫骨的作用，可分为一体两端。上端膨大叫腓骨头，其内上方有关节面，与胫骨相关节。头下方变细，称为腓骨颈。腓骨头浅居皮下，为重要的骨性标志。在腓骨头的前下方的凹陷中为阳陵泉穴。下端膨大为外踝，其内侧的关节面，与距骨形成关节。腓骨头和外踝都可在体表扪到。

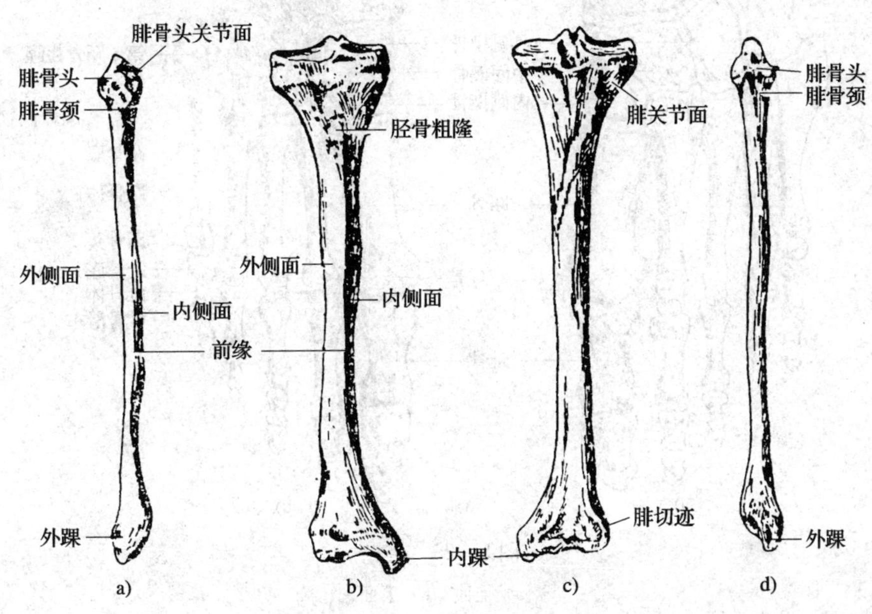

图 3—24 胫骨和腓骨

a）腓骨前面 b）胫骨前面 c）胫骨后面 d）腓骨后面

5）足骨。足骨（见图 3—25）分为跗骨、跖骨和趾骨。

跗骨属于短骨，共 7 块，分别是距骨、跟骨、骰骨、足舟骨和 3 块楔骨，排成前、中、后三列：后列包括位于前上方的距骨和后下方跟骨，跟骨后部隆突为跟骨结节；中列为偏内侧的足舟骨，位于距骨的前方；前列由内侧至外侧依次为内侧楔骨、中间楔骨和外侧楔骨，以及位于跟骨前方的骰骨。

跖骨相当于掌骨，共 5 块，从内侧向外侧依次称为第 1 跖骨～第 5 跖骨。第 5 跖骨底的外侧有一隆起，称为第 5 跖骨粗隆。每块跖骨也可分为底、体、头三部分。第 1～3 跖骨底分别与第 1～3 楔骨相关节，第 4、5 跖骨与骰骨相关节。

趾骨与指骨相似，但比手指骨短小，趾骨的形态和命名和指骨相同，共 14 块，拇趾有两节趾骨，其余各趾均有 3 节趾骨。拇趾骨粗壮，其余各趾趾骨甚小，往往与中节趾骨长合。

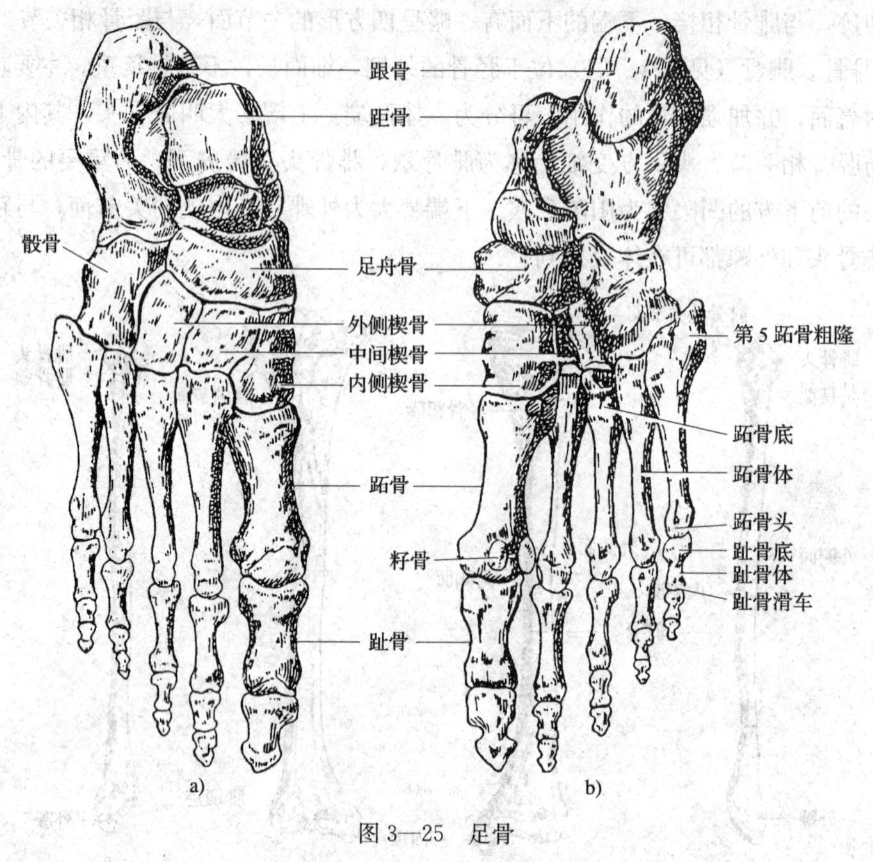

图 3—25　足骨

a）上面　b）下面

4. 颅骨

颅骨共 23 块（另外 6 块听小骨，因与听觉有关，故列入感觉器官内），除下颌骨和舌骨外，都借缝或软骨牢固地结合在一起，彼此间不能活动。颅对头部器官起着保护和支持作用。颅的前面观如图 3—26 所示，侧面观如图 3—27 所示。

颅分为脑颅和面颅两部分：脑颅位于颅的后上部，略呈卵圆形并围成颅腔，容纳脑并保护脑；面颅为颅的前下部，形成颜面的基本轮廓，并参与构成口腔、鼻腔和眶。

（1）脑颅骨。脑颅骨共 8 块，计有额骨、枕骨、蝶骨和筛骨各一块；顶骨和颞骨各两块。

额骨一块，位于颅的前上部，骨内含有空腔，称额窦；顶骨成对，位于颅盖部中线的两侧，介于额骨与枕骨之间；蝶骨一块，位于颅底中部，枕骨的前方，形似蝴蝶，其中央部称为蝶骨体，体内的含气空腔，称为蝶窦；枕骨一块，位于颅的后下部；筛骨一块，位

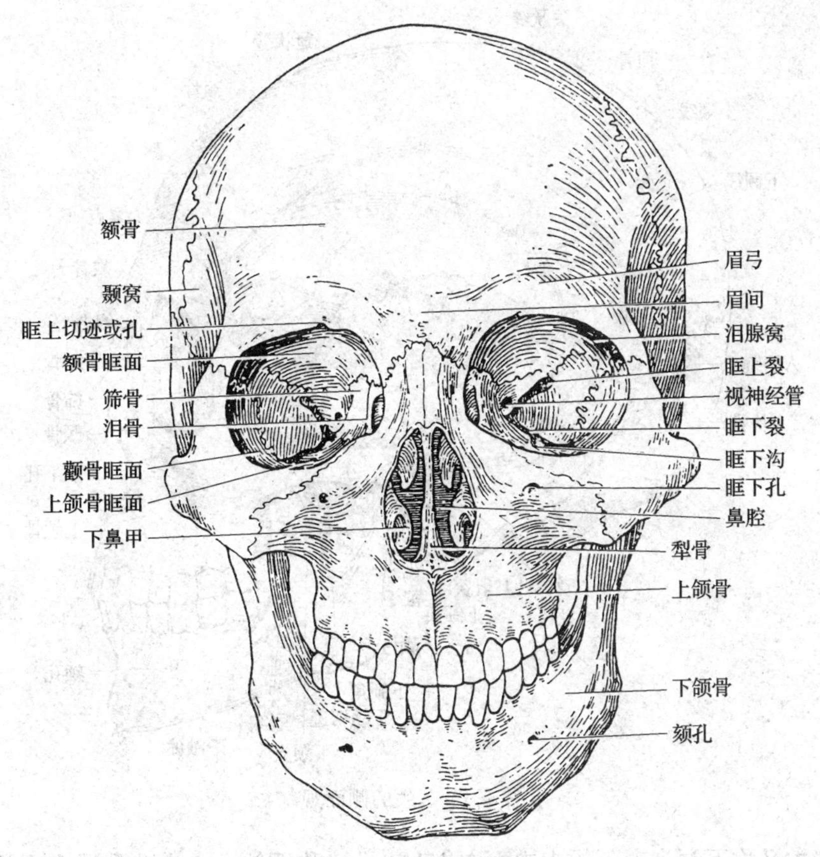

图 3—26 颅的前面观

于颅底，在蝶骨的前方、额骨的后方及左右两眶之间，骨内含有若干含气空腔，称为筛窦；颞骨成对，位于颅的两侧，参与颅底和颅腔侧壁的构成，骨内具有前庭蜗器。

(2) 面颅骨。面颅骨共 15 块，计有犁骨、下颌骨和舌骨各 1 块；上颌骨、鼻骨、泪骨、颧骨、下鼻甲及腭骨各两块。其中上颌骨和下颌骨是面颅的主要部分；舌骨游离。

上颌骨成对，位于面颅中央，与下颌骨共同构成颜面的大部。骨内有一大的含气腔，称为上颌窦。上颌骨下缘游离，称为牙槽弓，弓上有 8 个小窝，称牙槽，有牙根嵌入；鼻骨成对，位于两眶之间，构成鼻背；颧骨成对，位于上颌骨的外上方；泪骨成对，位于两眶内侧壁的前部，为一小而薄的骨片；下鼻甲为一对卷曲的薄骨片，呈水平位附于鼻腔的外侧壁；腭骨成对，位于上颌骨的后方；犁骨不成对，为斜方形的薄板，构成鼻中隔骨部的后下部；下颌骨不成对，位于面部前下部，居上颌骨的下方，如图 3—28 所示。可分为一体和两支。下颌体居中央，呈马蹄形，其上缘呈牙槽弓，有容纳下颌牙根的牙槽。下颌支为下颌体后端两侧向上伸出的长方形骨板，其上缘有两个突起，前为冠突，后为髁突。

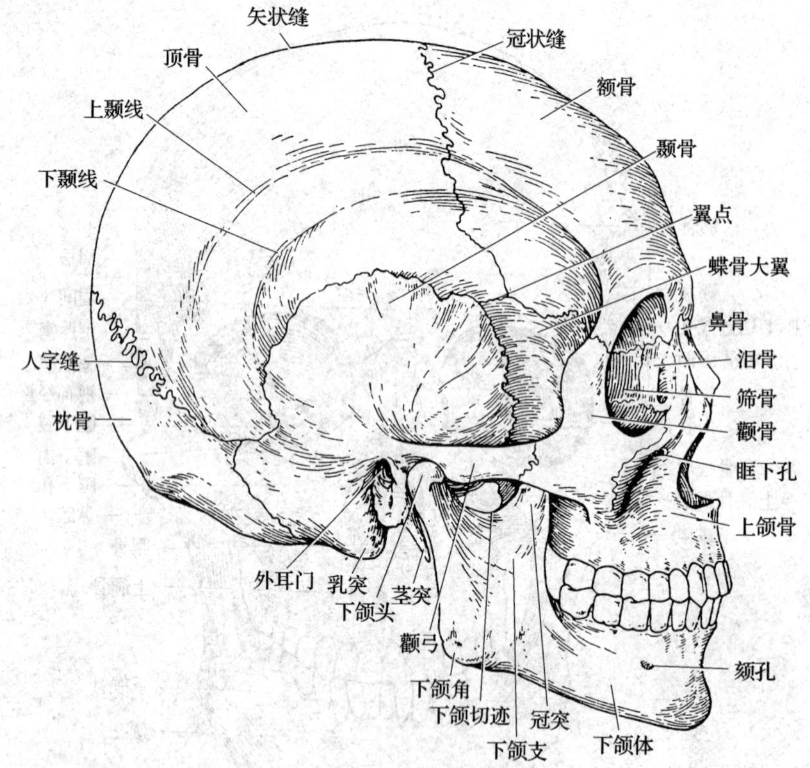

图 3—27　颅的侧面观

髁突上端膨大又称下颌头。下颌支内面中央有一孔，称下颌孔，由此孔通入下颌管，此管贯穿骨质，管内有分布于下颌牙的神经和血管通过。下颌体和下颌支会合处形成下颌角，角的外面，有一粗糙面，称为咬肌粗隆，为咬肌附着处；舌骨为一 U 形小骨，分离独立，位于颈前，介于舌与喉之间，如图 3—29 所示。舌骨分中央部的体和自体向后外方伸出大角一对，在体与大角结合处向上伸出小角。

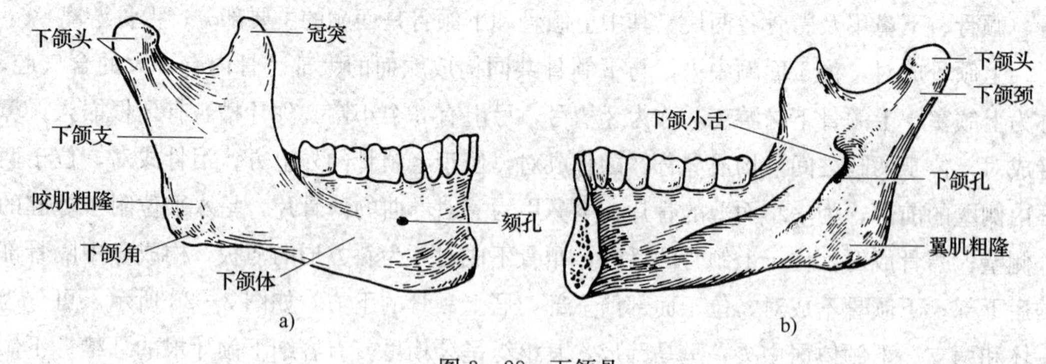

图 3—28　下颌骨

a）外面　b）内面

(3) 颅的整体观

1) 颅盖。颅盖与颅底的分界线的前界为眶上缘，后界为枕外隆突，两侧大致以两者之连线为界。

颅盖外面略似卵圆形，在额骨与顶骨之间有横位的冠状缝，左右顶骨之间有矢状缝，顶骨与枕骨之间有人字缝，在眶上缘上方各有一弓形隆起，称为眉弓，弓内骨质中含有额窦，两眉弓之间称为眉间，顶骨最高点为顶结节。

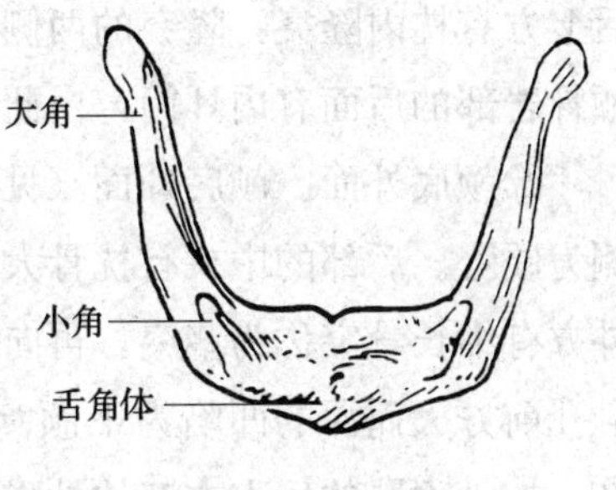

图 3—29 舌骨

2) 颅底可分为内面与外面。

①颅底内面。颅底内面（见图 3—30）承托脑，由前向后呈阶梯状排列着三个凹窝，分别称为颅前窝、颅中窝、颅后窝，各窝内有许多孔、裂和管，它们大多与颅底外面相通。

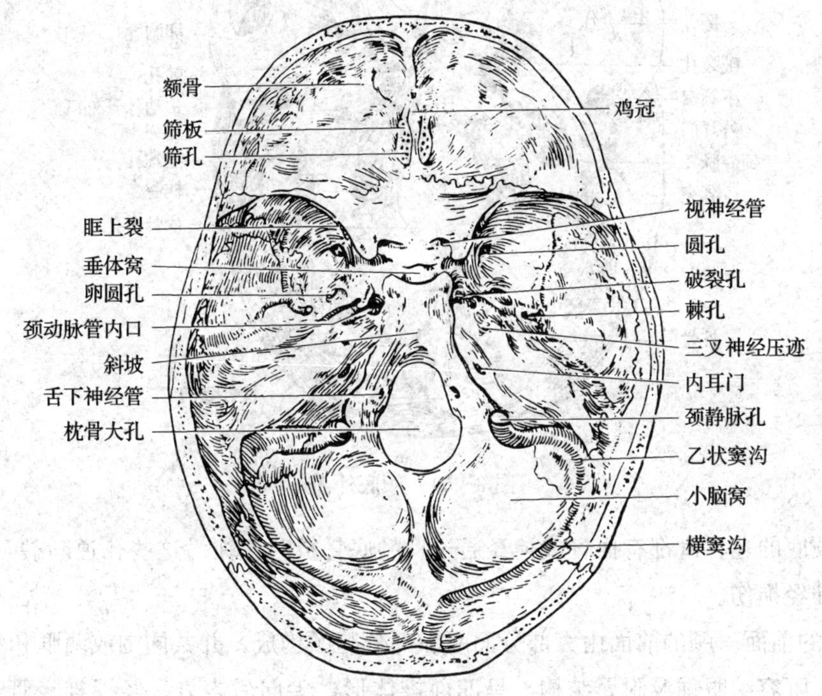

图 3—30 颅底内面

颅前窝中央低凹部分是筛骨的筛板，板上有许多筛孔，为嗅丝通过。颅中窝中央是蝶骨体，体的上面中央凹陷为垂体窝。窝前方的两侧有视神经管，管的外侧有眶上裂，它们都通入眼眶。颅后窝最深，中央有枕骨大孔，枕骨大孔前有斜坡，承托脑桥和延髓。孔的后上方有枕内隆突，隆突的两侧有横沟，横沟折向下为乙状沟，它向下通入颈静脉孔。在颞骨岩部的后面有内耳门，由此通入内耳道（内耳道不与外耳道相通）。

②颅底外面。颅底外面（见图 3—31）前部有蹄铁形的上颌骨的牙槽弓，牙槽弓的内侧为硬腭。后部的中央有枕骨大孔，它的两侧有椭圆形突出的关节面称为枕髁。枕髁的前外方有细长骨突称为茎突，再向后外方为颞骨的乳突。茎突与乳突之间的孔叫茎乳孔。茎乳孔前方大而深的凹陷为下颌窝，与下颌头相关节。下颌窝前方的横行隆起称为关节结节。枕骨大孔的后上方有枕外隆凸。

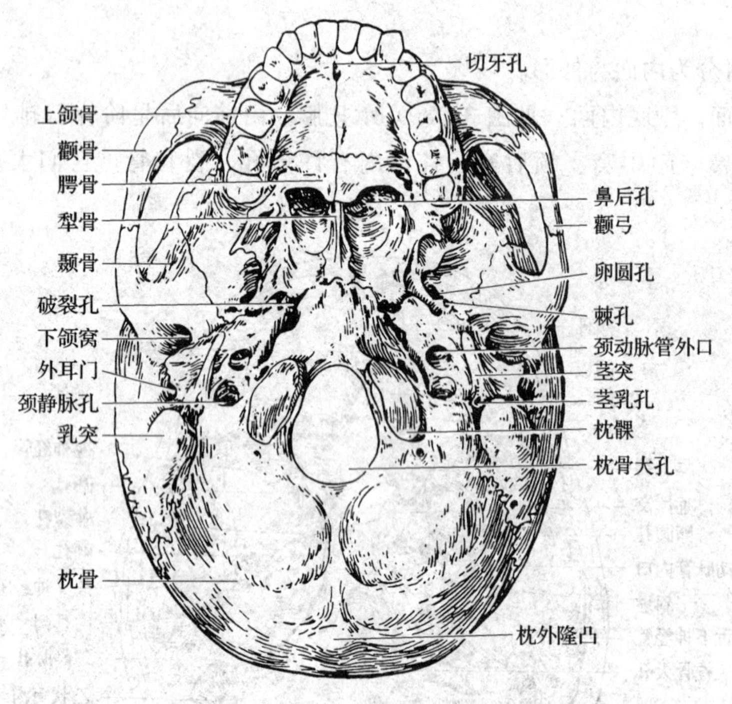

图 3—31　颅底外面

上述颅底的孔、管都有血管或神经通过，颅底骨折时往往沿这些孔道断裂，引起严重的血管、神经损伤。

3）颅的前面。颅的前面由大部分面颅和部分脑颅构成，并共同围成两眶和骨性鼻腔。

①眶。眶容纳眼球及附属结构，呈四面椎体形，尖向后内方，经视神经管通入颅腔。底向前外，它的上、下分别称眶上缘和眶下缘。眶上缘内侧有眶上切迹（有时为眶上孔），眶下缘中点下方约 1 cm 处有眶下孔。

眶的上壁薄而光滑，是颅前窝的底；下壁邻接上颌窦，外侧壁后半的上、下方各有眶上裂和眶下裂。

②骨性鼻腔。骨性鼻腔位于面颅的中央，上方以筛板与颅腔相隔，下方以硬腭与口腔分界，两侧邻接筛窦、眶和上颌窦。它被骨性鼻中隔分为左右两半，如图 3—32 所示。

鼻腔外侧壁（见图 3—33）有 3 个卷曲的骨片，分别称为上鼻甲、中鼻甲、下鼻甲。其中下鼻甲为独立的骨块，上、中鼻甲都属于筛骨。每个鼻甲下方的空间，相应称为上鼻道、中鼻道和下鼻道。

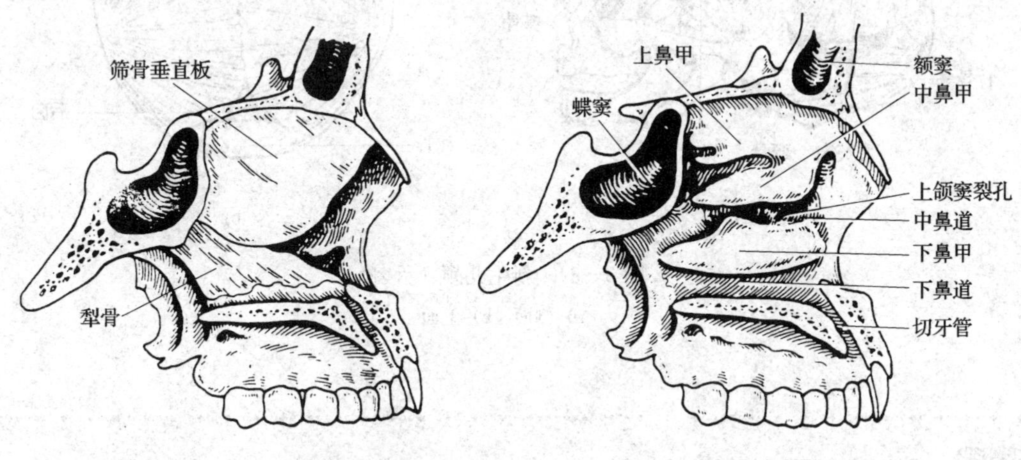

图 3—32　鼻腔内侧壁（骨性鼻中隔）　　图 3—33　鼻腔外侧壁

③鼻旁窦。鼻旁窦是额骨、上颌骨、筛骨和蝶骨内含气空腔，它们与鼻腔相通，共 4 对。额窦位于额骨内，在眉弓和眉间的深面，开口于中鼻道；上颌窦最大，位于鼻腔两侧的上颌骨内，开口于中鼻道，由于窦口高于窦底部，故在直立位时不易引流；筛窦位于筛骨迷路内，由许多不规则的小房组成，可分前、后两组，前组开口于中鼻道，后组开口于上鼻道；蝶窦位于鼻腔后上方的蝶骨体内，开口于鼻腔上鼻甲的后上方。

④颞骨乳突。如图 3—27 所示，颅的侧面可见颞骨乳突，乳突的前方有外耳门，向内入外耳道。外耳门前方，有一弓状的骨梁，称颧弓，颧弓可在体表摸到。颧弓上方的凹陷，称颞窝，容纳颞肌。在颞窝的内侧壁，冠状缝与蝶骨大翼的定点，称翼点。翼点的骨质比较薄弱，其内面有脑膜中动脉沟的前支经过，所以外伤或骨折时，容易损伤动脉，引起颅内血肿。

（4）新生儿颅骨特征。如图 3—34 所示，新生儿颅骨的高度与身高相比，相对较大，约占 1/4，而成年人颅骨只占 1/7。新生儿颅骨没有发育完全，骨与骨之间的间隙较大，其颅顶各骨之间的间隙，为结缔组织膜所填充，称为颅囟，最大的囟在矢状缝的前端，呈菱形，称为前囟（颅囟），在 1 岁半左右前囟逐渐骨化闭合。在矢状缝和人字缝相交处，有三角形的后囟（枕囟），在出生后 3 个月左右即闭合。前囟在临床上常作为婴儿发育和颅内压变化的检查部位之一。胎儿的囟也是产前检查胎位的标志之一。

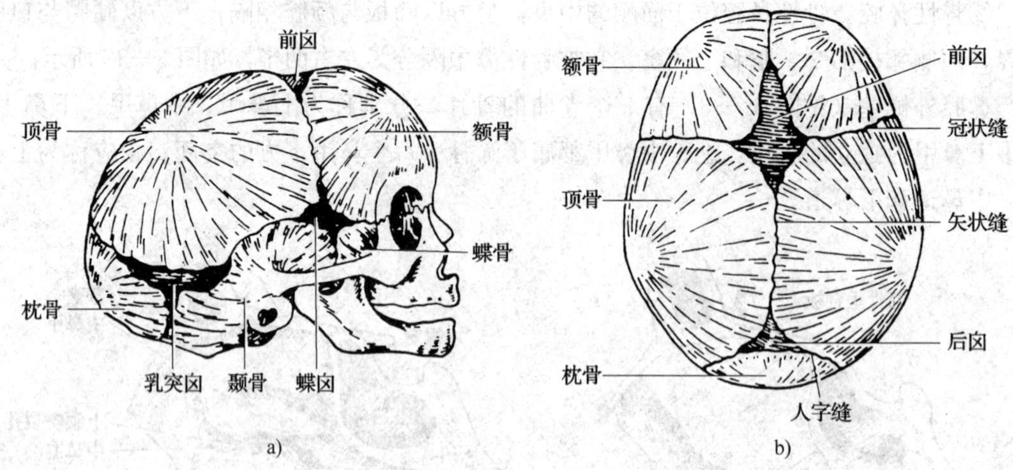

图 3—34　新生儿颅（示囟）

a）侧面　b）上面

学习单元 2　骨连结

学习目标

熟悉直接连结以及间接连结的含义、分类、结构和运动

掌握全身各部位骨连结的名称、数量、形状、组成以及作用

知识要求

骨与骨之间的连结装置叫做骨连结，如图 3—35 所示。按照人体各部连结的构造和机能，可分为直接连结和间接连结。直接连结多位于颅骨、躯干骨之间，保护脑和支持体重；间接连结则主要见于四肢骨之间，以适应肢体的多种活动，其中上肢骨连结达到高度分化的程度，更适于灵活运动。

一、直接连结

两骨间借纤维结缔组织、软骨或骨组织的直接相连，其间无间隙，不活动或仅有少许活动。如颅骨的缝连结、椎骨棘突间的韧带连结、前臂骨间膜以及椎体间的椎间盘等。

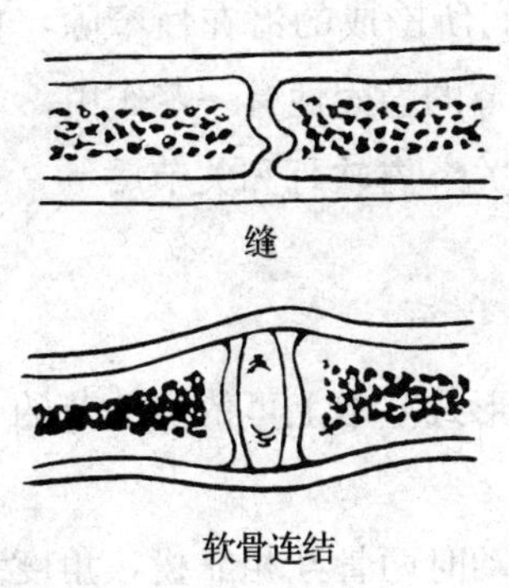

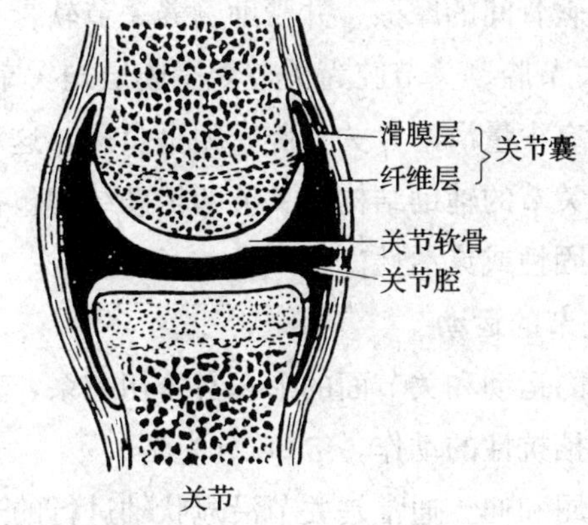

图 3—35 骨连结

根据骨间连结组织的不同，直接连结分为纤维连结（桡尺骨间膜）、软骨连结（椎间盘）和骨性连结（骶骨）三种。

二、间接连结

间接连结又称关节，其特点是两骨之间借膜性囊互相连结，其间具有隙，有较大的活动性。在运动中，关节如同枢纽，作为杠杆装置中的支点，骨骼以关节为中心，在肌肉牵动下产生运动。

1. 关节的结构

关节的结构可分为主要结构和辅助结构两部分。

(1) 主要结构。关节的主要结构包括关节面、关节囊和关节腔，如图 3—35 所示。

1）关节面。关节面是两骨互相接触的光滑面，通常一骨形成凸面，称关节头；另一骨形成凹面，称为关节窝；关节面覆盖一层关节软骨。关节软骨很光滑，可以减少运动时的摩擦，同时软骨富有弹性，可以减缓运动时震荡和冲击。

2）关节囊。关节囊由结缔组织构成，附着于关节面周缘的骨面上，围成关节腔，结构上可分内、外层。

纤维层为外层，由致密结缔组织构成，有丰富的血管神经。纤维层的厚薄与关节的功能和作用相统一。下肢各关节负重大而活动度相对较小，故关节囊的纤维层坚厚紧张；而运动灵活的上肢各关节侧纤维层薄而松弛。关节囊纤维层局部增厚形成囊韧带，可加强骨与骨之间的连结并制止关节的过度活动；如纤维层很薄，甚至部分缺失则形成关节的薄弱点。

滑膜层居内侧，淡红色，平滑闪光，薄而柔软，由疏松结缔组织组成，紧贴纤维层的内面，并附着于关节软骨的周缘。滑膜层内有丰富的血管网，能产生滑液，以减少关节运动时关节软骨间的摩擦，并帮助营养关节软骨。

3）关节腔。关节腔为关节囊滑膜层与关节软骨之间所围成的潜在性窄隙，也称滑膜腔，内含有少量滑液。关节腔密闭呈负压，这对维持关节的稳固性有一定作用。

（2）关节的辅助结构。关节的辅助结构包括韧带、关节内软骨和关节唇等，它们增加关节的稳固性或灵活性。

2. 关节的运动

关节的运动和关节面的形态有密切关系，其运动的形式基本上可依照关节的3种轴而分为3组拮抗性的动作。

（1）屈和伸。通常是关节沿冠状轴进行的运动。运动时两骨互相靠拢，角度缩小称为屈；相反，角度加大的称为伸。关节屈时，一般均是腹侧面靠拢；下肢则由于胚胎发生时有一个旋转，故膝关节屈时为背面靠拢，而在足部的踝关节的“伸”——足背向小腿前面靠拢，称为背伸，将与其相反的动作“屈”，称为跖屈。

（2）内收和外展。通常是关节沿矢状轴的运动。运动时骨向正中面靠拢，称为内收（或收）；反之，离开正中面者称为外展（或展）。但手指的收、展是以中指为轴；足趾则是以第二趾为轴。

（3）旋内和旋外。骨环绕垂直轴进行运动，称旋转。骨的前面转向内侧称为旋内；反之，旋向外侧的称旋外。在前臂，桡骨是围绕通过桡骨头和尺骨头的轴线旋转的。其“旋内”运动即将手掌向内侧转，手背转向前方的运动，也称为旋前；将手掌恢复到向前，手背转向后方的“旋外”运动则称为旋后。

（4）环转。凡二轴或三轴关节可做环转运动，即关节头原位不动，骨的远端可做圆周运动，运动时全骨描绘成一圆锥形轨迹。环转运动实为屈、展、伸、收的依次连续运动。

三、全身主要骨连结

1. 躯干骨的连结

（1）脊柱

1）脊柱的组成。脊柱（见图3—36）由24块椎骨、1块骶骨和1块尾骨借椎间盘、韧带和关节紧密连结而成。脊柱位于躯干背面正中，形成躯干的中轴。上承颅骨，下接髋骨，中附肋骨，参与构成胸、腹和骨盆腔的后壁。脊椎中央有椎管，容纳脊髓及其被膜；两侧有23对椎间孔，通过脊神经。脊椎具有运动、保护及支持体重等作用。

2）脊柱的弯曲。从侧面观察，脊柱有颈曲、胸曲、腰曲、骶曲四个生理弯曲。颈曲和腰曲向前突起，而胸曲和骶曲向后突出。这些弯曲进一步增加肋脊柱的弹性和支持能力，对步行或跳跃中所产生的震动也起着重要缓冲作用。

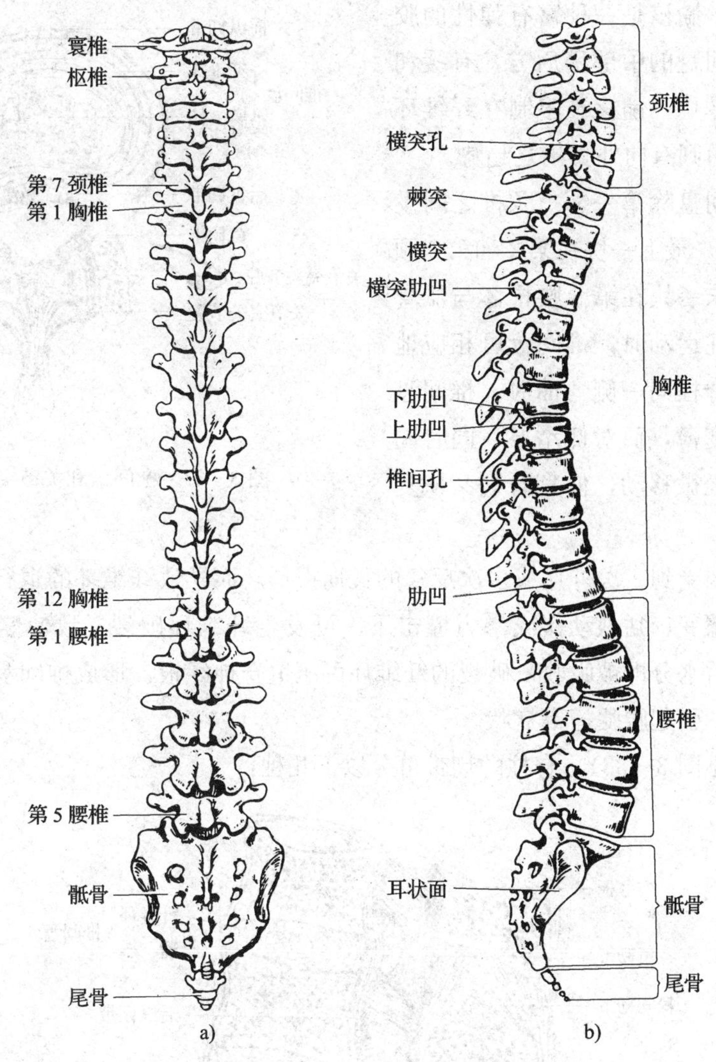

图 3—36 脊柱

a）后面 b）侧面

3）脊柱的运动。在相邻两个椎骨之间的活动很小，就整个脊柱而言，运动幅度很大，而且能做各种方向的运动。脊柱的运动可分为四种：前屈和后伸、侧屈运动、旋转运动（也可做环转运动）及跳跃时由于脊柱曲度的增减变化而产生的弹拨运动。脊柱的颈、腰部运动较为灵活，故损伤常见于颈、腰部。

4）脊柱连结

①椎间盘。椎间盘（见图 3—37）连结在上下两个椎体之间，由纤维环和髓核构成。纤维环为呈环形排列的纤维软骨，前宽后窄，围绕在髓核的周围，纤维环坚而韧，可防止

髓核向外脱出。髓核是一种富有弹性的胶状体，位于椎间盘的中部稍后方，有缓和震荡和冲击的作用。髓核被限制在纤维环之内，施加压力则有向外膨出之趋势。

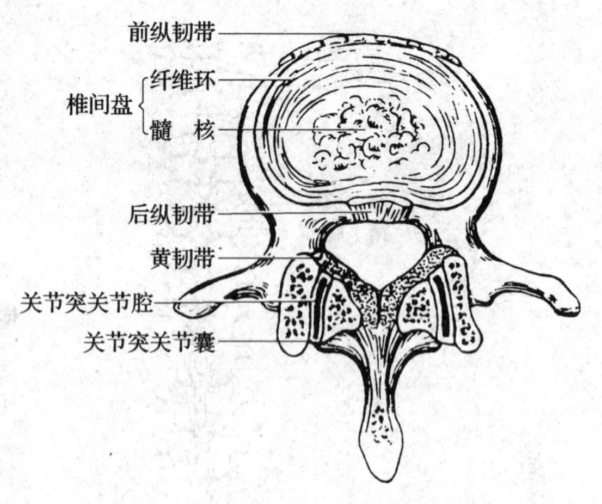

图 3—37　椎间盘和关节突关节

成人的椎间盘除第一、二颈椎之间没有，共有 23 块，最上一块在第 2 和第 3 颈椎体之间，最末一块在第 5 腰椎体与骶骨底之间。在脊柱运动时，椎间盘可相应地改变形状。当脊柱向一侧弯曲时，椎间盘被挤压的一侧变薄，而对侧增厚，同时髓核也可向对侧轻微移动，伸直时则又恢复原样。

椎间盘可因受到一次外伤或多次反复的长期损伤，而导致纤维环的退行性变性，在过度劳损、体位骤变、猛烈动作或暴力撞击下，可发生纤维环破裂，致使髓核自破裂口逸出，髓核逸出后水分即被吸收，破裂的纤维环可压迫脊神经根，形成椎间盘纤维环破裂症（椎间盘突出），引起腰腿痛等症状。

②韧带（见图 3—38）。脊柱的韧带可分以下几种：

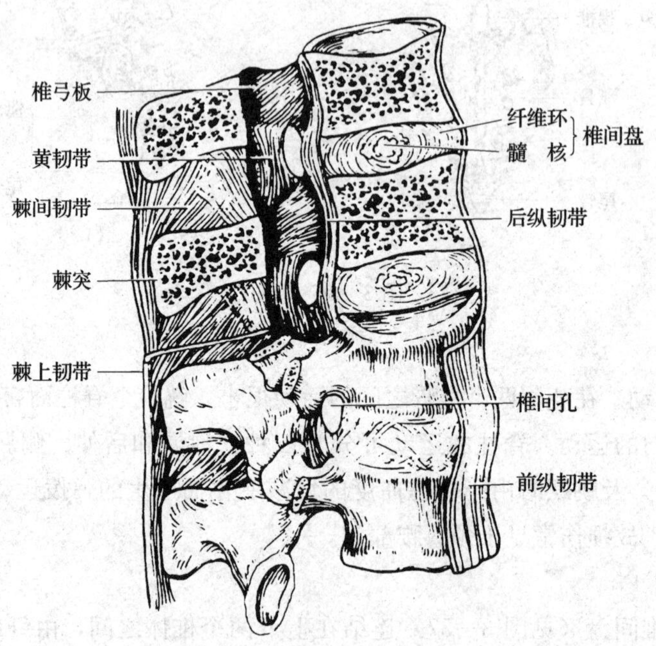

图 3—38　脊柱的韧带

a. 前纵韧带。前纵韧带为全身最长的韧带，很坚韧，位于椎体的前面，上至枕骨大孔前缘，下达第 1 或第 2 骶椎体，与椎体边缘及椎间盘结合较紧。前纵韧带有防止脊柱过分前伸和防止椎间盘向前脱出的作用。

b. 后纵韧带。后纵韧带位于各椎体的后面（椎管前壁），它较前纵韧带狭窄，起自枢椎，终于骶管前壁。它有限制脊柱过分前屈和防止椎间盘向后脱出的作用。

c. 黄韧带。黄韧带又称弓间韧带，是连结邻位椎弓板的韧带，由弹力纤维构成，坚韧而富有弹性。黄韧带协助围成椎管，并有限制脊柱过分前屈的作用。

d. 棘上韧带。棘上韧带是连结胸、腰、骶椎各棘突尖的纵行韧带，能限制脊柱过分弯曲。

e. 棘间韧带。棘间韧带连接于各棘突之间，前接黄韧带，后接棘上韧带。

③关节

a. 关节突关节。关节突关节由相邻椎骨的上、下关节突构成，也叫椎间关节或后关节，可做微量运动。

b. 腰骶关节。腰骶关节由第 5 腰椎的下关节突与骶骨上关节突构成。

c. 钩椎关节。钩椎关节在下 5 个颈椎体之间，有椎体上面两侧缘的钩状突与上位椎体两侧缘的陷凹构成。

（2）胸廓

1）胸廓的组成。胸廓由全部胸椎、胸骨和 12 对肋借关节和韧带连结而成。由 12 对肋后端的肋头关节面和 12 个胸椎的肋凹构成肋头关节；由肋结节关节和胸椎横突肋凹构成肋横突关节。12 对肋的前端均有肋软骨，对第 1 肋软骨与胸骨柄的肋切迹直接连结；第 2～7 对肋软骨与胸骨侧缘的肋骨切迹形成胸肋关节；第 8～10 对肋软骨不直接连于胸骨下角。第 11、12 对肋软骨游离于腹壁肌中，又称浮肋。

2）胸廓的形态。成人胸廓（见图 3—39）近似圆锥形，其横径长，前后径短，上部狭窄，下部宽阔。胸廓包括上、下二口及前、后、侧壁。胸廓上口由第 1 胸椎、第 1 对肋及胸骨柄上缘围成，是食管、器官、大血管和神经出入胸腔的通道。胸廓下口宽阔而不整齐，由第 12 胸椎，第 11、12 对肋及两肋弓和剑突共同围成，被膈封闭。相邻各肋之间的空隙，称肋间隙，各肋间隙均由肌和韧带所封闭。胸廓的内腔称为胸腔，容纳心及其大血管、肺、气管、食管、神经等重要器官。

3）胸廓的运动。胸廓的运动为肋和胸骨的综合运动。在肌的作用下，使肋骨后端沿着贯穿肋结节与肋骨头的运动轴旋转；前端伴随胸骨一起作上升和下降运动，使胸腔扩大和缩小（由于横径和前后径的增大或减少），协助吸气和呼气。临床上借胸廓和肋软骨具有弹性的特点，进行体外心脏按摩或人工呼吸，用以抢救心脏停跳或呼吸停止的病人。

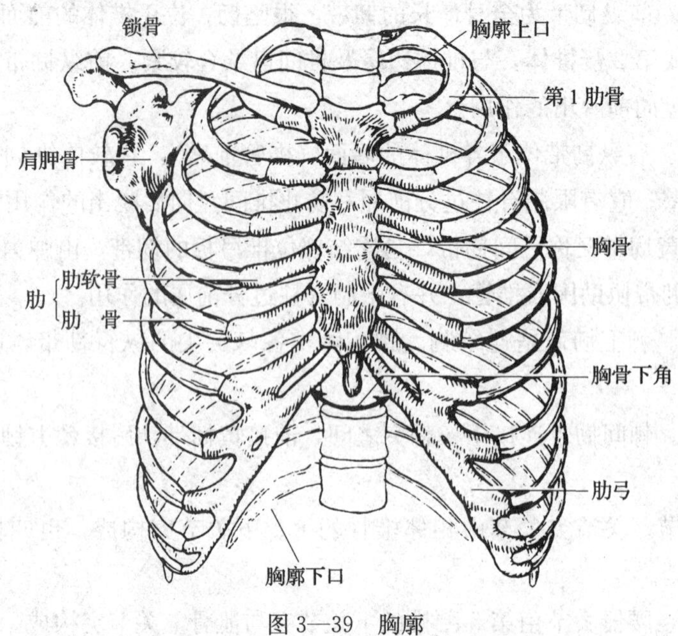

图 3—39 胸廓

2. 上肢骨的连结

上肢骨的连结可分为上肢带骨的连结和自由上肢骨的连结两种。

（1）肩关节。肩关节（见图 3—40）由肱骨头与肩胛骨的关节盂构成。肱骨头大，有半球形的关节面，关节盂浅而小，虽然有纤维软骨附于其周缘，以加深加大关节盂，但它仍只与 1/4～1/3 的肱骨头关节面相接触，因此，肩关节可做多样而较大幅度的运动。

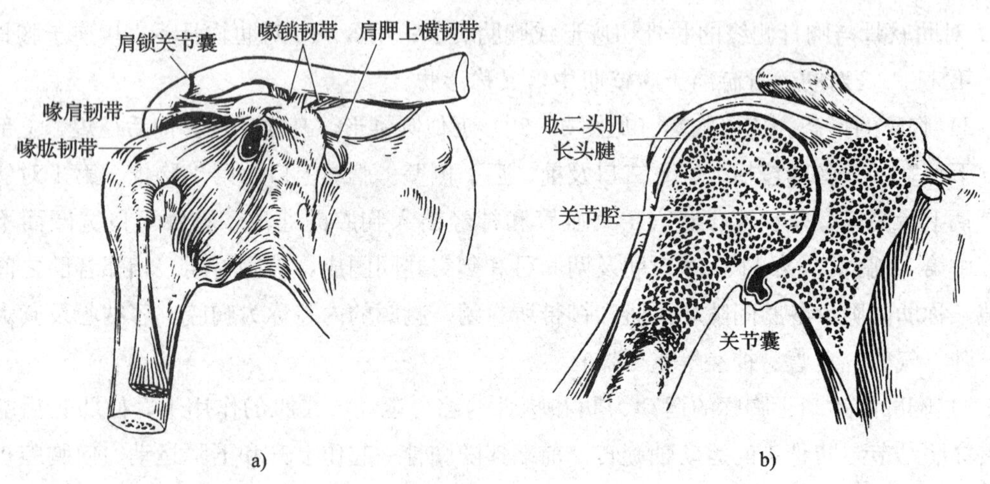

图 3—40 肩关节

a）前面 b）冠状切面

肩关节囊薄而松弛，其下壁更为薄弱。囊向上附着于肩胛骨关节盂的周缘，向下止于肱骨的解剖颈，关节囊的上部有韧带加强，囊的后部和前部有很多肌腱纤维附于囊壁。关节囊的前下部没有肌腱和韧带加强，较薄弱，因此肩关节脱位以前下方脱位为多见，即肱骨头移至喙突的下方。

关节囊的上方有喙肩韧带架在肩峰和喙突之间，共同构成喙肩弓，架于肩关节上方，有保护肩关节和防止其向上脱位的作用。

肩关节是人体最灵活的关节。它可绕额状轴做屈和伸，绕矢状轴做外展和内收，绕垂直轴做旋外和旋内等运动，此外还可做环转运动。如有上肢骨参加，上肢的运动范围将大为增加。

(2) 肘关节。肘关节（见图 3—41）由肱骨下端和桡、尺骨上端构成，是一个复合关节，包括下列 3 个关节：

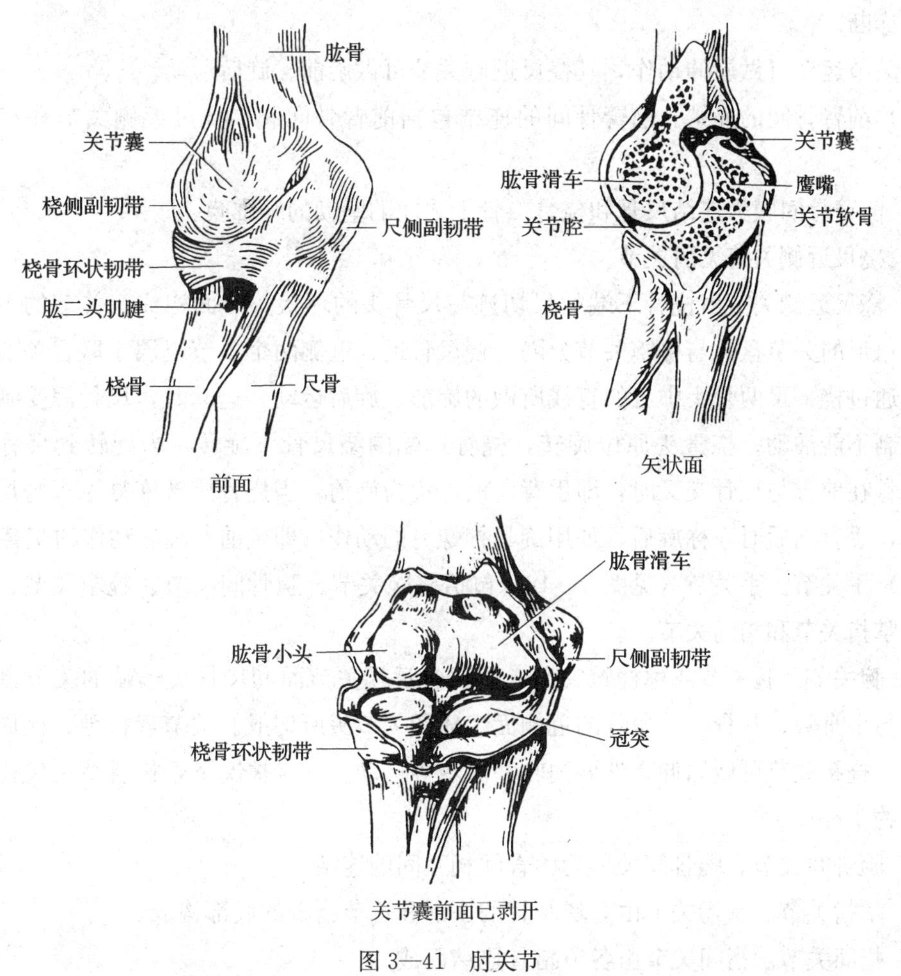

图 3—41　肘关节

1）肱尺关节。肱尺关节是肘关节的主关节，由肱骨滑车与尺骨滑车切迹构成。

2）肱桡关节。肱桡关节由肱骨小头与桡骨上端的关节凹构成。

3）桡尺近侧关节。桡尺近侧关节由桡骨环状关节面和尺骨上端的桡切迹构成。

3 个关节共包在一个关节囊内，有一个共同的关节腔，关节囊的前后壁薄弱而松弛，但其两侧的纤维层则增厚形成桡侧副韧带和尺侧副韧带。关节囊纤维层的环形纤维，于桡骨头处较发达，形成一坚强的桡骨环状韧带，包绕桡骨头的环状关节面，两端分别连于尺骨的桡切迹前后缘。

尺骨鹰嘴和肱骨内、外上髁是肘部的 3 个重要的骨性标志。正常状态下，当肘关节后伸时，鹰嘴的尖端和肱骨内、外上髁三点成一直线；屈肘 90°时，三点则变为一个鹰嘴在下的等腰三角形。当肘关节后脱位时，三点的位置关系发生改变；而当肱骨髁上骨折时，三点的关系不变。因此，认识这三点的相互关系，有助于对肘关节后脱位和肱骨下端骨折的鉴别诊断。

肘关节运动可做屈伸动作，其桡尺近侧关节可做旋前、旋后运动。

（3）前臂骨间的连结。前臂骨间的连结包括前臂骨间膜、桡尺近侧关节和桡尺远侧关节。

1）前臂骨间膜为连结尺骨和桡骨二骨干之间的坚韧的纤维膜。

2）桡尺近侧关节见肘关节。

3）桡尺远侧关节由桡骨下端的尺切迹与尺骨头的环状关节面构成。关节的下部，有略呈三角形的关节盘，与桡腕关节分隔。桡尺骨远、近侧两个关节也属于联合关节，其运动是沿通过桡、尺两骨头中心的直线所做的旋前、旋后运动。运动时，尺骨因受到肱尺关节的限制不能活动。桡骨头原位旋转，桡骨远端围绕尺骨头旋转，当旋转到尺骨头的内侧，桡骨在前方与尺骨交叉时，即手背向前，称为旋前；当桡骨旋转恢复原来与尺骨并列的位置，手背向后时，称旋后。如用旋具拧螺钉的动作，即旋前、旋后动作的交替。

（4）手关节。手关节（见图 3—42）包括桡腕关节、腕骨间关节、腕掌关节、掌骨间关节、掌指关节和指间关节。

1）腕关节。腕关节或称桡腕关节，由桡骨远端关节面和尺骨头远端的关节盘组成关节窝，与手舟骨、月骨、三角骨的近侧面组成的关节头所构成。关节囊松弛，四周都有韧带加强。桡腕关节可做屈伸、外展内收和环转等运动。正常情况下，桡骨茎突尖比尺骨茎突尖低约 1 cm。

2）腕骨间关节。腕骨间关节为腕骨间相互间的连结。

3）掌指关节。掌指关节由 5 块掌骨的头部和近节指骨的底部构成。

4）指间关节。指间关节由各节指骨连结而成。

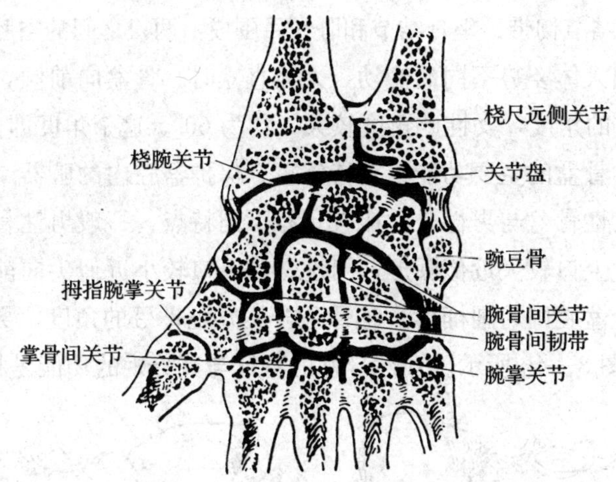

图 3—42　手关节（冠状切面）

3. 下肢骨的连结

下肢骨的连结可分为下肢带骨的连结和游离下肢骨的连结。

（1）下肢带骨的连结

1）髋骨与骶骨的连结。髋骨与骶骨的连结包括骶髋关节和韧带。

①骶髂关节。骶髂关节由骶、髂两骨的耳状面构成。关节囊紧张，附着于关节面的周缘，并有坚强的韧带进一步加强其稳固性，活动范围极小，主要是支持体重和缓冲从下肢或骨盆传来的冲击和震动。

②骶结节韧带。骶结节韧带强韧宽阔，略呈扇形，位于骨盆后下部，从髂骨后缘和骶、尾骨的外侧缘至坐骨结节。

③骶棘韧带。骶棘韧带从骶、尾骨的外侧缘开始，集中地附着于坐骨棘。

上述两条韧带与坐骨大、小切迹分别围成坐骨大孔和坐骨小孔都有神经、血管和肌通过。

2）髋骨间的连结。髋骨间的连结即尺骨联合，由左右耻骨联合面和其间由纤维软骨构成的耻骨间盘相连而成，女性此软骨较宽而短，软骨内有纵长裂的空腔，称耻骨联合腔，此腔女性较大。耻骨联合腔的上、下均有韧带加强，两侧耻骨相连形成骨性弓，称耻骨弓。耻骨联合腔的运动在孕妇分娩过程中比较明显，可有轻度分离，以利胎儿分娩。

3）骨盆。骨盆包括骨盆的组成和分部、骨盆的性差。

①骨盆的组成和分部。骨盆由骶骨、尾骨和左右髋骨借关节和韧带连结而成，是连接躯干和下肢的桥梁，并有效地传递重力，骨盆由骶骨岬、弓状线、耻骨梳、耻骨结节和耻骨联合上缘所构成的界线，分为上方的大骨盆和下方的小骨盆。大骨盆较宽大，向前开放，一般称骨盆时是指小骨盆。小骨盆有上下两口，上口为骨盆的入口，由上述界线围成，下口为骨

盆出口，由尾骨、骶结节韧带、坐骨结节和耻骨弓围成，两口之间的空腔称骨盆腔。

骨盆的位置，因人体姿势不同而变动，人体直立时，骨盆向前倾，骨盆入口的平面与地平面构成50°～55°的角度，女性此角度较大，约为60°。这个角度即为骨盆倾斜角。

②骨盆的性差。骨盆的主要功能是支持体重，保护盆腔内的脏器。女性骨盆还是胎儿娩出的产道，所以女性骨盆与男性骨盆比较具有下列特点：一般男性骨盆窄而长，女性骨盆宽而短；女性骨盆上口较大近似圆形，男性骨盆上口较小近似尖向前的桃形；男性骨盆腔呈漏斗状，女性骨盆腔则为圆桶形。耻骨联合下方耻骨弓的角度，男性为70°～75°，女性为90°～100°，如图3—43所示。女性骨盆的特征与其分娩的功能是相适应的。

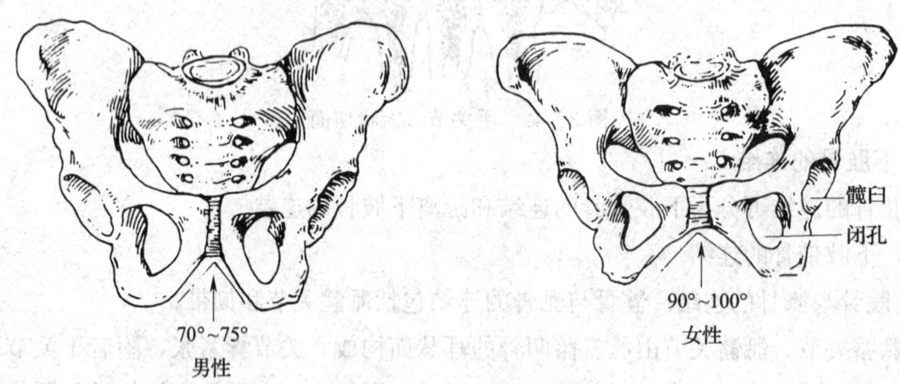

图3—43　男女性骨盆

(2) 游离下肢骨（自由下肢骨）的连结

1）髋关节。髋关节（见图3—44和图3—45）由股骨头与髋臼构成，髋臼周缘有由纤维软骨构成的髋臼唇，以增加髋臼的深度，并缩小口径，从而紧抱股骨头，可容纳股骨头

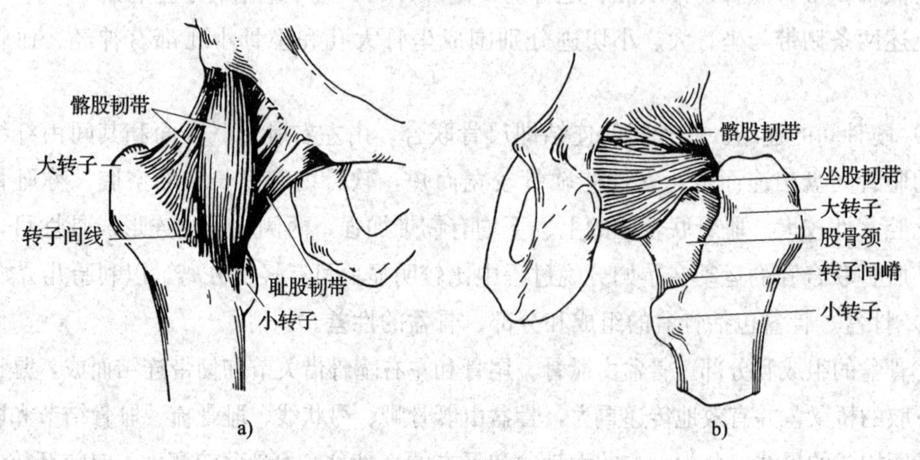

图3—44　右髋关节

a) 前面　b) 后面

的2/3，增加关节的稳定性。关节囊坚韧，上方附于髋臼唇，下方前面到达转子间线，后方附于股骨颈的后方。囊壁有韧带加强，以髂股韧带最坚韧。髂股韧带位于关节的前面，上端附着于髂前上嵴，下端附着于转子间线，呈扇形放散，其作用是限制髋关节过分伸展，以维持人体直立姿势。股骨颈前面全部在囊内，但股骨颈后面的外1/3在囊外。所以临床上股骨颈发生骨折，有囊内囊外之分。关节囊后下部较薄弱，所以股骨头容易向后下方脱位。关节囊内有股骨头韧带，连于关节窝与股骨头之间，韧带中含有滋养股骨头的血管。

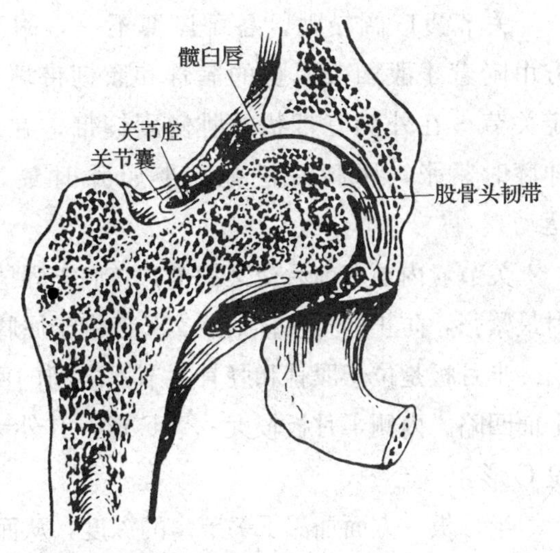

图3—45　髋关节（冠状切面）

髋关节的运动和肩关节的运动类似，但因受髋臼限制，运动范围较肩关节小，可完成前屈、后伸、旋内、旋外、环转等各项活动。

2）膝关节。膝关节（见图3—46）是人体内最大、最复杂的关节，由股骨内、外侧髁，胫骨内、外侧髁和髌骨关节面共同构成，髌骨与股骨髌面相接；股骨的内、外侧髁分别与胫骨内、外侧髁相对，关节囊内具有交叉韧带和半月板，是膝关节的结构特点。

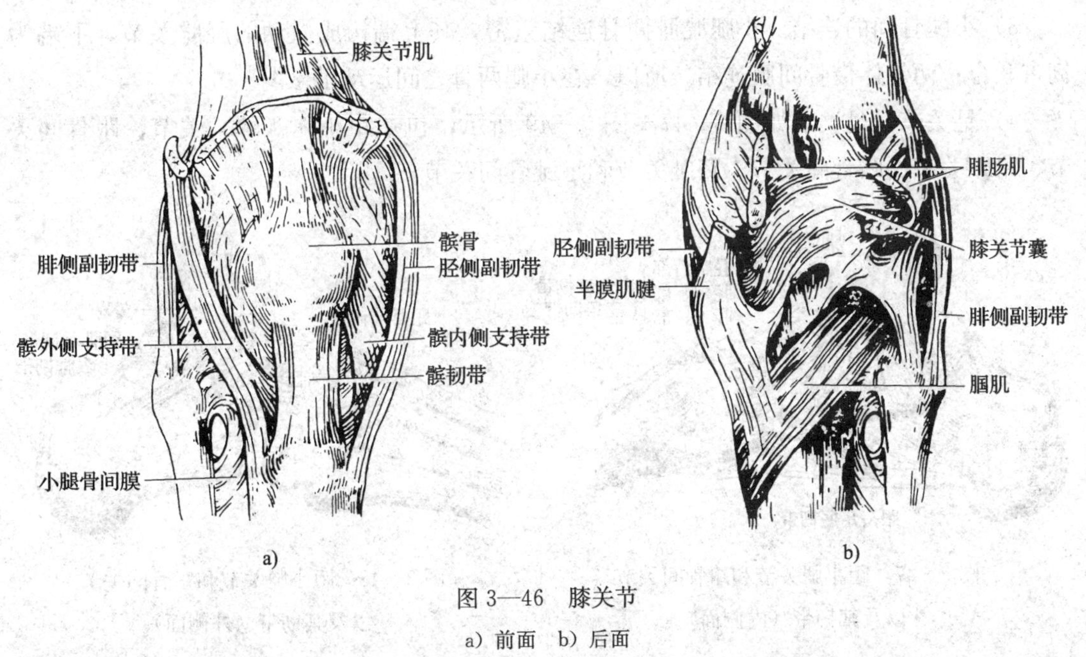

图3—46　膝关节

a）前面　b）后面

关节囊广阔松弛，各部厚薄不一，附于关节面的周缘。关节囊前壁不完整，前方由附着于股四头肌腱的髌骨和髌韧带填补，关节囊周围由许多韧带予以加强与稳定关节，在外侧有带状的腓侧副韧带，在内侧有胫侧副韧带。胫侧和腓侧副韧带在伸膝时紧张，屈膝时松弛，半屈膝时最松弛，此时允许胫骨做少许旋内和旋外运动。

关节囊内还有前后交叉韧带，它们牢固地连结于股骨和胫骨之间，前交叉韧带于伸膝时最紧张，防止胫骨前移；后交叉韧带于屈膝时最紧张，防止胫骨后移。

半月板是位于股骨和胫骨关节面之间的两个纤维软骨板，周缘厚，内缘薄；下面平、上面凹陷。内侧半月板较大，呈C形，其外缘与胫侧副韧带紧密相连。外侧半月板较小，呈O形。

半月板一方面加深了关节窝的深度，从而加强了膝关节的稳固性；另一方面可同股骨髁一起对胫骨髁做旋转运动，因而也增加了膝关节的灵活性；同时在跳跃和剧烈运动时可起缓冲作用。

膝关节的运动主要是绕额状轴做屈、伸运动，在屈膝状态下，还可做旋内和旋外运动。

此外，在膝关节周围，特别是在肌腱附着处有许多滑液囊，有些并与关节囊相通，如髌上囊内充满滑液，可减少肌腱与骨的摩擦。滑液囊常因外伤而发生滑囊炎或囊肿。

3）小腿骨间的连结。小腿胫腓两骨连结紧密，其上端构成微动的胫腓关节，下端为韧带联合；两骨体借骨间膜连结。所以，在小腿两骨之间运动很微弱。

4）足关节。足关节如图3—47～图3—49所示，包括距小腿（踝）关节、跗骨间关节、跗跖关节、跖骨间关节、跖趾关节和足趾骨间关节。

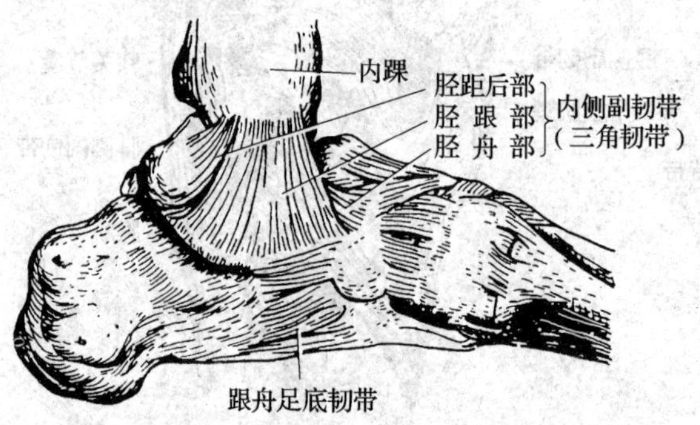

图3—47　距小腿关节和跗骨间关节以及其韧带（内侧面）

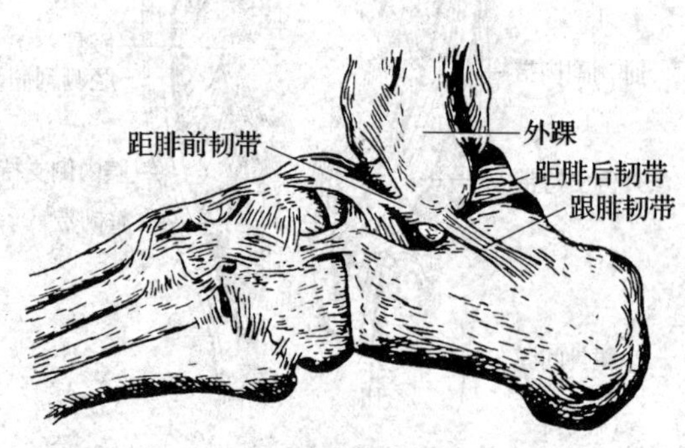

图3—48　距小腿关节和跗骨间关节以及其韧带（外侧面）

距小腿关节即踝关节，由胫、腓骨下端的关节面与距骨上部的关节面构成。关节囊附于各骨关节面的周围，关节囊前、后壁较薄，两侧有韧带加强。内侧为内侧副韧带（三角韧带），自内踝开始，呈扇形向下展开，附于足舟骨、距骨和跟骨。外侧为 3 个独立的韧带，前为距腓前韧带，中为跟腓韧带，后为距腓后韧带。它们都自外踝开始，分别向前、向下、向后外附着于距骨和跟骨。踝关节可做背伸和跖屈运动。由于距骨滑车较窄的后部进入关节窝较宽大的部分，故可有轻微的侧方（展、收）运动，此时距小腿关节松动而稳定性较差、易受扭伤，其中以内翻扭伤较多见（即外侧的韧带损伤）。

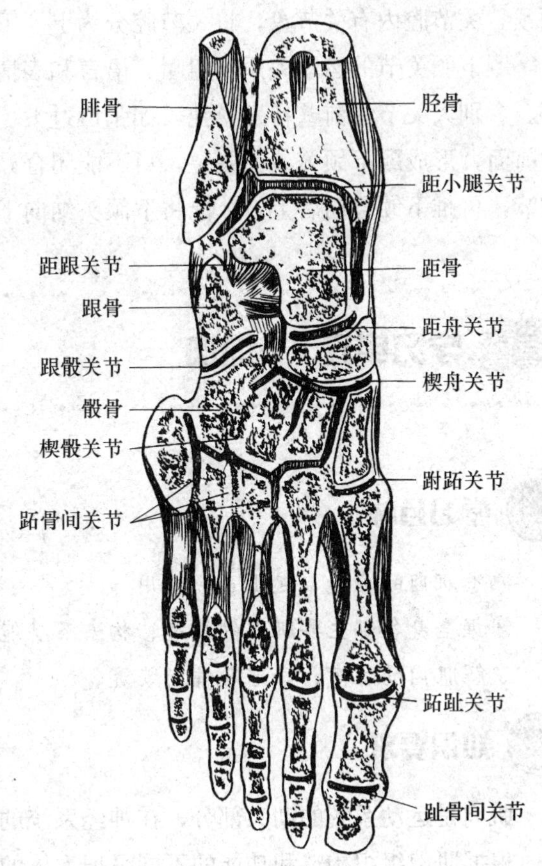

图 3—49　足关节水平切面

5）足底弓。跗骨和跖骨借韧带和肌肉牵拉，形成一个凸向上的弓，称为足弓。足弓可分为前后方向的足纵弓和内外方向的足横弓。足纵弓较明显。当站立时，足骨仅以跟结节和第一、第五跖骨头三点着地。足弓具有弹性，使重力从距小腿关节经距骨向前后分散到跟骨和第一、第五跖骨头，从而保证站立时的稳固，跳跃时有弹性，行走时缓冲震荡，同时还有保护足底血管神经免受压迫的作用。

足弓的维持，除靠上述骨连结和韧带外，小腿肌和足底肌都有加强足弓的作用，如果维持足骨的组织过度劳损，先天发育不良或骨折损伤等，均可导致足弓塌陷，形成扁平足。此时因失去了足的弹性，故难较长时间地站立和行走，并可因足底神经和血管受压迫，而产生足的麻木和疼痛等症状。

4. 颅骨的连结

各颅骨之间，多数借缝相互连结，颅底的个别部分具有软骨结合。舌骨与颅底之间，借韧带相连结，只有下颌骨和颞骨之间构成颞下颌关节。

颞下颌关节又名下颌关节，由下颌头及颞骨的下颌窝构成，关节囊前部松弛，后部较厚，向上附着于下颌窝和关节结节的边缘（因此关节结节位于关节囊内），向下附着于下颌颈。关节腔内有关节盘，将关节腔分为上、下两部，关节盘周围的周缘与关节囊相连。

颞下颌关节的运动关系到咀嚼、语言和表情等功能，能做开口、闭口和左右侧方运动等。个别人关节囊前壁特别松弛，如张口过大、过猛，下颌头和关节盘向前滑到关节结节的前面，形成颞下颌关节前脱位，口不能闭合，复位时必须先将下颌骨向下拉，越过关节结节，再推下颌骨向后上，才能将下颌头纳向下颌窝。

学习单元3　肌肉

学习目标

熟悉肌肉的分类、起止点、作用

掌握全身各部主要肌肉的形态、构造及功能

了解肌肉的配布、命名及辅助装置

知识要求

肌肉是运动系统的动力部分，在神经系统的支配下，肌肉收缩，牵引骨骼产生运动。

根据肌肉组织构造和功能的不同可把人体的肌肉分为平滑肌、心肌和骨骼肌三种。平滑肌主要构成内脏和血管的壁；心肌分布于心脏，构成心壁；两者都不随人的意志收缩，故称为不随意肌。骨骼肌分布于头、颈、躯干和四肢，参与构成运动系统，通常附着于骨，随人的意志收缩，又称随意肌，因显微结构具有横纹，也称横纹肌。本节主要叙述骨骼肌，如图3—50所示为全身肌肉的配布。

人体内肌肉数量多，分布广，约占人体重量的40%。每块肌，无论大小如何，都具有一定的形态、结构、位置和辅助装置，并有丰富的血管、淋巴管分布，受一定的神经支配，所以，每一块肌肉都可看作是一个器官。

一、肌肉的形态和构造

肌肉的形态多种多样，可概括地分为长肌、短肌、阔肌和轮匝肌四种，如图3—51所示。长肌多见于四肢，其肌束大致和肌的长轴平行，收缩时肌显著缩短而引起大幅度的运动。有的长肌的起端有两个以上的头，以后聚成一个肌腹，这些肌被称为二头肌、三头肌和四头肌。有些长肌，肌腹被中间的腱分为两个腹，称二腹肌，或分为多腹，如腹直肌。

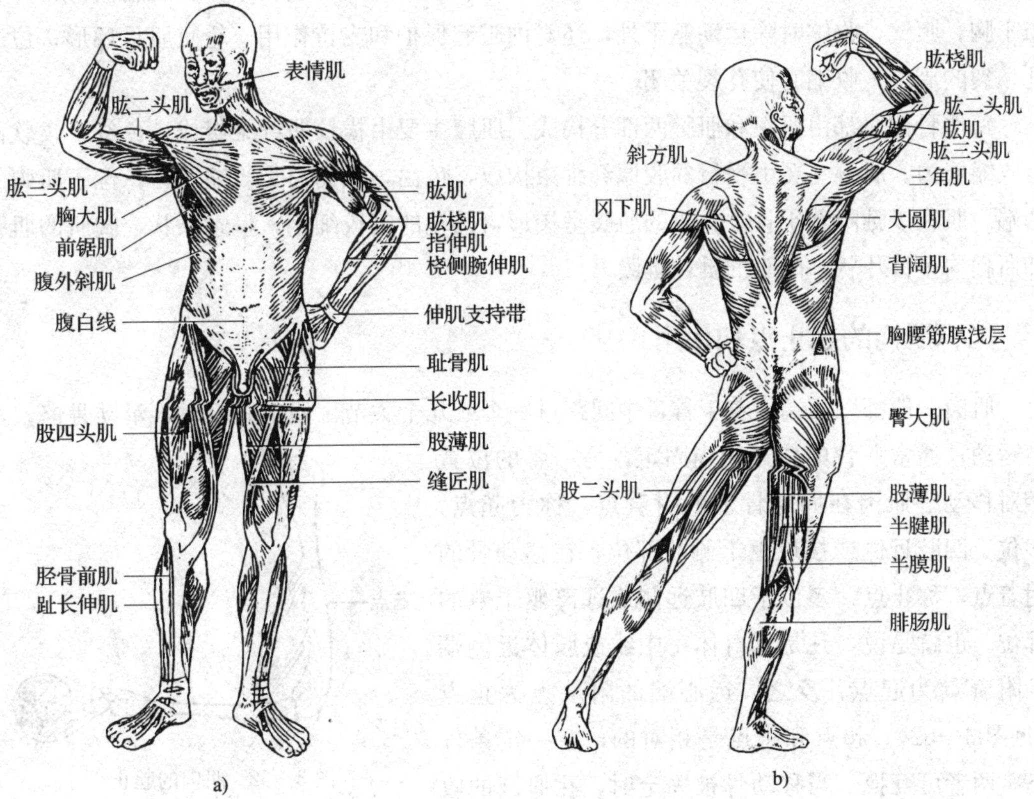

表情肌
肱二头肌
肱三头肌
胸大肌
前锯肌
腹外斜肌
腹白线
股四头肌
胫骨前肌
趾长伸肌
肱肌
肱桡肌
指伸肌
桡侧腕伸肌
伸肌支持带
耻骨肌
长收肌
股薄肌
缝匠肌
a)

斜方肌
冈下肌
股二头肌
肱桡肌
肱二头肌
肱肌
肱三头肌
三角肌
大圆肌
背阔肌
胸腰筋膜浅层
臀大肌
股薄肌
半腱肌
半膜肌
腓肠肌
b)

图 3—50　全身肌肉的配布

a）前面　b）后面

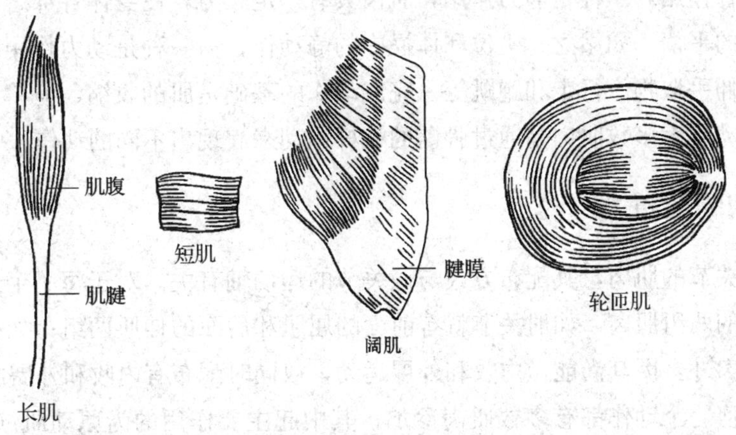

图 3—51　肌肉的形态

短肌多分布于躯干的深层，具有明显的节段性，收缩时运动幅度较小。阔肌扁而薄，多分布于胸、腹壁，收缩时除运动躯干外，还对内脏起保护和支持作用。轮匝肌呈环形，位于孔、裂的周围，收缩时使孔裂关闭。

每块骨骼肌都由肌腹和肌腱两部分构成。肌腹主要由横纹肌纤维组成，色红，柔软而有收缩能力。肌腱主要由平行的胶原纤维束构成，色白，强韧而无收缩能力，位于肌腹的两端。肌腹以腱附着于骨。长肌的肌腹呈梭形，两端的腱较细小，呈索条状，阔肌的肌腹和肌腱均呈薄片状，阔肌的腱称腱膜。

二、肌肉的起止点和作用

肌肉一般都以两端附着于骨，中间跨过一个或几个关节。肌肉收缩时，牵动骨骼，产生运动，通常一骨的位置相当固定，另一骨的位置相对移动。肌肉在固定骨上的附着点，称为起点，多位于四肢近侧或接近躯干侧的部位；在移动骨的附着点，称止点，多位于四肢远侧或远离躯干侧的部位。也就是说，凡是近身体正中线或肢体近侧端的附着点为起点；反之，远心端的附着点为止点（见图3—52）。起点和止点是相对的，在一定条件下，两者可互换。当移动骨被固定时，在肌肉的收缩牵引下，固定骨则变成移动骨，如此，原来的止点就变成了起点；而原来的起点就变成了止点。

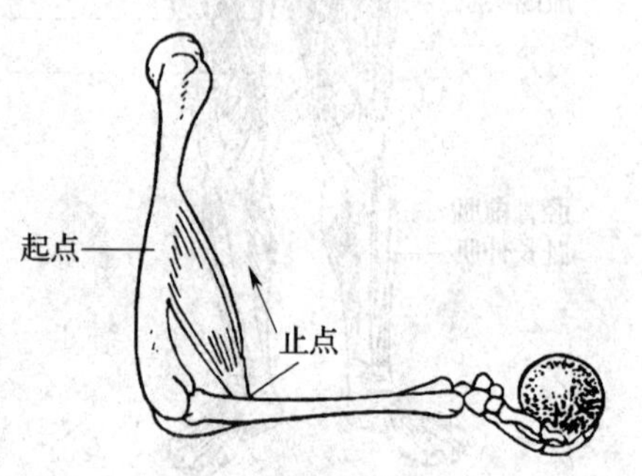

图3—52　肌肉的起止点

肌肉有两种作用，一种是静力作用，肌肉具有一定张力，使身体各部之间保持一定姿势，取得相对的平衡，如站立、坐位和体操中的静动作；另一种是动力作用，使身体完成各种动作，如伸手取物、行走和跑跳等。完成动作的基础是肌的收缩，但单有肌肉的收缩并不能产生运动，大多数肌肉是通过骨骼的杠杆运动来表现出不同的动作。

三、肌肉的配布

运动某一关节的肌肉，其配布方式与该关节的运动轴有关。对于每一个运动轴，均配布有作用相反的两组肌肉，如肘关节就有前面的屈肌和后面的伸肌两组；如桡腕关节除有屈、伸两组肌肉外，因其尚能做内收和外展运动，故同时配布有内收和外展两组肌肉等。

身体的任何一个动作都有多数肌肉参加，其中起主要作用的为原动肌（主动肌）；起协助作用的为协同肌（合作肌）；从反面起支持作用的为拮抗肌；从旁边固定附近骨骼的为固定肌。如屈肘关节时，肱二头肌和肱肌是原动肌；前臂的桡侧腕屈肌、旋前圆肌等为协同肌；肱三头肌是拮抗肌；斜方肌等则为固定肌（固定肩胛骨）。肌群之间的上述关系随着不同的运动，可以互相置换。

四、肌肉的命名

肌肉的命名原则很多，有的根据肌的功能，如屈肌、伸肌、收肌、展肌等；有的根据形态，如三角肌、圆肌、方肌、菱形肌等；有的根据肌的起止点，如肱桡肌、胸锁乳突肌等；有的根据所在部位，如胸肌、腹肌、额肌等；也有将几条原则合起来命名，如桡侧腕长伸肌、指深屈肌等。了解这些命名原则，有助于加深对肌的理解和记忆。

五、肌肉的辅助装置

肌肉的辅助装置有筋膜、滑膜囊、腱鞘等。这些结构是在肌肉活动的影响下，由肌肉周围结缔组织转化形成，有保护和辅助肌肉活动的作用。

1. 筋膜

筋膜分为浅筋膜和深筋膜两种，如图 3—53 所示为右侧小腿中部横切面筋膜。

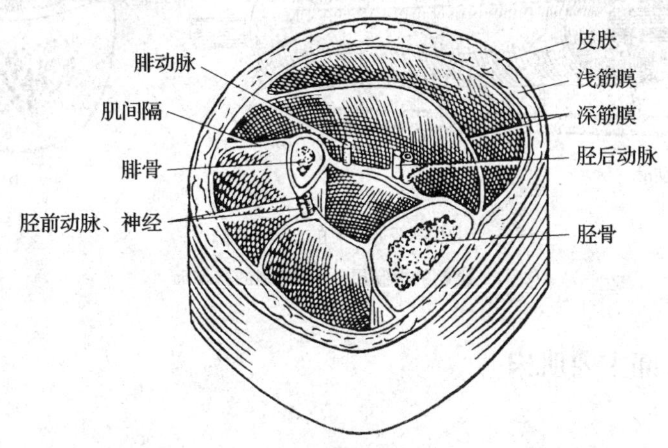

图 3—53　右侧小腿中部横切面筋膜

（1）浅筋膜。浅筋膜位于皮下，又称皮下筋膜，由疏松结缔组织构成。其内含有脂肪、浅静脉、皮神经及浅淋巴结和淋巴管等。脂肪的多少因身体部位、性别和营养状况而不同。临床常将浅筋膜作为皮下注射处，即将药液注入浅筋膜内。

（2）深筋膜。深筋膜位于浅筋膜深面，又称固有筋膜，由致密结缔组织构成，遍布于全身且相互连续。深筋膜包被肌或肌群、腺体大血管、神经等形成筋膜鞘。四肢的深筋膜，伸入肌群之间与骨相连，分隔肌群，称为肌间隔。

2. 滑膜囊

滑膜囊为一密闭的结缔组织扁囊，有的与关节腔相通；有的独立存在，其大小由直径几毫米至几厘米，囊腔呈裂隙状，内含少量滑液。多存在于皮肤、肌、肌腱、韧带和骨之间；其作用为增加润滑、减少摩擦、促进运动的灵活性。临床上常见的滑液囊炎即发生于此。

3. 腱鞘

腱鞘（见图 3—54）包于某些长肌腱表面，多位于手足摩擦较大的部位。腱鞘由外层的腱纤维鞘和内层的腱滑膜鞘共同组成。腱滑膜鞘呈双层套管状，分内、外两层，内层紧包于肌腱的表面；外层紧贴于腱纤维鞘的内面，内外两层之间含有少量的滑液。内外两层相互移行的部分称为腱系膜，内有血管、神经通过。腱鞘可起约束肌腱的作用，并可减少肌腱在运动时所受的摩擦。

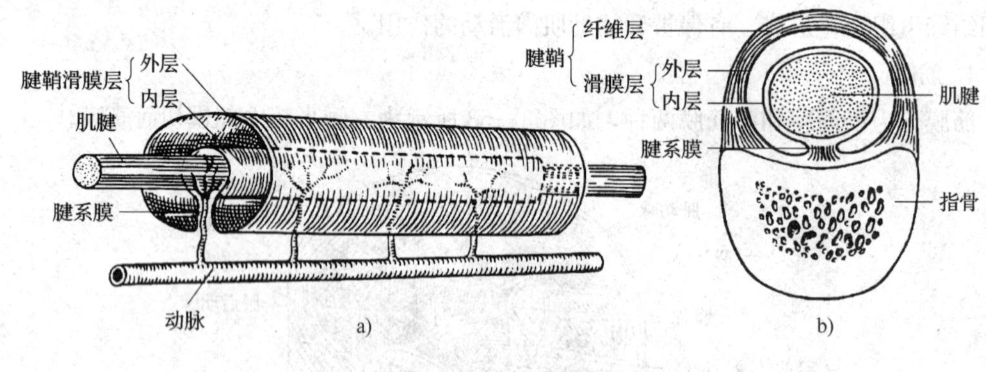

图 3—54　手的腱滑膜鞘

a）腱鞘的滑膜层　b）腱鞘的横切面

六、全身各部主要肌肉

1. 躯干肌

躯干肌可分为背肌、胸肌、膈肌及腹肌。

（1）背肌。背肌（见图 3—55）为位于躯干后面的肌群，可分为浅、深两群。浅群主要有斜方肌、背阔肌；深群主要有竖脊肌。

1）斜方肌。斜方肌位于项部及背上部的浅层，一侧为三角形的阔肌，两侧相合为斜方形；起于枕外粗隆、项韧带及全部胸椎棘突及棘上韧带；上部肌束斜向外下方，中部的平行向外，下部的斜向外上方；止于锁骨外侧段及肩胛骨的肩胛冈和肩峰。

功能：全肌收缩牵引肩胛骨向脊柱靠拢；上部肌束可上提肩胛骨；下部肌束可使肩胛骨下降。

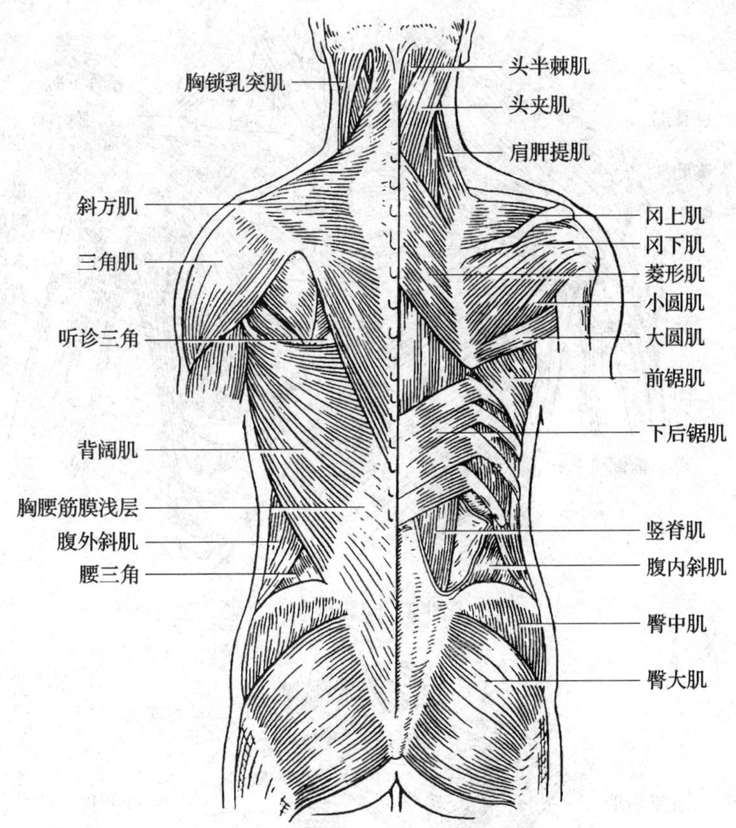

图 3—55　背肌（右侧斜方肌、背阔肌已切除）

2）背阔肌。背阔肌位于背下部及胸部后外侧，为全身最大的阔肌，主要起于下 6 个胸椎至骶骨的全部棘突，及髂嵴的后 1/3，肌束向外上方集中，止于肱骨小结节下方的骨嵴。

功能：使肱骨内收、内旋和后伸；当上肢上举被固定时，则上提躯干（如引体向上等）。

3）竖脊肌。竖脊肌又称骶棘肌，为背肌中最长、最大的肌肉，纵列于脊柱沟内，居上述肌的深部；起于骶骨背面和髂嵴的后部，向上分出很多肌齿，沿途止于椎骨和肋骨，并到达颞骨乳突。

功能：两侧同时收缩，使脊柱后伸和仰头；单侧收缩，使身体向同侧屈，是强有力的伸肌，对保持人体直立姿势有重要作用。

（2）胸肌。胸肌（见图 3—56）可分为胸上肢肌和胸固有肌。

1）胸上肢肌。胸上肢肌均起自胸廓外面止于上肢骨或肱骨，主要有胸大肌、胸小肌、前锯肌（见图 3—57）等。

①胸大肌。胸大肌位置表浅，覆盖胸廓前壁的大部，呈扇形，宽而厚。起自锁骨的内侧半、胸骨和第 1～6 肋软骨等处，止于肱骨大结节下方的骨嵴。

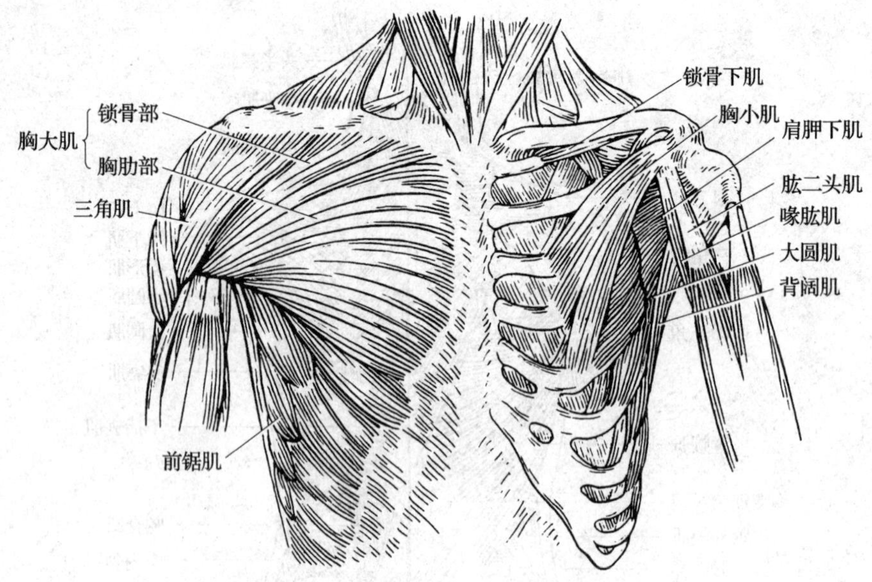

图 3—56　胸肌

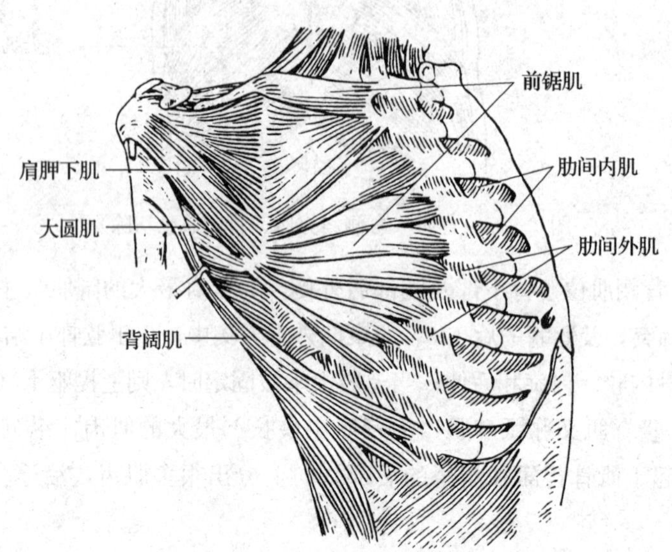

图 3—57　前锯肌和肋间肌

功能：使肱骨内收和旋内，如上肢固定则可上提躯干，也可上提肋，以助吸气。

②胸小肌。胸小肌位于胸大肌的深面，呈三角形，起自第 3～5 肋骨，往上止于肩胛骨的喙突。

功能：拉肩胛骨向前上方，当肩胛骨固定时，可上提肋骨助吸气。

③前锯肌。前锯肌位于胸廓侧壁，为一广阔并与胸廓的凸隆一致的肌，以数个肌齿起

自上 8 个或 9 个肋骨，肌束斜向后上内方，经肩胛骨的前面，止于肩胛骨内侧缘和下角。

功能：拉肩胛骨向前和紧贴胸廓；下部肌束使肩胛骨下角旋外，助臂上举。此肌若瘫痪，则肩胛骨下角与起内侧缘离开胸廓而突出于皮下，从外表看似蝶翼状，产生所谓的“翼状肩胛”。

2）胸固有肌。胸固有肌参与构成胸壁，如位于 11 个肋间隙内、外肌，肋间肌如图 3—57 所示。

①肋间外肌。肋间外肌位于各肋间隙的浅层，起自肋骨下缘，肌束斜向前下，止于下一肋骨的上缘。其前部肌束仅达肋骨与肋软骨的结合处，在肋软骨间隙处，则为一片结缔组织膜。

功能：提肋，助吸气。

②肋间内肌。肋间内肌位于肋间外肌的深面，肌束方向与之相反。其前部肌束达胸骨外侧缘，后部肌束只到肋角，自此向后也为结缔组织膜所替代。

功能：降肋，助呼气。

（3）膈肌。膈肌（见图 3—58）封闭胸阔下口，介于胸腔与腹腔之间，为圆顶形扁薄的阔肌。上面隆凸，下面呈穹隆状。其周围为肌质部，起自胸阔下口内面及腰椎前面，各部肌束向中央集中移行于中心腱。

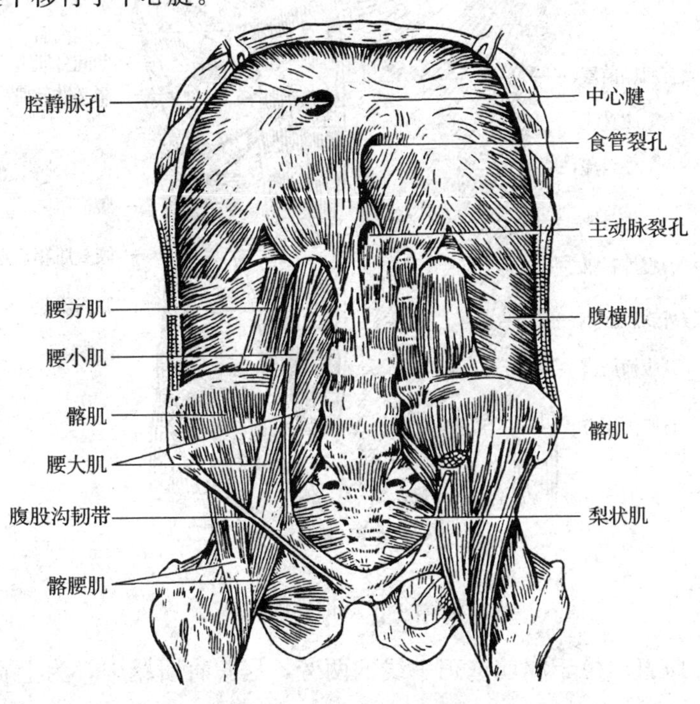

图 3—58　膈肌和腹后壁肌

膈上有 3 个裂孔：主动脉裂孔，约在第 12 胸椎水平，膈与脊柱之间，有主动脉及胸导管通过；食管裂孔，位于主动脉裂孔的左前方，约在第 10 胸椎水平，有食管及迷走神经通过；腔静脉孔，位于食管裂孔右前方的中心腱内，约在第 8 胸椎水平，有下腔静脉通过。

在膈的起始处，胸骨部与肋部之间以及肋部与腰部之间，往往留有三角形小孔隙，没有肌束，仅有一些疏松结缔组织和膈肌筋膜，成为膈的薄弱区，腹腔脏器有可能经此突入胸腔，形成膈疝。

功能：膈为主要的呼吸肌，收缩时，圆顶下降，胸腔容积扩大，引起吸气；舒张时，圆顶上升恢复原位，胸腔容积减小，引起呼气。膈与腹肌同时收缩，则能增加腹压，可协助排便、呕吐及分娩等活动。

（4）腹肌。腹肌可分为前外侧群肌、腹筋膜、腹直肌鞘白线后群肌。

1）前外侧群肌。前外侧群肌形成腹腔的前外侧壁，包括腹直肌、腹外斜肌、腹内斜肌和腹横肌等，如图 3—59 所示。

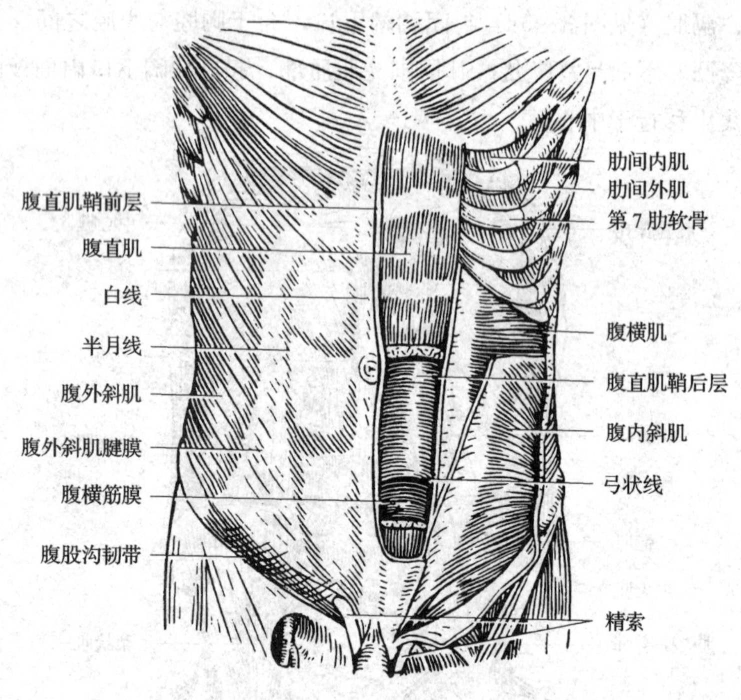

图 3—59　腹前外侧群肌

①腹直肌。腹直肌位于腹前壁正中线的两旁，居腹直肌鞘中，为上宽下窄的带形多

腹肌，起自耻骨联合与耻骨结节之间，止于胸骨剑突及其附近肋软骨的前面。腹直肌一般由 3～4 条横行腱划分成多个肌腹，腱划由结缔组织构成，与腹直肌鞘的前层紧密结合。

在腹直肌的后面，腱划不明显，未与腹直肌鞘的后层愈合，所以腹直肌的后面是完全游离的。

②腹外斜肌。腹外斜肌位于腹前外侧部的浅层，为一宽阔扁肌，起于下 8 肋，肌束由外上方斜向前内下方，一部分止于髂嵴，而大部分在腹直肌外侧缘处移行为腹外斜肌腱膜，腱膜向内侧参与腹直肌鞘前壁的构成，腱膜的下缘卷曲增厚连于髂前上棘与耻骨结节之间，形成腹股沟韧带。在耻骨结节外上方，腱膜形成一小三角形裂隙，称为腹股沟管浅环。

③腹内斜肌。腹内斜肌位于腹外斜肌深面，起自髂嵴、胸腰筋膜和腹股沟韧带的外侧 2/3；大部分肌束向内上方，下部肌束向内下方，在腹直肌外侧缘移行为腹内斜肌腱膜，腱膜在腹直肌外侧缘分为前后两层并包裹腹直肌，参与腹直肌鞘前后壁的构成，腱膜下内侧部与腹横肌腱膜形成联合腱，止于耻骨嵴，又称为腹股沟镰。腹内斜肌最下部的肌束随着精索出腹股沟管浅环，进入阴囊，包绕睾丸而成提睾肌。

④腹横肌。腹横肌位于腹内斜肌的深面，起自下 6 肋骨的内面、胸腰筋膜、髂嵴及腹股沟韧带的外 1/3。肌束向前内横行，在腹直肌外侧缘移行为腹横肌腱膜，参与构成腹直肌鞘。腹横肌的最下部肌束及其腱膜下缘内侧部分，分别参与提睾肌和联合腱的构成。

腹前外侧群肌的作用：共同保护腹腔脏器，收缩时可以缩小腹腔，增加腹压以协助排便、分娩、呕吐，又可降肋助呼气，并能使脊柱前屈、侧屈与旋转。

2）后群肌。后群肌有腰方肌和腰大肌。

①腰方肌位于腹后壁，在脊柱两侧，其后方有竖脊肌，二者之间隔有胸腰筋膜的深层，起于髂嵴后部，止于第 12 肋。

腰方肌的功能：使脊柱侧屈。

②腰大肌（在下肢中叙述）。

3）腹筋膜。腹筋膜包括浅筋膜、深筋膜和腹内筋膜。

①浅筋膜。在腹上部为一层，在脐以下分浅、深两层，浅层含有脂肪，称脂肪层；深层内有弹性纤维，称为膜性层。

②深筋膜。可分数层，分别覆盖在前外侧群各肌的表面和深面。

③腹内筋膜。贴附在腹腔各壁的内面。各部筋膜的名称与所覆盖的肌相同。其中腹横筋膜范围较大，贴在腹横肌、腹直肌鞘以及半环线以下腹直肌的内面。

4）腹直肌鞘。腹直肌鞘包裹腹直肌，前层由腹外斜肌腱膜与腹内斜肌腱膜的前层愈合而成，后层由腹内斜肌腱膜后层与腹横肌腱膜愈合而成，在脐下 4～5 cm 以下，构成鞘后层的腹内斜肌腱膜后层，与腹横肌腱膜完全专职腹直肌前面参与构成鞘的前层，所以此处缺乏鞘的后层，腹直肌鞘后层的游离下缘呈凸向上方的弧形线，称弓状线（半环线），此线以下的腹直肌后面直接与腹横筋膜相贴。

5）白线。白线为两侧三层腹壁阔肌腱膜的纤维在正中线交织而成，其上方起自剑突，下抵耻骨联合，约在白线中点处有一腱环即脐环。在胎儿期，有脐血管通过，此处也是腹壁的薄弱处，可形成脐疝。

2. 头颈肌

（1）头肌。头肌（见图 3—60 和图 3—61）分为面肌（表情肌）和咀嚼肌两部分。

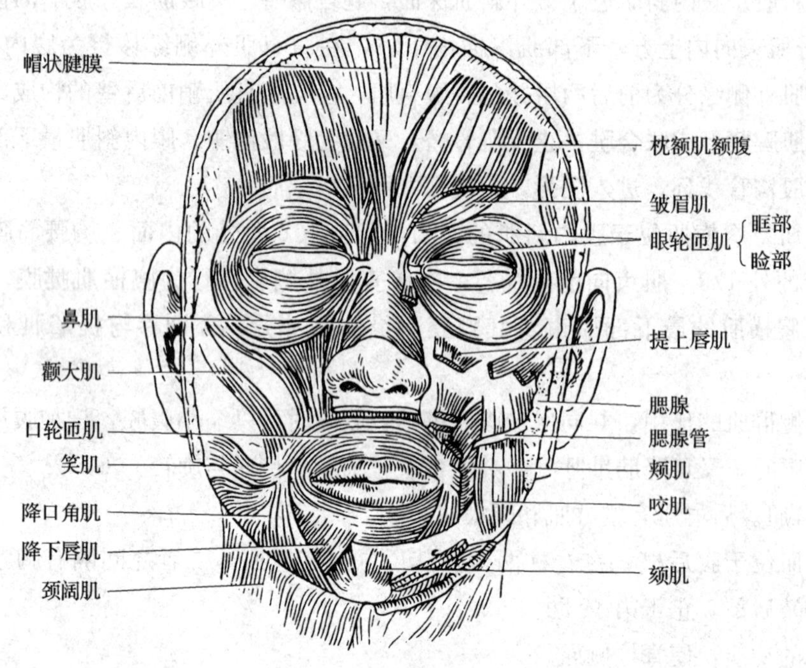

图 3—60　头肌（前面）

1）面肌。面肌为扁薄的皮肌，位置表浅，大多起自颅骨的不同部位，止于面部皮肤，并主要在口裂、眼裂和鼻孔的周围，可分为环形肌和辐射状肌两种。开大或闭合上述孔裂，也能牵动面部皮肤显出喜、怒、哀、乐等各种表情，人类面肌较其他动物发达，这与人类大脑皮质的高度发展、思维和语言活动有关。人耳周围面肌已显著退化。

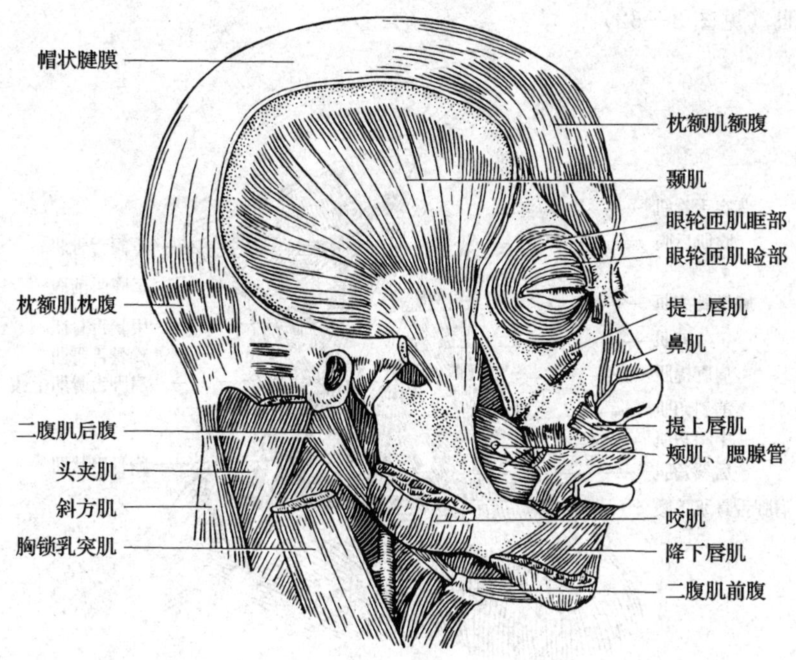

图 3—61　头肌（侧面）

①枕额肌。枕额肌阔而薄，成对。枕额肌有两个肌腹，前方的肌腹位于额部皮下称额腹，后方的肌腹位于枕部皮下称枕腹，两腹之间以帽状腱膜相连。此腱膜很坚韧，与头皮紧密结合，而与深部的骨膜则以疏松结缔组织隔离，枕腹起自枕骨，额腹止于眉部皮肤。

功能：枕腹可向后牵拉帽状腱膜，额腹收缩时可提眉并使额部皮肤出现皱纹。

②眼轮匝肌。眼轮匝肌位于眼裂周围，呈扁椭圆形。

功能：使眼裂闭合。

③口轮匝肌。口轮匝肌位于口裂周围，包括辐射状肌和环形肌。辐射状肌排列的肌较多，分别位于口唇的上、下方，它们能提上唇、降下唇，拉口角向上、向下或向外。在面颊深部有一对颊肌，此肌紧贴口腔侧壁的黏膜，可使唇颊紧牙齿，帮助咀嚼和吸吮。环形肌只有一块，称口轮匝肌，环绕口裂，收缩时闭口。

2）咀嚼肌。咀嚼肌主要有咬肌、颞肌翼外肌和翼内肌，它们均分布于下颌关节周围，参与咀嚼运动。

①咬肌。咬肌起自颧弓的下缘和内面，向后下止于下颌支和下颌角的外面。

②颞肌。颞肌起自颞窝骨面，肌束如扇形向下会聚，通过颧弓的深方，止于下颌骨的冠突。

咬肌和颞肌的作用主要是上提下颌骨，使上、下牙相贴。

（2）颈肌（见图 3—62）

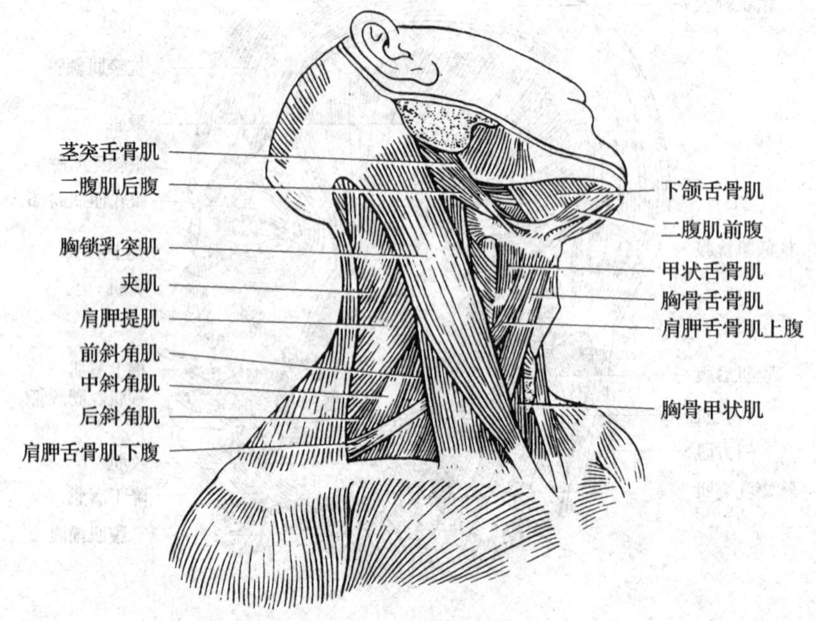

图 3—62 颈肌（侧面观）

1）胸锁乳突肌。胸锁乳突肌斜列于颈部两侧，为一强有力的肌肉，起自胸骨柄前面和锁骨的内侧端，止于乳突。

功能：两侧收缩，头向后仰；单侧收缩，使头歪向同侧，面转向对侧。

2）舌骨下肌群。舌骨下肌群位于颈前部，舌骨与胸骨之间，居喉、气管、甲状腺的前方，由以下肌组成，分浅、深两层排列，各肌均依据起止点命名。

①胸骨舌骨肌。胸骨舌骨肌在颈部正中线的两侧。

②肩胛舌骨肌。肩胛舌骨肌在胸骨舌骨肌的外侧，可分上、下两腹。

③胸骨甲状肌。胸骨甲状肌位于胸骨舌骨肌深面。

④甲状舌骨肌。甲状舌骨肌被胸骨舌骨肌遮盖。

3）斜角肌群。斜角肌群位于脊柱颈段的两侧，有前斜角肌、中斜角肌和后斜角肌，各肌均起自颈椎横突，其中前、中斜角肌止于第 1 肋，后斜角肌止于第 2 肋，前、中斜角肌与第 1 肋之间的孔隙称为斜角肌间隙，有血管、神经通过。

功能：一侧肌收缩，使颈侧屈；两侧肌同时收缩可上提第 1、2 肋，助深吸气，如肋骨固定，则可使颈前屈。

3. 上肢肌

上肢肌可以按所在部位分为上肢带肌、臂肌、前臂肌和手肌。

(1) 上肢带肌。上肢带肌（见图3—63）配布肩关节周围，均起自上肢带骨，止于肱骨，能运动肩关节，又能增强关节的稳固性。

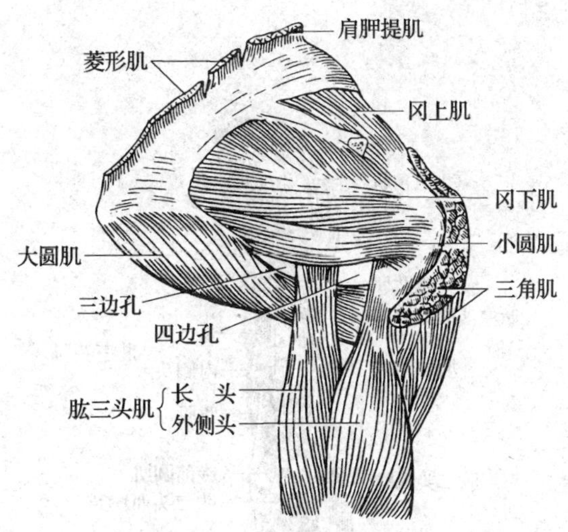

图 3—63 上肢带肌（后面）

1）三角肌。三角肌位于肩部，呈三角形，起自锁骨的外侧段、肩峰和肩胛冈肌束从前、外、后面包裹肩关节，逐渐向外下方集中，止于肱骨外侧面的三角肌粗隆。肱骨上端由于三角肌的覆盖，使肩关节呈椭圆形。

功能：使肩关节外展，三角肌的前部肌束可使肩关节前屈，而后部肌束可使肩关节后伸。

2）冈上肌。冈上肌位于肩胛骨冈上窝，为斜方肌所覆盖；起自冈上窝，肌束向外跨过肩关节之上，止于肱骨大结节上部。

功能：使肩关节外展。

3）冈下肌。冈下肌位于冈下窝并起于此窝的骨面，肌束向外跨过肩关节后方，止于肱骨头大结节中部。

功能：可使肩关节旋外。

4）小圆肌。小圆肌在冈下肌之下，起自肩胛骨外侧缘，止于肱骨大结节的下部。

功能：使肩关节旋外。

5）大圆肌。大圆肌在小圆肌之下，起自肩胛骨外侧缘和下角，肌束向上外，绕至肱骨之前，止于肱骨小结节下方的骨嵴。

功能：使肩关节内收、旋内。

6）肩胛下肌。肩胛下肌扁而广阔，邻近前锯肌，起自肩胛骨前面，肌束向上外，经肩关节的前方，止于肱骨小结节。

作用：使肩关节内收、旋内。

肩胛下肌、冈上肌、冈下肌和小圆肌在经过肩关节的前方、上方和后方时，与关节囊紧贴，且有许多腱纤维编入关节囊壁，所以这些肌的收缩，对稳定肩关节起着重要作用。

(2) 臂肌。臂肌可分前、后两群。前群为屈肌，后群为伸肌。臂肌如图 3—64～图3—66 所示，其中上肢前面浅层肌如图 3—64 所示，上肢后面浅层肌如图 3—65 所示，臂深层肌如图 3—66 所示。

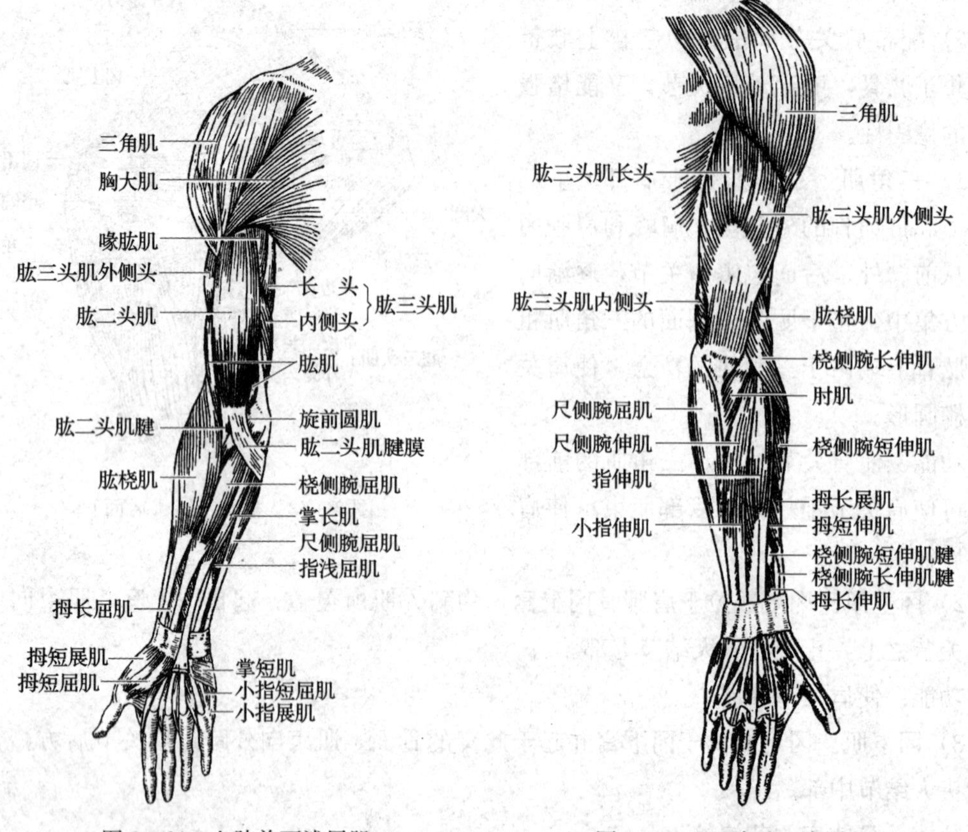

图3—64 上肢前面浅层肌

图3—65 上肢后面浅层肌

1）前群。前群有肱二头肌、喙肱肌和肱肌。

①肱二头肌。肱二头肌位于臂的前面，呈梭形，起端有两个头。长头起自肩胛骨关节盂上方的结节，通过肩关节囊经结节间沟下降；短头在内侧，起自肩胛骨喙突，两头合成一肌腹，向下延续为肌腱，经肘关节前方，止于桡骨粗隆。

此肌肌腹的内、外侧各有一沟，分别称为肱二头肌内侧沟和肱二头肌外侧沟，内侧沟内通过重要的血管和神经。

功能：主要为屈肘关节，在前臂旋前而同时肘关节处于屈曲状态时，此肌有强大的旋后作用，此外，长头协助屈肩关节。

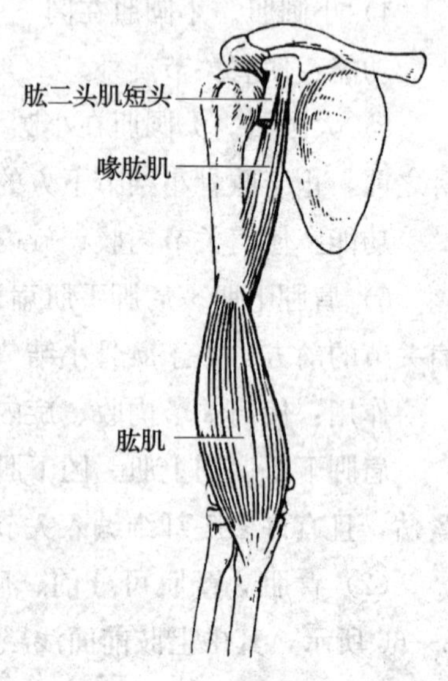

图3—66 臂深层肌

②喙肱肌。喙肱肌在肱二头肌短头的内后方，也起自喙突，肌束向下外，止于肱骨中部的内侧。

功能：协助肩关节前屈及内收。

③肱肌。肱肌位于肱二头肌深面，起自肱骨体下半的前面，止于尺骨冠突的下方。

功能：屈肘关节。

2）后群。后群主要有肱三头肌。肱三头肌位于臂的后面，有三个头，即长头、内侧头和外侧头。长头在内侧，起自肩胛骨关节盂的下方的结节，向下行于大、小圆肌之间；外侧头在外侧，起自肱骨后面的桡神经沟的外上方；内侧头被外侧头所覆盖，起自桡神经沟的内下方，三头合为一个肌腹，以扁腱止于尺骨鹰嘴。

功能：伸肘关节及使臂后伸。

了解肌的起止和作用，对分析骨折错位有一定意义。例如肱骨骨折时，骨折部位如在三角肌止点以上，骨折近端因受胸大肌、背阔肌的牵引而内收，骨折远端因三角肌的牵引而向外上方错位；如骨折部位在三角肌的止点以下时，骨折近端因受三角肌牵引作用而外展，远端因受肱二头肌和肱三头肌牵引而向上方错位。

（3）前臂肌。前臂肌位于尺、桡骨的周围，分为前、后两群，每群又分为浅、深两层，各肌层的肌腹多在前臂的上半部，均向下形成细长的肌腱，并跨过两个以上的关节，主要作用于肘关节、腕关节和手关节。

1）前群（见图 3—67）。前群位于前臂的内侧面，包括屈肘、屈腕、屈指和使前臂旋前的肌，共 9 块。多数起自肱骨内上髁，分别止于腕骨、掌骨和指骨。

①浅层有 6 块肌，自桡侧向尺侧依次为肱桡肌、旋前圆肌、桡侧腕屈肌、掌长肌、指浅屈肌和尺侧腕屈肌。

②深层有 3 块肌，在桡侧有拇长屈肌，尺侧有指深屈肌，在桡尺骨远端的前面有旋前方肌。

2）后群（见图 3—68）。后群位于前臂的后面，是伸肌群，也分浅、深两层，共有 10 块，多数起自肱骨外上髁，分别止于掌骨及指骨。

①浅层有 5 块，由桡侧向尺侧依次为桡侧腕长伸肌、桡侧腕短伸肌、指伸肌、小指伸肌和尺侧腕伸肌。

②深层有 5 块，由近侧向远侧依次为旋后肌、拇长展肌、拇短伸肌、拇长伸肌和示指伸肌。

（4）手肌

手指的活动有很多肌参与，除有从前臂来的长肌腱外，还有很多短小的手肌，这些肌都在手掌面，可分为外侧、内侧和中间三群。

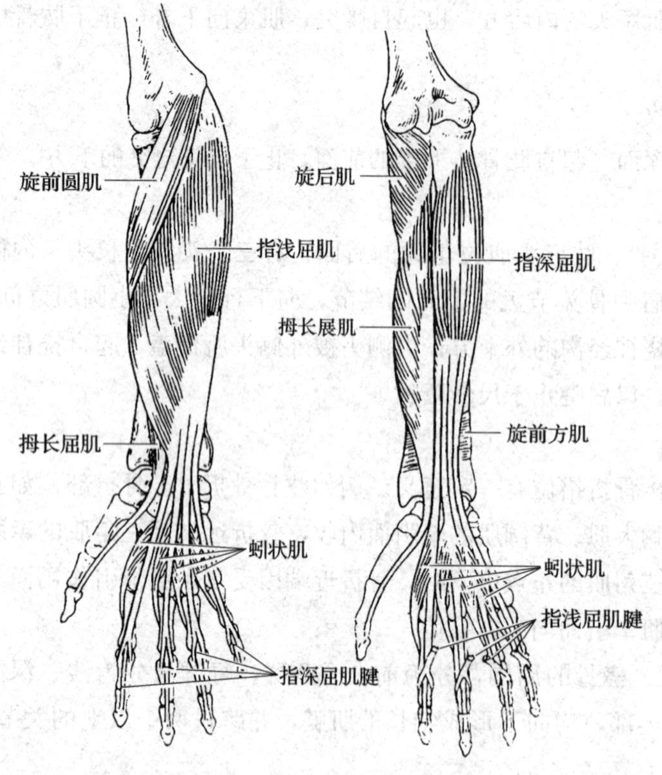

图 3—67　前臂前群深层肌　　图 3—68　前臂后群深层肌

1）外侧群。外侧群在拇指侧构成一隆起，叫作鱼际，共有 4 块肌，这些肌肉使拇指做屈、收、展和对掌等动作。

2）内侧群。内侧群在小指侧，叫作小鱼际，有 3 块肌，使小指做屈、外展和对掌等动作。

3）中间群。中间群包括 4 块蚓状肌和 7 块骨间肌。

相关链接

上肢的局部记载

1. 腋窝。腋窝为锥形腔隙，位于胸壁上部和胸外侧壁之间。在腋窝内含有脂肪、血管、神经、淋巴结和淋巴管等。

2. 肘窝。肘窝位于肘关节前面，为三角形凹窝。外侧界为肱桡肌，内侧界为旋前圆肌，上界为肱骨内、外上髁之间的连线。肘窝内有血管、神经通过。

3. 腕管。腕管位于腕掌侧，由屈肌支持带和腕骨沟围成。腕管内有指浅、深屈肌腱，拇长屈肌腱和正中神经通过。

4. 下肢肌

下肢肌可分为髋肌、大腿肌、小腿肌和足肌，下肢肌比上肢肌粗壮强大，这与维持直立姿势，支持体重和行走有关。

（1）髋肌（下肢带肌）。髋肌主要起自骨盆的内面和外面，跨越髋关节，止于股骨上部，按其所在的部位和作用，可分为前、后两群如图 3—69 所示。

1）前群。前群有髂腰肌和阔筋膜张肌。

①髂腰肌。髂腰肌由腰大肌和髂肌组成。腰大肌主要起自腰椎体侧面和横突；髂肌起自髂窝。两肌向下相互结合，经腹股沟韧带深面和髋关节的前外侧，同止于股骨小转子。腰大肌被一筋膜鞘包裹，当患腰椎结核时，脓液可沿此鞘流入髂窝或大腿根部。

功能：使髋关节前屈和旋外；下肢固定时，可使躯干和骨盆前屈。

②阔筋膜张肌。阔筋膜张肌位于大腿上部的前外侧，起自髂前上棘，向下移行于髂胫束，止于胫骨外上髁。

功能：使阔筋膜紧张并屈髋关节。

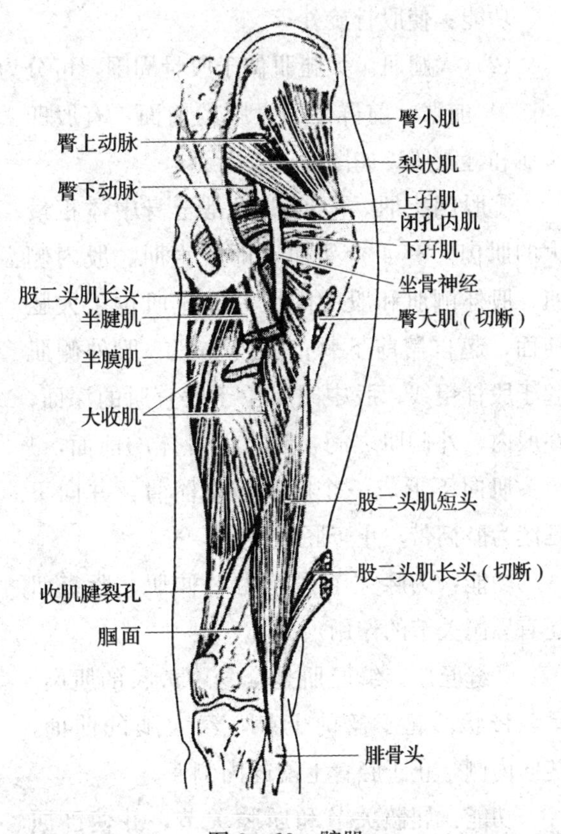

图 3—69　髋肌

2）后群。后群主要位于臀部，有臀大肌、臀中肌、臀小肌和梨状肌等，主要作用为伸髋关节。

①臀大肌。臀大肌位于臀部皮下，人类由于直立姿势的影响，故大而肥厚，形成特有的臀部膨隆。臀大肌起于髂骨外面和骶、尾骨的后面，肌束斜向下外，止于股骨的臀肌粗隆。臀大肌肌束肥厚和血管丰富，是肌内注射的常用部位。但必须注意该肌深部的粗大的坐骨神经和血管，肌内注射时为避免损伤这些结构，应选臀部膨隆的外上方注入较为安全。

功能：是髋关节有力的伸肌，此外还可使股骨旋外。

②臀中肌和臀小肌。臀中肌和臀小肌被臀大肌覆盖，起于髂骨外面，止于股骨大转子。

功能：外展大腿等。

③梨状肌。梨状肌起于骶骨前面，向外经坐骨大孔，止于股骨大转子。在坐骨大孔处上、下缘均留有空隙，分别称为梨状肌上孔和梨状肌下孔，均有血管、神经通过。

功能：使股骨旋外等。

（2）大腿肌。大腿肌位于股骨周围，可分为前群、内侧群和后群。

1）前群。前群位于大腿的前面，有股四头肌和缝匠肌，如图 3—70 所示。

①股四头肌。股四头肌是全身中体积最大的肌肉，有 4 个头肌，即股直肌、股内侧肌、股外侧肌和股中间肌。股直肌位于大腿前面，起自髂前下棘；股内侧肌、股外侧肌起于股骨粗线；股中间肌位于股直肌的深面，在股内、外侧肌之间，起自股骨体的前面，4 个头肌向下形成一个腱，包绕髌骨，并向下延续为髌韧带，止于胫骨粗隆。

功能：为膝关节强有力的伸肌，股直肌还有屈髋关节的作用。

②缝匠肌。缝匠肌是全身中最长的肌肉，呈扁带状；起于髂前上棘，经大腿的前面，转向内侧，止于胫骨上端的内侧面。

功能：屈髋关节和屈膝关节，并使已屈膝关节旋内。

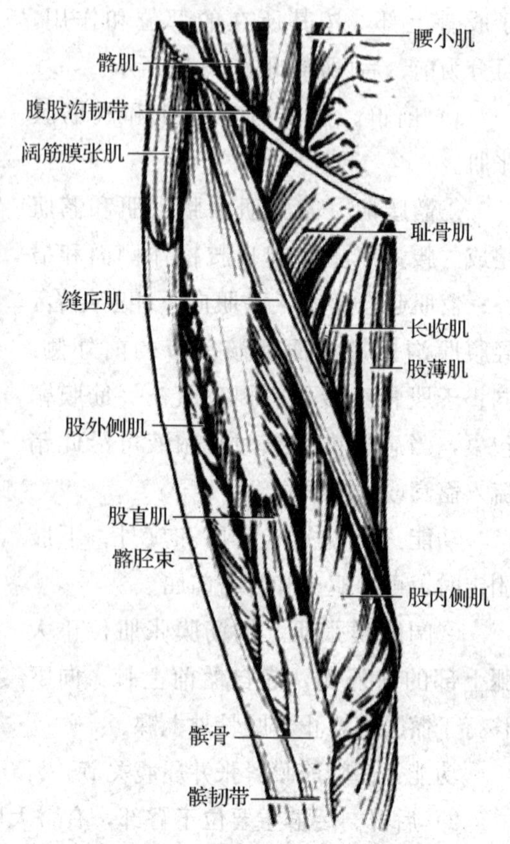

图 3—70　大腿肌（前群）

2）内侧群。内侧群位于大腿内侧，有耻骨肌、长收肌、短收肌、大收肌和股薄肌，如图 3—71 所示。分别起自耻骨和坐骨，除股薄肌止于胫骨上端的内侧以外，其他各肌都止于股骨粗线。大收肌还有一个腱止于股骨内侧髁的上方，此腱与股骨之间形成收肌腱裂孔，有大血管通过。

功能：主要是内收大腿，故又称内收肌群。

3）后群。后群位于大腿的后面，有股二头肌、半腱肌和半膜肌，如图 3—72 所示。

①股二头肌。股二头肌位于大腿后面外侧，有长、短两头肌，长头肌起自坐骨结节，短头肌起于股骨粗线，两头肌合并止于腓骨头。

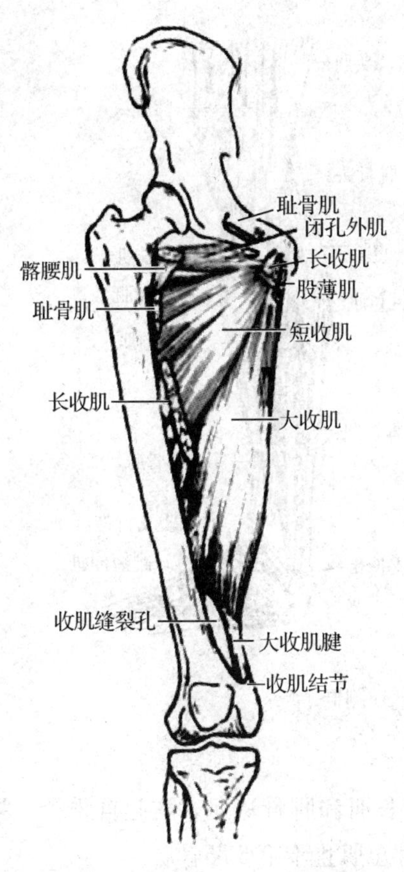

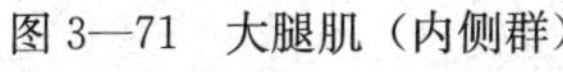

图 3—71　大腿肌（内侧群）

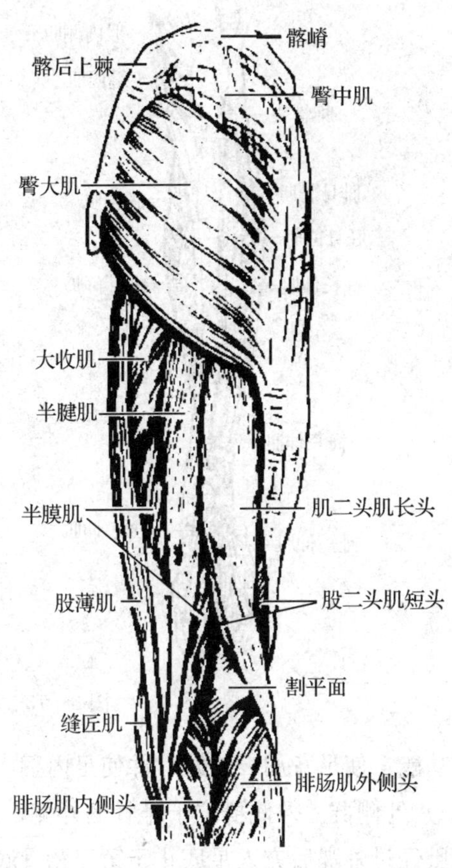

图 3—72　大腿肌（后群）

②半腱肌。半腱肌在股二头肌的内侧，肌腱圆而细长，几乎占肌长的一半，起于坐骨结节，止于胫骨上端的内侧。

③半膜肌。半膜肌在半腱肌的深面，以扁薄的腱膜起自坐骨结节，其腱膜几乎占肌长的一半，止于胫骨内侧髁的后面。

功能：后群的三块肌可以屈膝关节和伸髋关节。屈膝时，股二头肌可使小腿旋外，而半腱肌和半膜肌则使小腿旋内。

（3）小腿肌。小腿肌可分为三群，前群在骨间膜的前面，外侧群则在腓骨的外侧面，后群在骨间膜的后面，小腿肌前、外侧群如图 3—73 所示。

1）前群。前群位于小腿骨前方，主要有 3 块肌肉，自胫侧向腓侧依次为胫骨前肌、拇长伸肌和趾长伸肌。三块肌起于胫腓两骨前面，向下经踝关节前方，分别止于跖骨、趾骨背面。

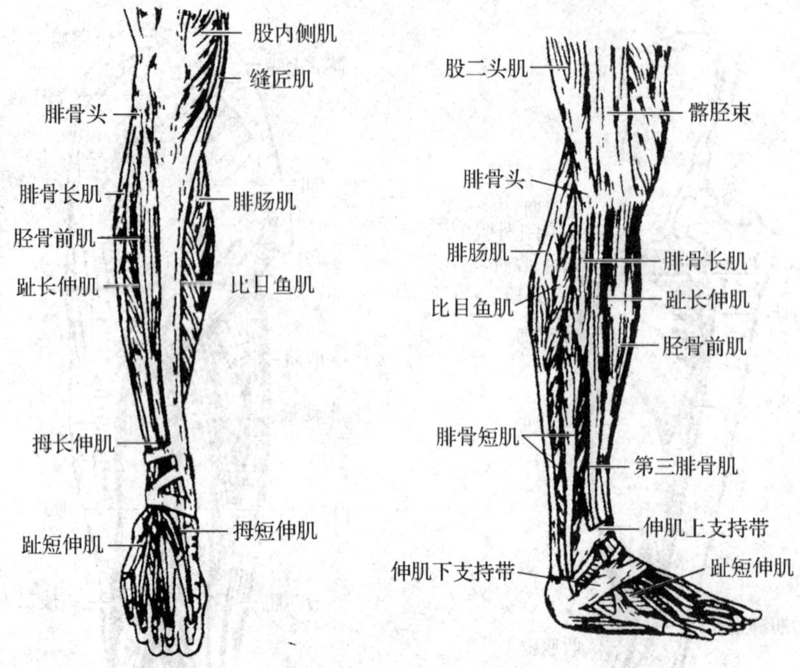

图 3—73　小腿前、外侧群

功能：使足背屈，伸趾，并使足内翻。

2）外侧群。外侧群位于腓骨的外侧，有腓骨长肌和腓骨短肌，均起自腓骨。腓骨长肌肌腱经过外踝后方入足底止于第 1 跖骨底，腓骨短肌止于第 5 跖骨底。

功能：使足外翻或跖屈，若瘫痪时，可出现足内翻。

3）后群。后群位于小腿骨后方，可分浅、深两层，如图 3—74 所示。

①浅层。浅层主要为强大的小腿三头肌。它的两个头肌位于浅层称为腓肠肌，另一个头肌位置较深是比目鱼肌。腓肠肌的内、外侧头肌起自股骨内、外侧髁；比目鱼肌起自胫、腓骨上端的后面。3 个头肌会合，在小腿的上部形成膨隆的小腿肚，向下延续为跟腱，止于跟骨结节。

功能：屈小腿和上提足跟。站立时，能固定踝关节和膝关节，以防止身体向前倾倒，对维持人体直立姿势起重要作用。

②深层。深层小腿肌有 3 块，自胫侧向腓侧依次为趾长屈肌、胫骨后肌和拇长屈肌。

功能：使足跖屈等。

（4）足肌。足肌分为足背肌和足底肌，足背肌薄弱，足底肌的配制情况与手掌肌相似。

功能：维持足弓。

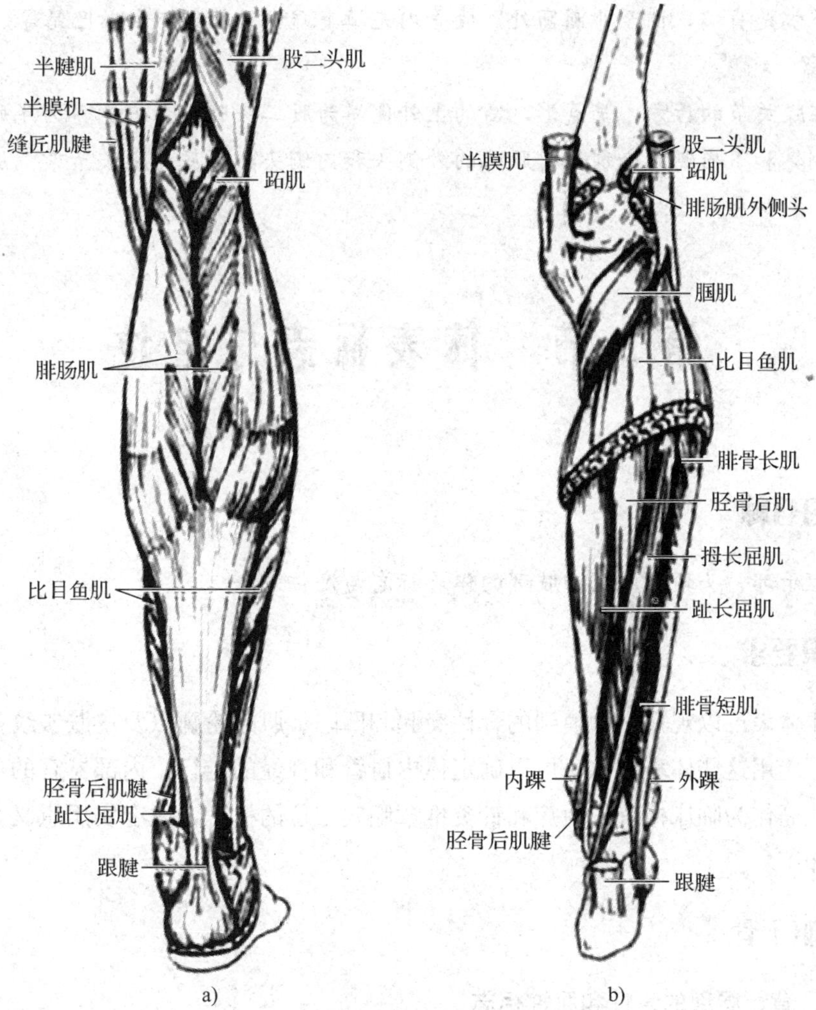

半腱肌
股二头肌
半膜机
缝匠肌腱
跖肌
腓肠肌
比目鱼肌
胫骨后肌腱
趾长屈肌
跟腱
a)

半膜肌
股二头肌
跖肌
腓肠肌外侧头
腘肌
比目鱼肌
腓骨长肌
胫骨后肌
拇长屈肌
趾长屈肌
腓骨短肌
内踝
外踝
胫骨后肌腱
跟腱
b)

图 3—74　小腿后群

a）浅层　b）深层

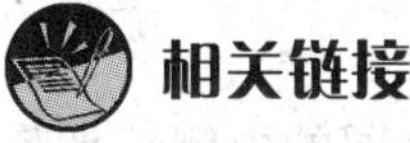

相关链接

下肢的局部记载

1. 股三角肌

股三角在大腿前面的上部，为底朝上、尖朝下的三角形。上界为腹股沟韧带，内侧界为长收肌内侧缘，外侧界为缝匠肌的内侧缘。股三角肌内有神经、血管和淋巴结等。

2. 股管

股管为腹横筋膜经腹股沟韧带内侧端的深面向外突出的盲囊，囊的上口为股环，与腹腔相通；下端是盲端，伸至卵圆窝处。股管内充填有疏松结缔组织和淋巴结等。

3. 腘窝

腘窝在膝关节的后方，呈菱形，窝的上外侧界为股二头肌。上内侧界为半腱肌和半膜肌，下外侧界和下内侧界分别为腓肠肌的外侧头和内侧头，窝底为膝关节囊。腘窝内有血管、神经、脂肪和淋巴结等。

第3节 体表标志与定位

学习目标

掌握躯干部、头颈部以及四肢部的体表标志与定位方法

知识要求

在活体体表可以观察、触摸到的骨性突起和凹陷、肌的轮廓以及皮肤皱纹等，均称为体表标志。应用这些体表标志，可以确定体内血管和神经的走行，内部器官的位置、形状和大小，从而作为临床检查、治疗和针灸推拿腧穴定位的标志，故有实用意义，现按身体各部分述如下：

一、躯干骨

1. 项、背、腰部的骨性和肌性标志

（1）背纵沟。背纵沟为背部正中纵行的浅沟，沟底可触及各椎骨的棘突。头俯下时，平肩处可摸到显著突起的第7颈椎棘突。脊柱下端可摸到尾骨尖和骶骨角。

（2）竖脊肌。竖脊肌在背纵沟的两侧，呈纵行隆起。

（3）肩胛骨。肩胛骨位于皮下，可以摸到肩峰、肩胛冈和下角。肩胛冈的内侧端平第3胸椎棘突。下角对第7肋或平第7肋间隙。

（4）髂嵴。髂嵴位于皮下，其最高点约平第4腰椎棘突。

（5）髂后下棘。在皮下脂肪较多的人身上，髂后下棘为一皮肤凹陷，瘦的人则为一骨性突起，此棘平第2骶椎棘突。

（6）斜方肌。斜方肌自项部正中线及胸椎棘突向肩峰伸展成三角形的轮廓，一般不明显，动作时略可辨认。

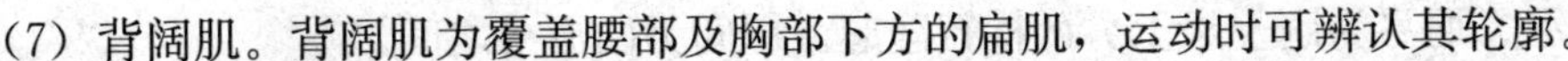

（7）背阔肌。背阔肌为覆盖腰部及胸部下方的扁肌，运动时可辨认其轮廓。

2. 胸腹部的骨性和肌性标志

（1）锁骨。锁骨全长都可摸到，锁骨的胸骨端膨大，突出于胸骨上切迹的两侧，其内侧部分向前凸，外侧部分向后凸。

（2）喙突。喙突位于锁骨外、中 1/3 交界处的下方一横指处，可自三角肌的前缘向后深按即能触及。

（3）颈静脉切迹。颈静脉切迹为胸骨柄上缘，它平第 2 胸椎体下缘。

（4）胸骨角。胸骨角为柄与体的交界处，略为隆起，其两侧接第 2 肋软骨，可依次查找其他肋骨和肋间隙。胸骨角相当于第 4 胸椎体下缘水平。

（5）剑突。胸骨体与剑突连接处的下方，有一三角形的凹陷，于此凹陷处可摸到剑突。胸骨体与剑突的连接处相当于第 9 胸椎平面，其两侧与第 7 肋软骨相连。

（6）肋弓。自胸廓下缘外下斜向内上，第 8～10 肋软骨前端不直接连于胸骨，而是由下而上依次连于上位肋软骨，最后通过第 7 肋软骨连于胸骨，组成肋弓。

（7）肋弓角。左右肋弓会于胸壁前正中线所形成一个向下开放的角度叫肋弓角。

（8）胸大肌。胸大肌为胸前上部的肌性隆起，其下缘构成腋前襞。

（9）腹直肌。腹直肌外缘呈半月形的弧线自第 9 肋软骨开始，下延至耻骨嵴称半月线，此线与右侧肋弓相交处，相当于胆囊的体表投影点，临床上常以此部位作为胆囊压痛点。此肌收缩时，可在脐上见到三条横沟，相当于腹直肌的腱划。

（10）髂前上棘。髂前上棘即髂嵴的前端。

（11）耻骨联合。耻骨联合在两侧腹股沟内侧端之间可摸到骨性横嵴，其下有外生殖器。

（12）耻骨结节。耻骨结节为耻骨联合外上方的突起。

（13）腹股沟。腹股沟为腹部与股部分界的沟，由髂前上棘至耻骨外上方突起。

（14）腹外斜肌。腹外斜肌在腹外侧部，其轮廓较为清楚。腹外斜肌以肌齿起于下数肋，并与胸侧壁的前锯肌肌齿相交错。

二、头颈部

1. 骨性和肌性标志

（1）枕外隆凸。枕外隆凸为头后正中线处的骨性隆起。

（2）乳突。乳突为耳郭后方的骨性突起。

（3）颧弓。颧弓位于耳前方的骨性弓。

（4）眶上缘、眶下缘。眶上缘、眶下缘为眼眶上、下的骨性边界。

（5）眉弓。眉弓为眶上缘上方的横行隆起。眉间为两眉弓之间。

（6）下颌头。下颌头位于耳郭前方，张口闭口运动时，可发现下颌头在移动。

（7）下颌角。下颌角为下颌体下缘的后端。

（8）咬肌。咬肌为咬紧牙关时，在下颌角前上方的肌性隆起。

（9）颞肌。颞肌在颧弓上方的颞窝内。

（10）胸锁乳突肌。转向对侧时，在颈部可明显看到从后上斜向前下的长条状肌性隆起，即为胸锁乳突肌。

（11）舌骨。在下颌体中部下方，颈前部正中，可摸到舌骨。

2. 皮肤标志

（1）人中沟。在上唇外面中线上有一纵行浅沟称为人中沟。

（2）鼻唇沟。在颊和上唇的分界处有斜行浅沟称为鼻唇沟。

三、四肢部

1. 上肢标志

（1）骨性和肌性标志

1）三角肌。三角肌从前、外、后侧三方面包绕肱骨的上端，使肩部构成圆隆状的外形。

2）肱骨内外上髁。肱骨内外上髁在肘关节两侧的稍上方，内上髁突出较明显。

3）尺骨鹰嘴。尺骨鹰嘴在肘后方容易摸到。

4）桡骨头。桡骨头在肱骨外上髁的下方，伸肘时在肘的后方容易摸到。

5）桡骨茎突。桡骨茎突为桡骨末端的骨性隆起。

6）尺骨茎突。尺骨茎突可在尺骨头下方摸到。

7）肱二头肌。肱二头肌在上臂的前面，在此肌的内、外侧各有一纵行的浅沟，内侧沟较明显。肱二头肌腱可于肘窝处摸到。

8）肱骨大结节。肱骨大结节在肩峰的下方，为三角肌所覆盖。

9）肱骨小结节。肱骨小结节在肩胛骨喙突的稍外方。

10）手舟骨。手舟骨位于腕前桡侧的皮下，相当于手掌部皮肤和前臂皮肤交界的横纹上，位于“鼻烟窝”的底部。

11）豌豆骨。豌豆骨位于腕前尺侧的皮下，也在横纹处。

12）腕掌侧的肌腱。握拳屈腕时，在掌侧可以见到位于中间的掌长肌腱，其桡侧为桡侧腕屈肌腱，靠近尺侧缘为尺侧腕屈肌腱。

13）腕背侧的肌腱。拇指伸直、外展时，自桡侧向尺侧可看到拇长展肌、拇短伸肌和拇长伸肌的腱，后二肌腱之间有深的凹陷，俗称“鼻烟窝”。拇长伸肌腱的尺侧为指伸肌腱。

(2) 皮肤标志

1) 肘窝横纹。屈肘时，在肘窝处出现肘窝横纹。

2) 腕掌侧横纹。屈腕时，在腕掌侧出现 2～3 条横行的皮肤皱纹，分别称为近侧横纹、中间横纹和远侧横纹。

2. 下肢标志

(1) 骨性和肌性标志

1) 坐骨结节。坐骨结节在坐位时和凳子接触，在皮下可摸到。

2) 股骨大转子。股骨大转子为髋部最外侧的骨性边界。

3) 股骨内、外侧髁和胫骨内、外侧髁。股骨内、外侧髁和胫骨内、外侧髁都在膝关节两侧皮下。

4) 髌骨。髌骨在膝关节前面的皮下。

5) 髌韧带。髌韧带为髌骨下方的纵行粗索。

6) 胫骨粗隆。胫骨粗隆为胫骨内、外侧髁间前方的骨性隆起。

7) 胫骨内侧面。胫骨内侧面位于皮下，向下可延至内踝。

8) 腓骨头。腓骨头在胫骨外侧髁的后外方，位置稍高于胫骨粗隆。

9) 内踝。内踝是指胫骨下端内侧面的凸隆，易摸到。

10) 外踝。外踝是指腓骨下端的膨大，较内踝低。

11) 臀大肌。臀大肌是臀部形成圆隆的外形。

12) 股四头肌。股四头肌位于大腿前面。

13) 半腱肌腱、半膜肌腱。半腱肌腱、半膜肌腱附于胫骨上端的内侧，构成腘窝的上内界。

14) 股二头肌腱。股二头肌腱为一粗索附于腓骨头，构成腘窝的上外界。

15) 腓肠肌。腓肠肌的两个头构成腘窝的下界，肌腹在小腿后面形成“小腿肚”。

16) 跟腱。跟腱在踝关节后方呈粗索状，向下止于跟骨后端。

(2) 皮肤标志

1) 臀股沟。臀股沟为一横行的沟，界于臀部和大腿后面之间。

2) 腘窝横纹。腘窝横纹是指在腘窝呈横行的皱纹。

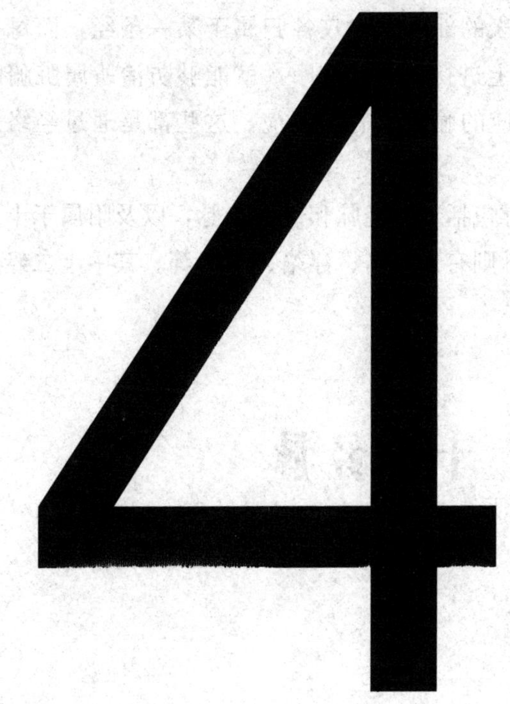

第4章

经络腧穴学基础

经络是经脉和络脉的总称，是人体气血运行的通道。经，有路径的意思，是经络系统中的纵行的主干，大多循行于人体深部；络，有网络的意思，是经脉的分支，它们纵横交错，无处不在，网络全身。

腧穴是人体脏腑经络的气血输注于体表的部位。腧穴各归属于某一条经，而每一条经又各隶属某一脏腑。如果在体表的腧穴上进行针刺或按摩，就能够防治所属脏腑的某些疾病。同样，脏腑的某些病症又能在相应的腧穴上有所反应，这些都是通过经络来完成的。

经络系统是由经脉和络脉组成的。经脉包括十二经脉和奇经八脉，以及附属于十二经脉的十二经别、十二经筋和十二皮部。络脉则有十五络、浮络、孙络等。其中十二经脉是经络系统中最主要的内容。

第1节　十二经脉

学习目标

熟悉十二经脉的名称及其含义

掌握十二经脉的循行及走向

知识要求

十二经脉各自分别隶属一个脏或一个腑，有表里属络配合关系，是人体气血的主要通道，故又被称为“正经”。手三阴经、手三阳经、足三阳经、足三阴经共同组成十二经脉。

一、十二经脉的名称

1. 手三阴经

手三阴经指手太阴肺经，如图4—1所示，手厥阴心包经如图4—2所示，手少阴心经如图4—3所示。

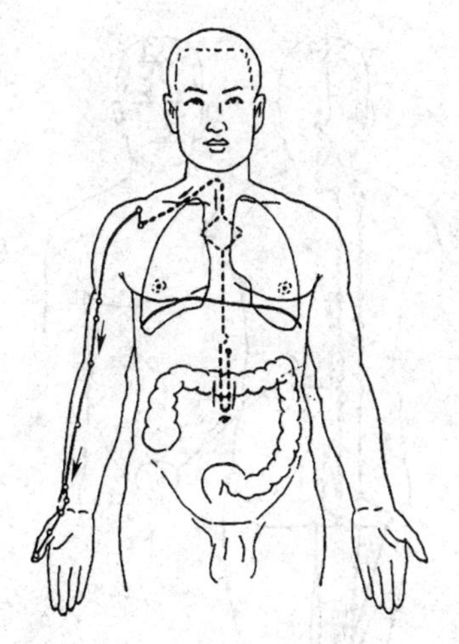

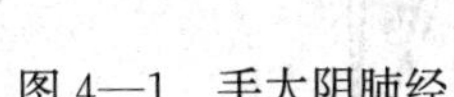

图 4—1　手太阴肺经

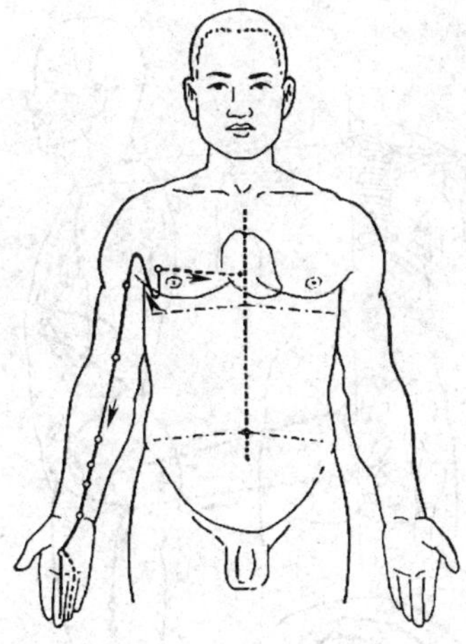

图 4—2　手厥阴心包经

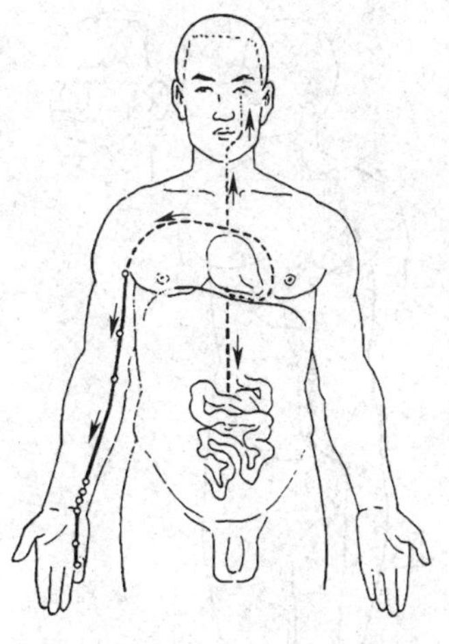

图 4—3　手少阴心经

2. 手三阳经

手三阳经指手阳明大肠经，如图 4—4 所示，手少阳三焦经如图 4—5 所示，手太阳小肠经如图 4—6 所示。

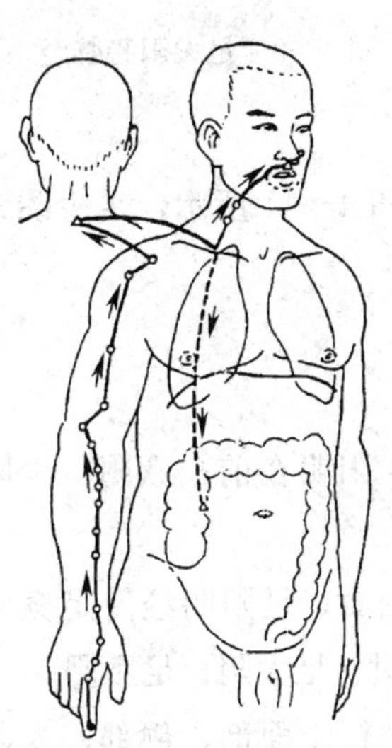

图 4—4　阳明大肠经

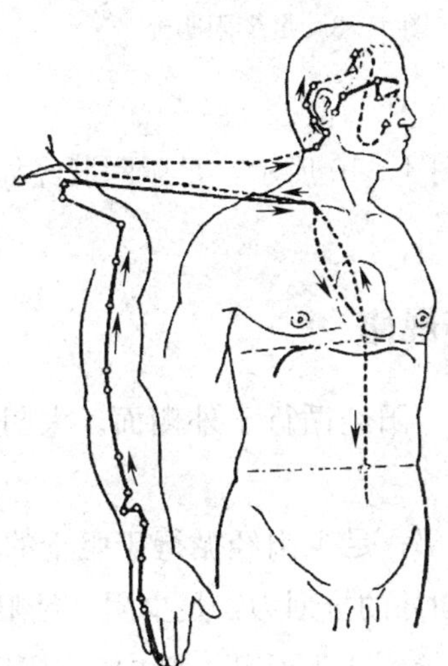

图 4—5　手少阳三焦经

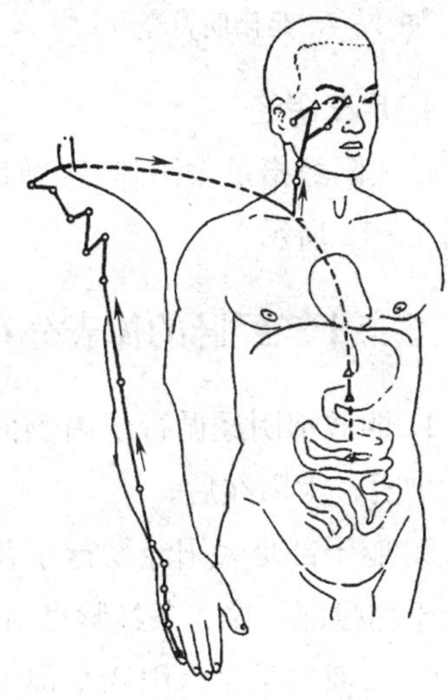

图 4—6　手太阳小肠经

3. 足三阳经

足三阳经指足阳明胃经，如图 4—7 所示，足少阳胆经如图 4—8 所示，足太阳膀胱经如图 4—9 所示。

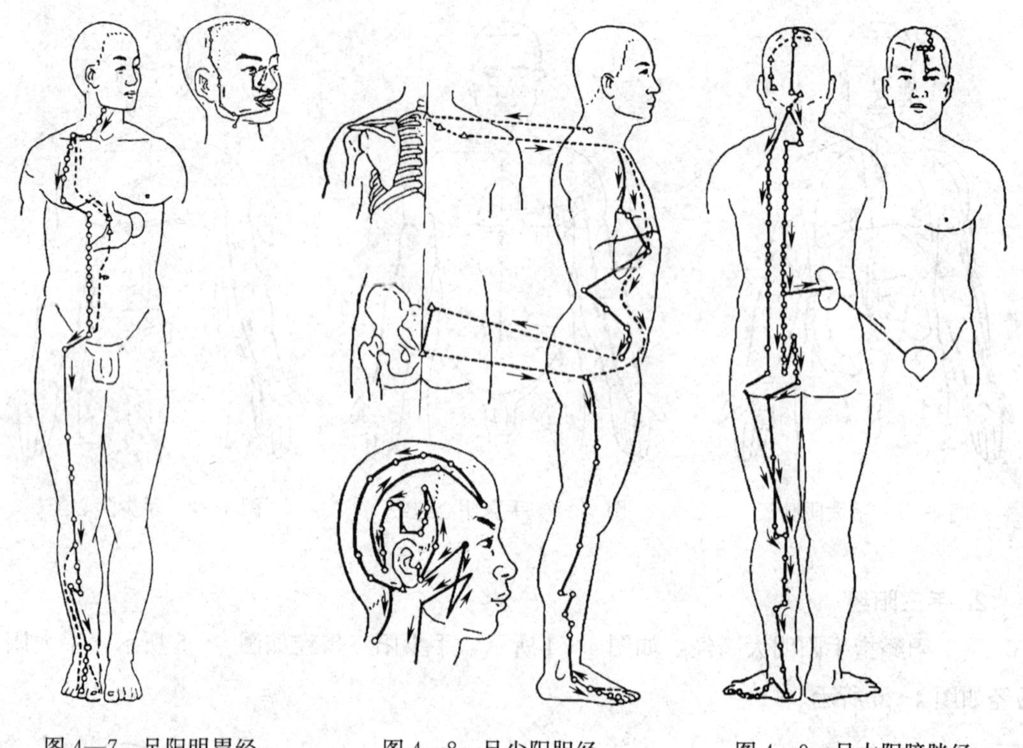

图 4—7　足阳明胃经　　图 4—8　足少阳胆经　　图 4—9　足太阳膀胱经

4. 足三阴经

足三阴经指足太阴脾经，如图 4—10 所示，足厥阴肝经如图 4—11 所示，足少阴肾经如图 4—12 所示。

二、十二经脉的体表分布规律

1. 四肢部阴经循行于内侧面，阳经循行于外侧面。太阴、阳明在前；厥阴、少阳在中；少阴、太阳在后。

2. 躯干部足太阳经循行于背部；足少阳经循行于躯干的侧面；足阳明经及足厥阴经循行于胸腹部，这 4 条经脉自内向外的排列为：足少阴、足阳明、足太阴、足厥阴。

3. 头面部手足六阳几个都上行到达头面部。其中，阳明经行于面部、额部；太阳经行于面颊、头顶及后项部；少阳经行于头部两侧。

三、十二经脉的走向

十二经脉的走向有逆有顺，其规律为：手三阴经从胸走手，手三阳经从手走头，足三阳经从头走足，足三阴经从足走腹（胸）。

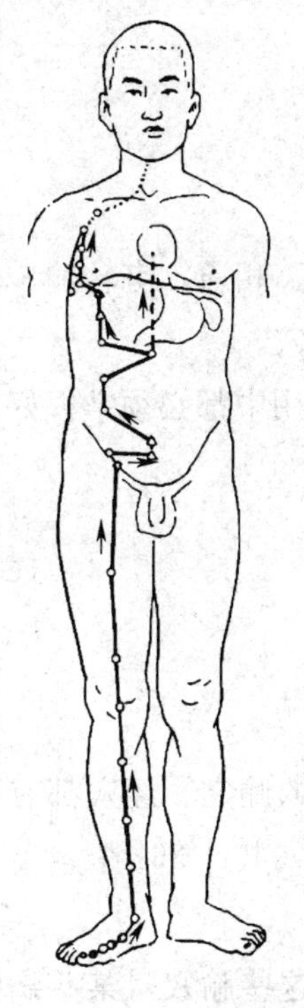
图 4—10　足太阴脾经

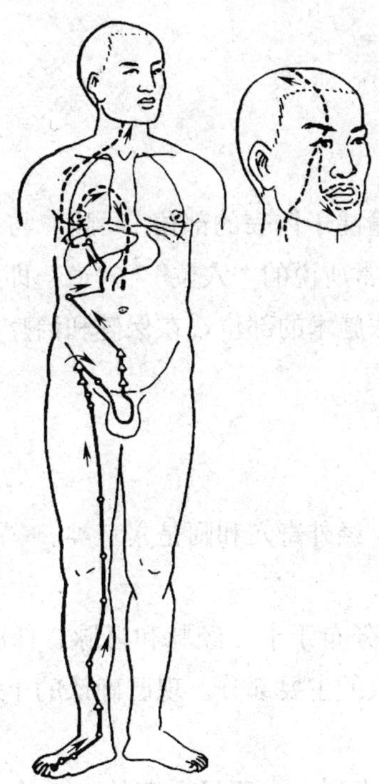
图 4—11　足厥阴肝经

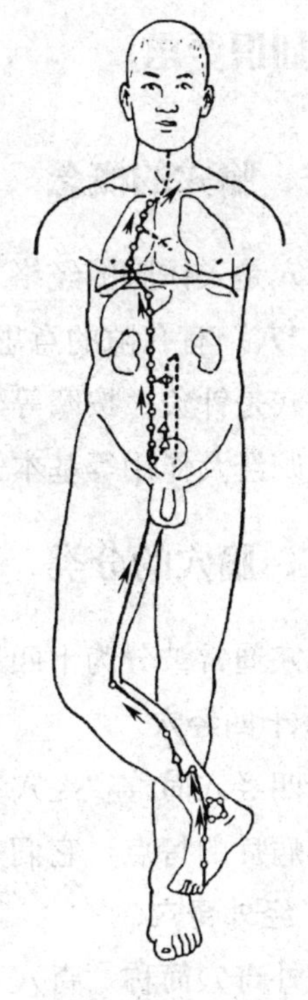
图 4—12　足少阴肾经

第 2 节　腧　　穴

学习单元 1　腧穴概述

学习目标

了解腧穴的概念、分类

掌握腧穴的防治作用、定位方法

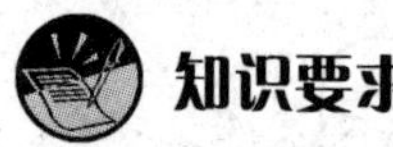

知识要求

一、腧穴的概念

腧穴是人体脏腑经络之气输注于体表的部位。“腧”与“输”相通，有转输、输注的含义。“穴”有孔隙的意思。通常所说的“穴位”“穴道”即指腧穴。

腧穴是针灸、按摩等外治法施术的部位，在保健和治疗的应用中都必须掌握好腧穴的定位、归经及作用等基本知识。

二、腧穴的分类

腧穴通常被分为十四经穴、经外奇穴和阿是穴三类。

1. 十四经穴

十四经穴简称“经穴”，即分布于十二经脉和督脉、任脉上的腧穴。经穴都有主治所属经脉病症的特点，它们是腧穴的主要部分。现已确认的十四经穴共计 361 个。

2. 经外奇穴

经外奇穴简称“奇穴”，即未列入十四经系统的一类腧穴。这些腧穴对某些病症具有特殊的作用，因其功效比较奇特，故称“奇穴”。

3. 阿是穴

阿是穴又称“天应穴”等。这类腧穴既无具体名称，又无固定位置，而是以压痛点或其他反应点作针灸、按摩的部位。

三、腧穴的防治作用

腧穴的防治作用很多，但有一定的规律性。每一腧穴的作用都可以从下面三方面来分析：

1. 近治作用

这是一切腧穴主治作用所具有的共同特点。每个腧穴都能防治该穴所在部位及邻近组织、器官的病症。如睛明位于目内眦旁，可防治目病；中脘位于胃部，可防治胃病等。

2. 远治作用

这是十四经穴位主治作用的基本规律。十四经穴中，尤其是十二经脉在四肢肘、膝关节以下的腧穴，可以防治经循行所及的远隔部部位的脏腑、组织和器官的病症。如足三里位于膝下，但可防治腹部病症；昆仑位于外踝后，但可防治头痛；合谷位于手背，但可防治头面五官病症。

3. 特殊作用

某些腧穴对某些疾病具有特殊的防治作用。如大椎退热、丰隆化痰、后溪止盗汗等。

此外，针刺或按摩某些腧穴，对不同功能状态的脏腑、组织和器官，可起到双向的良性调节作用。例如，针刺、按摩天枢在腹泻时能止泻，便秘时则可通便。

四、腧穴的定位方法

腧穴的定位正确与否，直接影响针灸、按摩等外治法的效果。常用的腧穴的定位方法有以下 3 种：

1. 骨度分寸定位法

古代称骨度分寸定位法为“骨度法”，即以骨节为主要标志测量全身各部的长短、大小，并依照其尺寸，按比例折算作用定穴的标志，不论男女、老少、高矮、胖瘦，均可按这一标准测量，但分部折寸的尺度应以受术者本人的身材为依据。人体各部位常用骨度分寸见表 4—1。

表 4—1　　常用骨度分寸

分部	部位起止点	常用骨度	度量法	说明
头部	前发际至后发际	12 寸	直寸	如前后发际不明，从眉心量至大椎穴作 18 寸，眉心至前发际 3 寸，大椎穴至后发际 3 寸
	耳后两乳突之间	9 寸	横寸	用于量头部的横寸
胸腹部	胸骨上窝至胸剑联合	9 寸	直寸	胸部与胁肋部取直寸，一般根据肋骨计算，每一肋折作 1 寸 6 分
	胸剑联合至脐中	8 寸		
	脐中至耻骨联合上缘	5 寸		
	两乳头之间	8 寸	横寸	胸腹部取穴的横寸，可根据两乳头之间的距离折算，女性可用左右缺盆穴之间的宽度来代替两乳头之间的横寸
腰背部	大椎以下至尾骶	21 椎	直寸	背部腧穴根据脊椎定穴：肩胛下角相当于第 7 胸椎，髂嵴相当于第 4 腰椎棘突
	两肩胛骨脊柱缘之间	6 寸	横寸	
上肢部	腋前纹头（腋前皱襞）至肘横纹	9 寸	直寸	用于手三阴经、手三阳经的骨度分寸
	肘横纹至腕横纹	12 寸		
侧胸部	腋以下至第 11 肋端	12 寸	直寸	—
侧腹部	11 肋端至股骨大转子	9 寸	直寸	—

续表

分部	部位起止点	常用骨度	度量法	说明
下肢部	耻骨联合上缘至股骨内上髁上缘	18寸	直寸	用于足三阴经的骨度分寸
	胫骨内髁下缘至内踝高点	13寸		
	股骨大转子至膝中	19寸	直寸	1. 用于足三阳经的骨度分寸 2. “膝中”的水平线，前面相当于犊鼻，后面相当于委中穴
	臀横纹至膝中	14寸		
	膝中至外踝高点	16寸		
	外踝高点至足底	3寸		

实际应用时，常按取穴部位骨度的长度，用手指划分为若干等分，再按穴位的具体尺寸来确定位置。如取腕上3寸间使穴，可将腕横纹至肘横纹的12寸划分为两个等分，再将近腕的一等分再划分为两个等分，这样，间使穴便可迅速而准确地定位。

2. 解剖标志定位

解剖标志定位法，又称自然标志定位法，是以人体解剖标志作为定位的依据，常用的有固定标志和活动标志两种。

固定标志是人体固有的、不受活动影响的解剖标志。如五官、指甲、乳头、脐窝、骨节突起、肌肉隆起等。例如第7颈椎棘突下取大椎穴，两眉中间取印堂穴等。

活动标志是指关节、肌肉、皮肤随活动而出现的孔隙和凹陷等标志，如曲池一般屈肘取穴。

3. 手指同身寸取穴法

手指同身寸取穴法是以受术者手指为标准来定取穴位的方法。因各人手指的长度和宽度与人体其他部位有一定的比例，所以可用受术者本人的手指来测量定位。按摩师可用自己的手指在受术者身上量取穴位，但必须根据受术者的高矮、胖瘦作适当的增减。常用的手指同身寸取穴方法见表4—2。

表4—2　　常用手指同身寸取穴方法

方法	说　明
1寸 中指同身寸	以受术者的中指屈曲时中节两端纹头之间的距离作为1寸，可用于四肢部取穴的直寸和背部取穴的横寸等

续表

方法	说　明
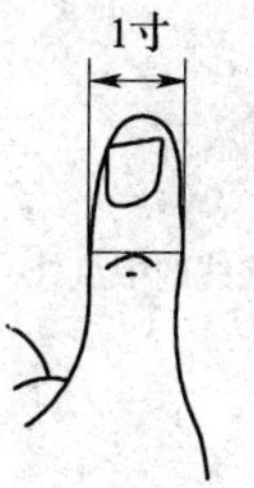 1寸 拇指同身寸	以受术者拇指指间关节的横度作为1寸，适用于四肢部的直寸取穴等
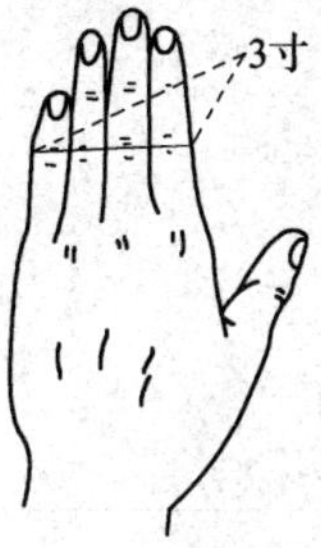 3寸 横指同身寸	横指同身寸又称“一夫法”，即是将食、中、无名、小指并拢，以中指近侧指间关节横纹为标准来量取，4指宽度作为3寸

学习单元2　常用腧穴

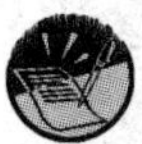

学习目标

熟悉头面部、躯干部、上肢部、下肢部腧穴的位置

了解头面部、躯干部、上肢部、下肢部腧穴的防治

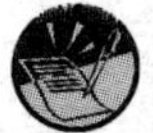

知识要求

一、头面部

头面部常用腧穴见表4—3。

表4—3　　头面部常用腧穴

图例	说　明
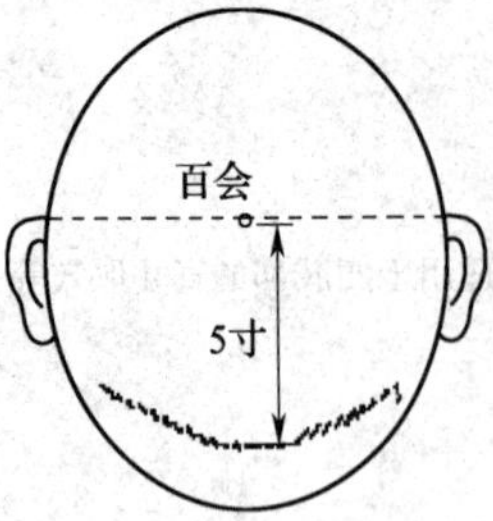	百会（督脉） 位置：在头部，前发际正中直上5寸；或两耳尖连线的中点处 防治：头痛、眩晕
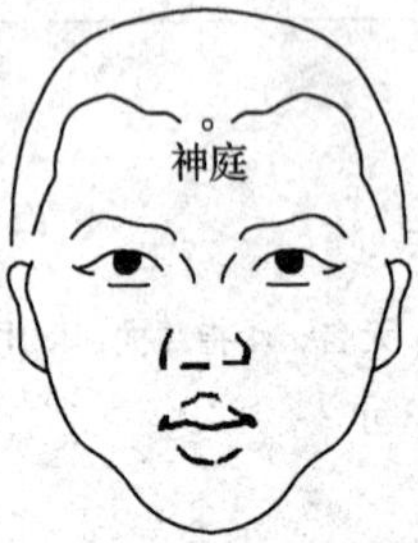	神庭（督脉） 位置：在头部，前发际正中上0.5寸 防治：头痛、眩晕、失眠、鼻塞不通
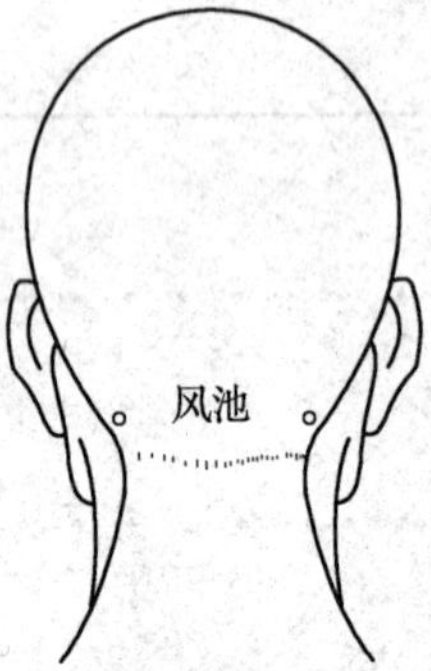	风池（足少阳胆经） 位置：在项部，后发际上1寸，胸锁乳突肌与斜方肌上端之间的凹陷处 防治：头痛、眩晕、颈项强痛、落枕、目疾、感冒、鼻塞
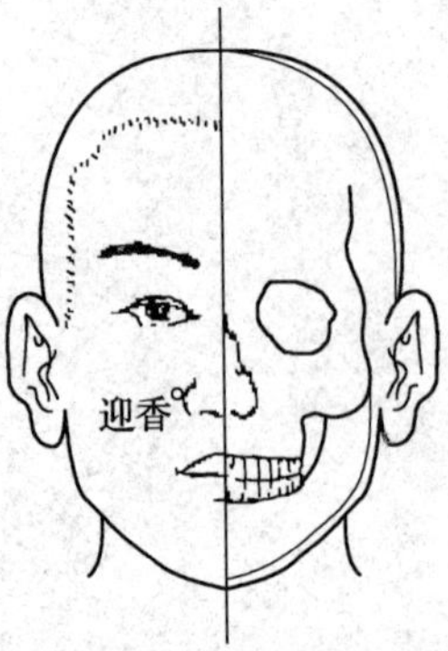	迎香（手阳明大肠经） 位置：在面部，鼻唇沟的上端，平鼻翼外缘中点处 防治：鼻塞不通、面瘫

续表

图例	说　明
	1. 攒竹（足太阳膀胱经） 位置：眉头凹陷处 防治：头痛、目赤肿痛 2. 睛明（足太阳膀胱经） 位置：在目内眦角上 0.1 寸处 作用：目疾、失眠
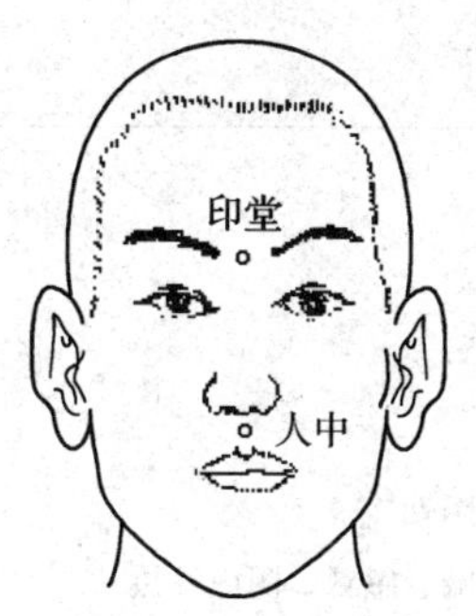	1. 印堂（奇穴） 位置：在额部，两眉头连线的中点 防治：头痛、失眠、鼻塞不通 2. 人中（又名水沟、督脉） 位置：在面部，当人中沟的上 1/3 与中 1/3 交点处 防治：昏厥、面瘫
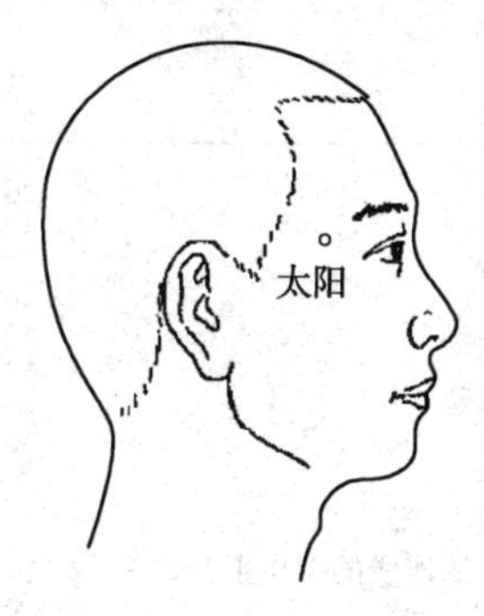	太阳（奇穴） 位置：在颞部，眉梢与目外眦之间，向后约 1 寸的凹陷处 防治：头痛、目疾、失眠

二、躯干部

躯干部常用腧穴见表 4—4。

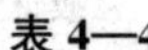

表 4—4　　躯干部常用腧穴

图例	说　明
膻中 气海 关元	1. 膻中（任脉） 位置：在胸部前正中线上，平第4肋间，两乳头连线的中点 防治：胸闷、胸痛、心慌、气喘 2. 气海（任脉） 位置：在下腹部，脐下1.5寸，前正中线上 防治：腹痛、遗尿、遗精、阳痿、腹泻、月经不调、体虚乏力 3. 关元（任脉） 位置：在下腹部，脐下3寸，前正中线上 防治：遗尿、小便不利、阳痿、月经不调、消化不良、腹泻、脱肛、体虚乏力
大椎	大椎（督脉） 位置：在后正中线上，第7颈椎棘突下凹陷处 防治：头项强痛、背痛、热病、咳嗽、气喘、感冒、阴虚发热
肩井	肩井（足少阳胆经） 位置：在肩上，前直对乳中，大椎与肩峰端连线的中点上 防治：头项强痛、肩背痛、上肢无力

续表

图例	说　明
肺俞 心俞 膈俞 肝俞 脾俞 胃俞 肾俞 上髎 次髎 中髎 下髎	1. 肺俞（足太阳膀胱经） 位置：第 3 胸椎棘突下，旁开 1.5 寸 防治：咳嗽痰多、气喘胸痛、盗汗 2. 心俞（足太阳膀胱经） 位置：第 5 胸椎棘突下，旁开 1.5 寸 防治：胸闷、心慌、心律不齐、心烦、健忘、老年痴呆、咳嗽 3. 膈俞（足太阳膀胱经） 位置：第 7 胸椎棘突下，旁开 1.5 寸 功效：气喘咳嗽、呃逆呕吐 4. 肝俞（足太阳膀胱经） 位置：第 9 胸椎棘突下，旁开 1.5 寸 防治：胁痛、脊背痛、目疾 5. 脾俞（足太阳膀胱经） 位置：第 11 胸椎棘突下，旁开 1.5 寸 防治：中上腹不适、腹胀、腹泻、四肢水肿、食欲减退、背痛 6. 胃俞（足太阳膀胱经） 位置：第 12 胸椎棘突下，旁开 1.5 寸 功效：胃痛、呕吐、腹胀、腹泻、背痛 7. 肾俞（足太阳膀胱经） 位置：第 2 腰椎棘突下，旁开 1.5 寸。 防治：遗精、阳痿、遗尿、月经不调、腰痛、耳鸣、水肿、气喘、全身乏力 8. 八髎（足太阳膀胱经） 位置：在第 1 骶后孔中，约在髂后上棘与督脉之间的中点（上髎）；第 2 骶后孔中，约在髂后上棘与督脉之间的中点（次髎）；在第 3 骶后孔中，约在中膂俞与督脉之间（中髎）；在第 4 骶后孔中，约在白环俞与督脉之间（下髎） 防治：腰痛、腰骶痛、月经不调、痛经、遗精、阳痿、大小便不利、下肢萎软无力

三、上肢部

上肢部常用腧穴见表 4—5。

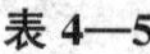

表 4—5　　　　上肢部常用腧穴

图例	说　明
肩髃 肩髎	肩髎（手少阳三焦经） 位置：在肩部，肩髃后方，当臂外展时，于肩峰后下方呈现凹陷处 防治：肩周炎、肩关节功能障碍、上肢疼痛、上肢萎软无力
肩髃 曲池	1. 肩髃（手阳明大肠经） 位置：在肩部，肩峰与肱骨大结节之间。当臂外展时，于肩峰前下方呈现凹陷处 防治：肩周炎、肩关节功能障碍、上肢疼痛、上肢萎软无力 2. 曲池（手阳明大肠经） 位置：在肘横纹桡侧端与肱骨外上髁连线中点 防治：咽喉肿痛、上肢疼痛、麻木、腹痛、腹泻、发热
极泉	极泉（手少阴心经） 位置：腋窝中央，腋动脉内侧 防治：胁肋痛、上肢疼痛、麻木
合谷	合谷（手阳明大肠经） 位置：在手背第 1、2 掌骨之间，略近第 2 掌骨中点处 防治：头面五官病症、咽喉肿痛、面瘫

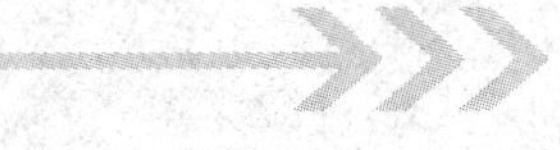

续表

图例	说　明
小海	小海（手太阳小肠经） 位置：在尺骨鹰嘴突与肱骨内上髁连线中点 防治：肘臂挛痛、小指麻木
内关	内关（手厥阴心包经） 位置：在前臂掌侧，腕横纹上 2 寸，掌长肌腱与桡侧腕屈肌腱之间 防治：胸闷心慌、胁痛、中上腹不适、呕吐、呃逆、失眠、上肢疼痛、手指麻木
外关	外关（手少阳三焦经） 位置：在前臂背侧，腕背横纹上 2 寸，尺骨与桡骨之间 防治：发热、头痛、耳鸣、胁肋痛、上肢疼痛
劳宫	劳宫（手厥阴心包经） 位置：在掌心，第 2、3 掌骨之间，偏于第 3 掌骨。握拳时，中指尖所指处 防治：胸闷心慌、呕吐

四、下肢部

下肢部常用腧穴见表 4—6。

表 4—6　　　　**下肢部常用腧穴**

图例	说　明
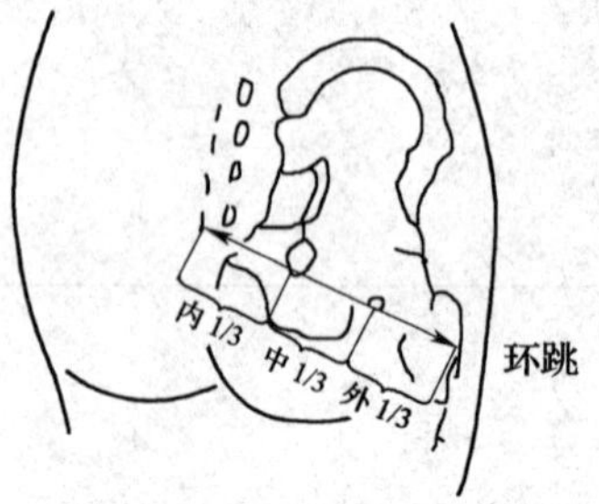 内 1/3　中 1/3　外 1/3　环跳	环跳（足少阳胆经） 位置：在臀外侧部，当股骨大转子最凸点与骶管裂孔连线的外 1/3 与中 1/3 交点处 防治：腰腿痛、下肢软弱无力、偏瘫
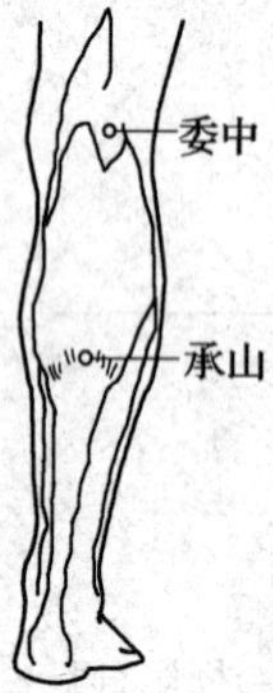 委中　承山	1. 委中（足太阳膀胱经） 位置：在膝关节后面，腘窝横纹之中点处 防治：下背痛、腰痛、股后肌肉痉挛、下肢萎软无力 2. 承山（足太阳膀胱经） 位置：腓肠肌肌腹下正中，约在委中穴与昆仑穴之间 防治：腰痛、小腿痉挛、痔疮、便秘、下肢肌肉疲劳酸痛
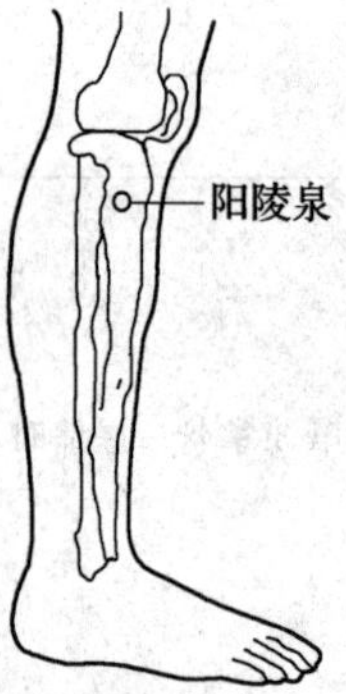 阳陵泉	阳陵泉（足少阳胆经） 位置：在小腿外侧，腓骨小头前下方凹陷处 防治：肌肉痉挛、偏瘫、膝关节肿痛、胁肋痛、口苦

续表

图例	说　明
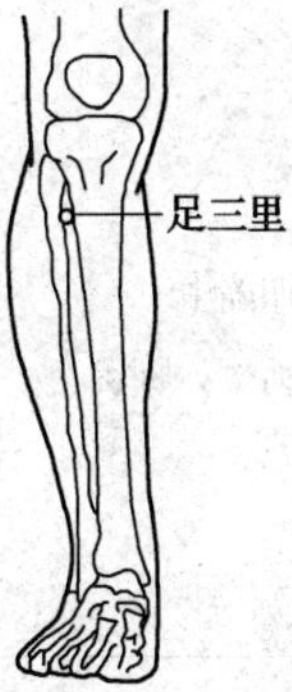 足三里	足三里（足阳明胃经） 位置：在小腿前外侧，犊鼻下 3 寸，距胫骨前嵴 1 横指 防治：胃肠病、虚劳消瘦、头晕、失眠、膝关节痛、小腿痛、偏瘫
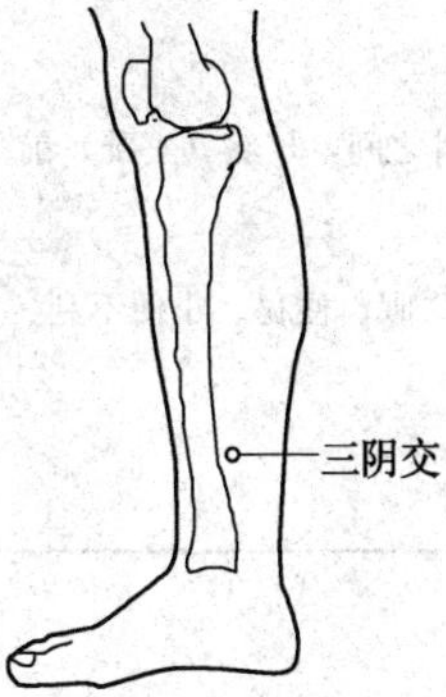 三阴交	三阴交（足太阴脾经） 位置：在小腿内侧面的下部，内踝尖上 3 寸，胫骨内侧缘后方凹陷处 防治：腹痛、腹胀、腹泻、痛经、遗尿、小便不利、水肿、眩晕、失眠、月经不调
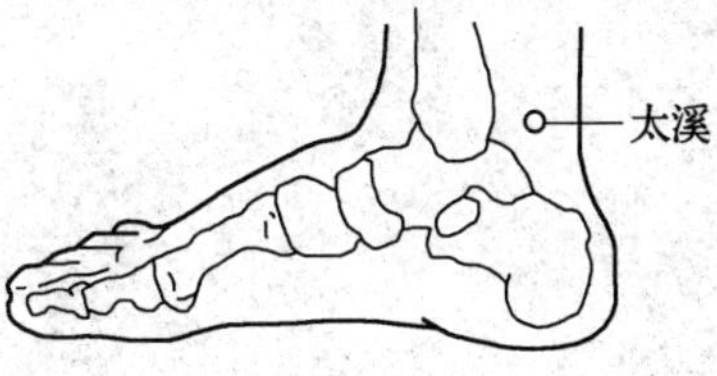 太溪	太溪（足少阴肾经） 位置：在足内踝后方，内踝与跟腱连线之中点处 防治：咽喉干痛、牙痛、耳鸣、月经不调、腰脊痛
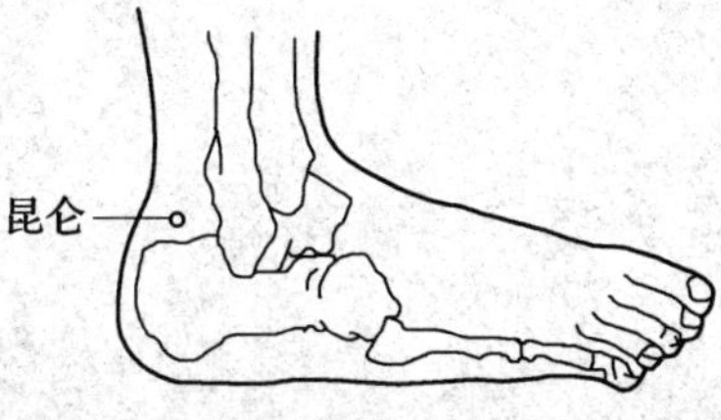 昆仑	昆仑（足太阳膀胱经） 位置：在足外踝之后侧凹陷中，外踝与跟腱之中 防治：头痛、目赤肿痛、颈项强痛、肩背腰腿痛、脚跟痛、下肢肌肉疲劳酸痛

续表

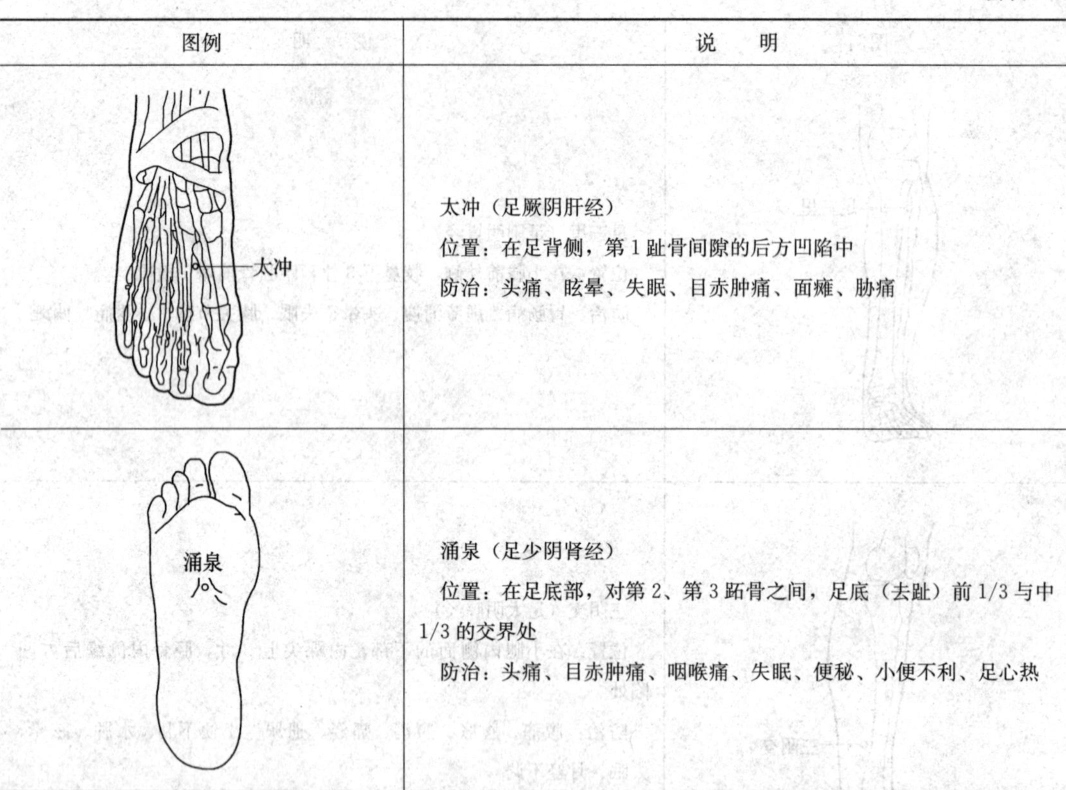

图例	说　明
	太冲（足厥阴肝经） 位置：在足背侧，第 1 趾骨间隙的后方凹陷中 防治：头痛、眩晕、失眠、目赤肿痛、面瘫、胁痛
	涌泉（足少阴肾经） 位置：在足底部，对第 2、第 3 跖骨之间，足底（去趾）前 1/3 与中 1/3 的交界处 防治：头痛、目赤肿痛、咽喉痛、失眠、便秘、小便不利、足心热

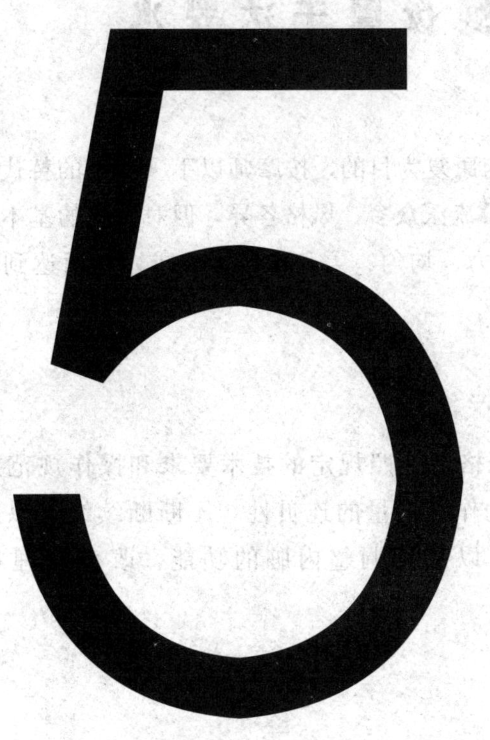

第5章

按摩基本手法

第1节　保健按摩手法要求

保健按摩手法，是指以预防、保健与康复为目的，按摩师以手（或手的替代物）刺激人体的有一定法度的动作技法。手法虽流派众多，风格各异，但对手法的基本要求是一致的，绝大部分手法应具备持久、有力、均匀、柔和的技术要求，从而达到深透的目的。

一、持久

持久是指手法操作过程中，能够严格地按照规定的技术要求和操作规范持续地运用，在足够的时间内不走样，保持动作和力量的连贯性，不断断续续，以保证手法对人体的刺激足够积累到临界点，以起到调整内脏的功能，改变病理状态的作用。

二、有力

有力是指手法在操作过程中必须具备一定的力度和功力，使手法具有一定的刺激量。因此，有力一是指手法直接作用于体表的力；二是指维持手法所需要之力。《灵枢·官能》中云："爪苦手毒，为事善伤者，可使按积抑痹。"又云："手毒者，可使试按龟，置龟于器下，五十日而死，手甘者，五十日正，复生如故也。"手法要有力是操作者必须具备的条件之一，有力并不是单纯指力气大，而是一种技巧力。要根据施术对象、施术部位、手法性质和病症虚实以及受术者的体质而变化应用，并借以调整力的大小，施加恰当的手法力度。因此用力的基本原则是既保持效果，又避免产生不良反应。一般来说，肌肉丰厚的部位（如腰臀部）操作时，力量可稍重些，而肌肉薄弱的部位（如胸腹部、头面部）力量可稍轻些；青壮年顾客，操作时力可稍重些；老幼者，力应稍轻些。此外季节与气候，如秋冬季节，肌肤腠理致密，施术时力应稍重些；相反春夏季节，肌肤腠理较疏松，力应稍轻些。总之，手法力量的不及或太过都会影响效果，根据具体情况而施加恰当的手法力，须经过长期的实践，才能掌握。

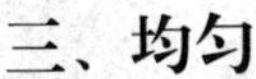

三、均匀

均匀是指手法操作时，其动作幅度、速度的快慢、手法压力的轻重，都必须保持相对的一致，幅度不可时大时小，速度不可忽快忽慢，用力不可时轻时重，应使手法操作既平稳而又有节奏性。

四、柔和

柔和是指手法操作时，动作稳柔灵活，手法变换时，自然协调，使手法轻而不浮，重而不滞。所以柔和并不是软弱无力，而是用力要缓和，手法不可生硬粗暴。《医宗金鉴》中指出："法之所施，使患者不知其苦，方称为手法也。"又云："法也不可乱施，若元气素弱，一旦被伤，势已难支，设手法再误，则万难挽回矣，此所以尤当审慎者也。"

五、深透

深透是指顾客对手法刺激的感应和手法对顾客的功效。深透是要求手法的刺激，不仅作用于体表，而且能够克服各种阻力，使手法的效应能转之于内，达到深处的筋脉骨肉，甚至脏腑。如《小儿推拿广意》所说的"外呼内应"，以能"操造化，夺天工"而达到防治疾病的目的。

以上几个方面密切相关，相辅相成，互相渗透。持续运用的手法可以逐渐降低患者肌肉的张力和组织的黏滞度，使手法功力能够逐渐渗透到组织深部。均匀协调的动作，能使手法更趋柔和。而力量与技巧相结合，则使手法既有力，又柔和，达到"刚柔相济"的境界。在临床运用时，力量是基础，手法技巧是关键，两者必须兼而有之，缺一不可。体力充沛，能使手法技术得到充分发挥，运用起来得心应手；反之，如果体力不足，即使手法技术高超，但运用时，有力不从心之感。

滴水穿石，非一日之功，要使手法持久、有力、均匀、柔和，达到刚中有柔、柔中有刚，刚柔相济的境界，就必须勤学苦练，才能由生而熟，熟而生巧，乃至得心应手，运用自如，做到《医宗金鉴》中所说的："一旦临证，机触于外，巧生于内，手随心转，法从手出。"又云："诚以手本血肉之体，其宛转运用之妙，可以一己之卷舒，高下疾徐，轻重开合，能达病者之气血凝滞，皮肉肿痛，筋骨挛折，与情志苦欲也，较之以器具从事掏制者，相去甚远矣。"

第2节　摩擦类手法

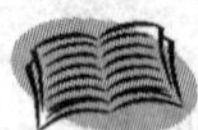

学习单元1　推法

学习目标

熟悉推法的定义以及分类

掌握推法的动作要领、要求

了解推法的错误动作分析及纠正、应用

知识要求

一、定义

按摩师用指、掌、拳、肘着力于人体的受术部位做单方向直线移动的手法，称为推法。用手指指面着力的称为指推法；用手掌或掌根着力的称为掌推法；手握拳，用拳面着力的称为拳推法；用肘尖着力的称为肘推法。

二、动作要领

1. 指推法

（1）拇指推法。按摩师用拇指指面着力于一定的受术部位或穴位上，其余四指分开助力，做拇指内收运动，使指面在受术部位或穴位上做直线推进（按经络循行或肌纤维平行方向推进），如图5—1所示。

（2）屈拇指推法。按摩师用拇指指骨间关节背部着力于一定的受术部位或穴位，做单方向直线推动，如图5—2所示。

（3）屈食指推法。按摩师用食指第1节指骨间关节背部着力于一定的受术部位或穴位，做单方向直线推动，如图5—3所示。

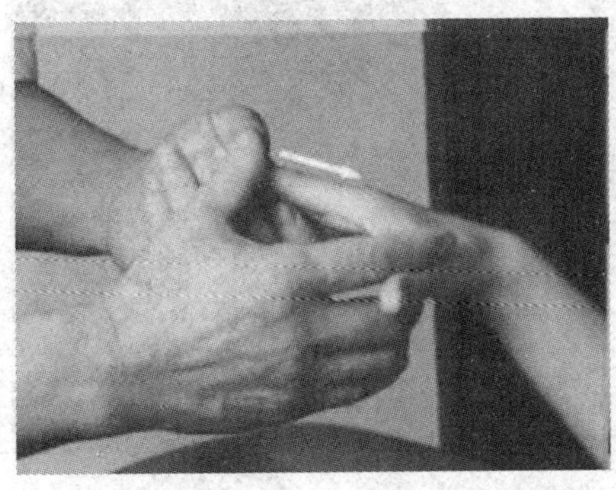
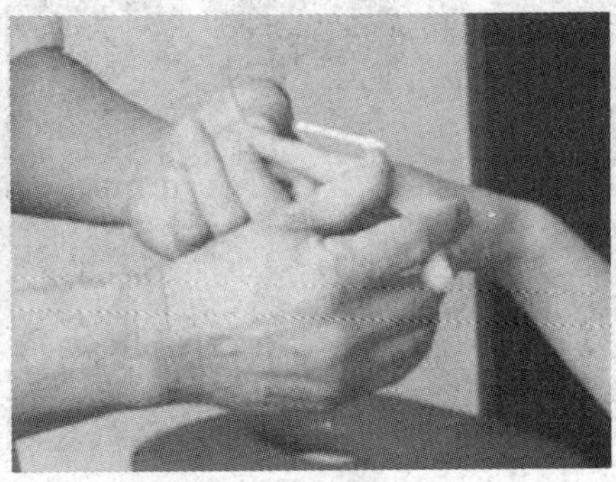

图 5—1　拇指推法

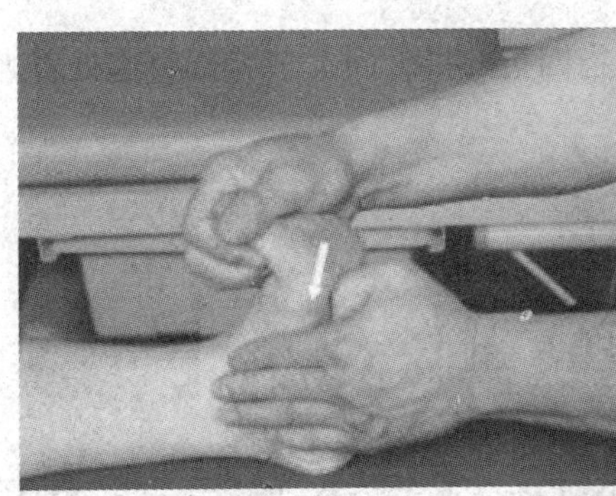
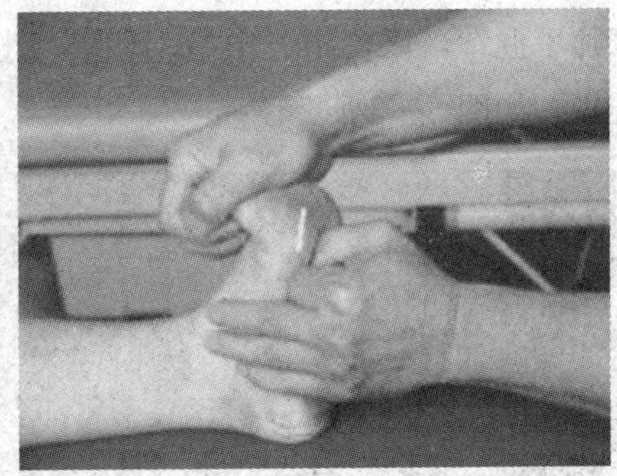

图 5—2　屈拇指推法

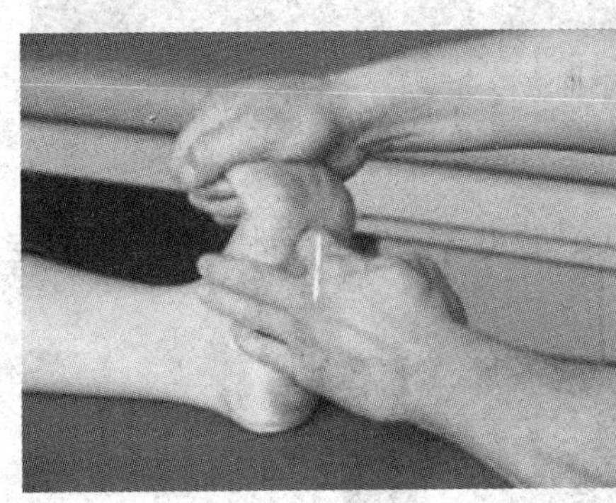
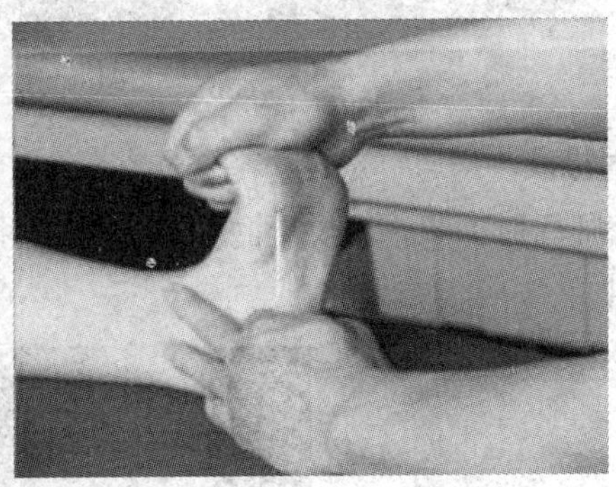

图 5—3　屈食指推法

2. 掌推法

按摩师用手掌或掌根着力于一定的受术部位或穴位上，以掌根为重点，运用前臂力量向一定方向推进，如图 5—4 所示。需要增大压力时，可用另一手掌重叠于掌背推进。

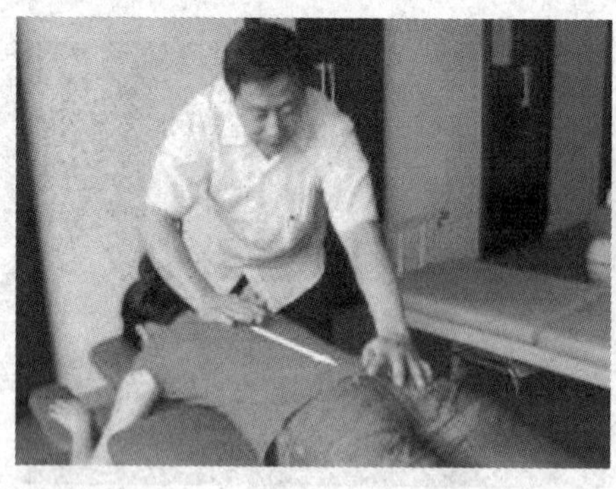
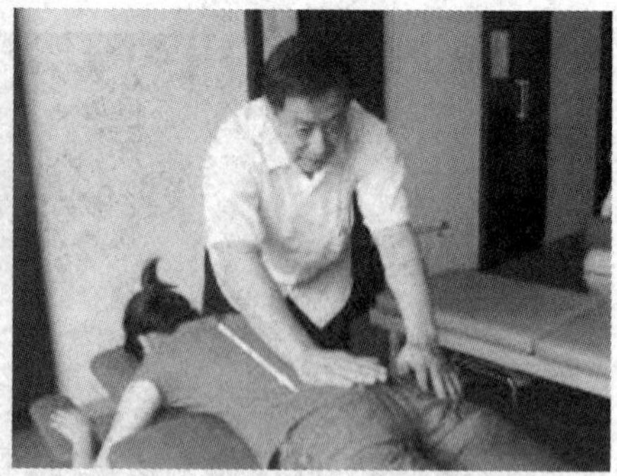

图5—4　掌推法

3. **拳推法**

按摩师手握拳，以食指、中指、环指、小指四指的指骨间关节背部突起处着力，向一定方向推进，如图5—5所示。

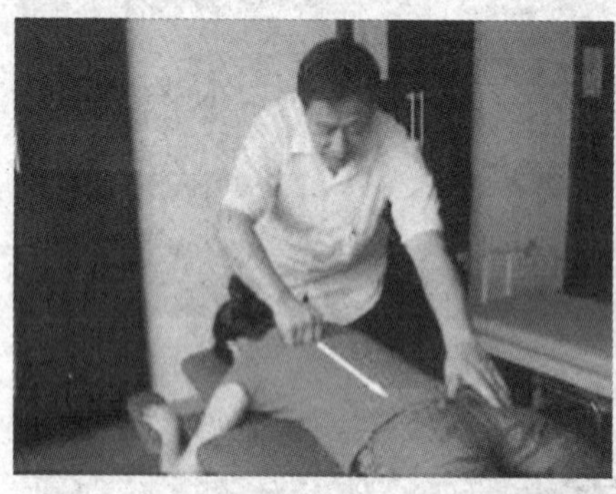
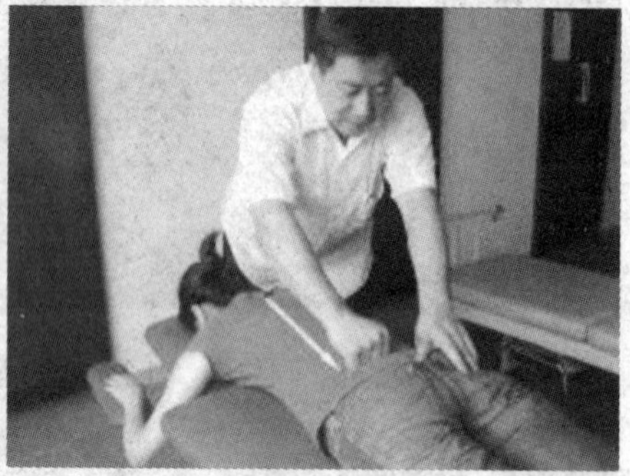

图5—5　拳推法

4. **肘推法**

按摩师屈肘关节，用尺骨鹰嘴突起处（肘尖）着力于一定的受术部位，向一定方向推进，如图5—6所示。

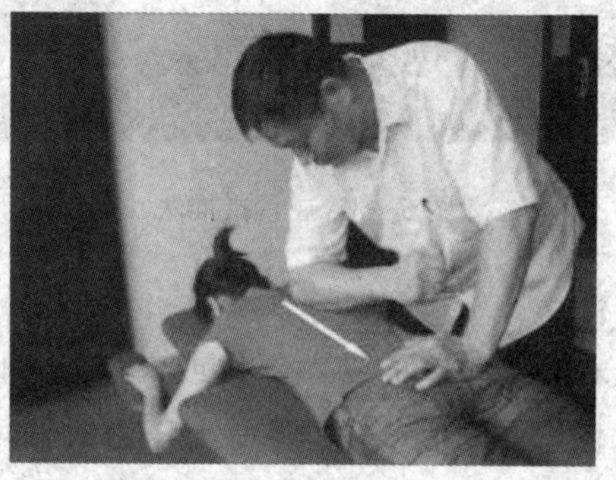

图5—6　肘推法

三、动作要求

1. 着力面要紧贴体表的受术部位。

2. 向下压力应均匀适中，过轻起不到治疗作用，过重易引起皮肤褶皱而发生破损。

3. 用力深沉、平稳，呈直线移动，不可歪斜。

4. 推进的速度宜缓慢均匀，特别是肘推法。

5. 推法直接在体表操作，临床应用时，可在受术部位涂抹少许介质。

［错误动作分析与纠正］

着力面离开受术部位：单方向推动时着力面没有全部接触受术部位，产生冲击力，往往容易破皮。

纠正方法：推法操作时，着力面要始终接触受术部位，不可提起离开。

四、应用

推法具有温经活络、解郁除闷、活血止痛、健脾养胃、调和气血的功效，在全身各部位均可使用。一般拇指推法适用于肩背部、胸腹部及四肢部；掌推法适用于面积较大的部位，如腰背部、胸腹部及大腿部等；拳推法是推法中刺激较强的一种手法，适用于腰背部及四肢部的劳损、宿伤及风湿痹痛而感觉较为迟钝的顾客。肘推法是推法中刺激最强的一种，适用于腰背脊柱两侧华佗夹脊穴及两下肢大腿后侧，常用于体形壮实、肌肉丰厚，以及脊柱强直或感觉迟钝的顾客。

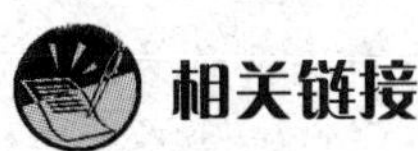

相关链接

直推法和分推法

1. 直推法

（1）定义。用拇指桡侧缘或食、中指螺纹面在一定的部位或穴位上做单方向直线移动的手法，称为直推法。是小儿推拿常用手法，如图 5—7 所示。

（2）动作要领。按摩师用桡侧缘或螺纹面，或食、中指螺纹面附着于一定的部位或穴位上，而后做肘关节的伸屈运动，带动腕、掌、指，使指面做单方向直线移动的手法。

（3）动作要求

1）用拇指做指推法时，有两种操作法，有时也可依靠拇指的内收和外展运动，使指面做直线运动。

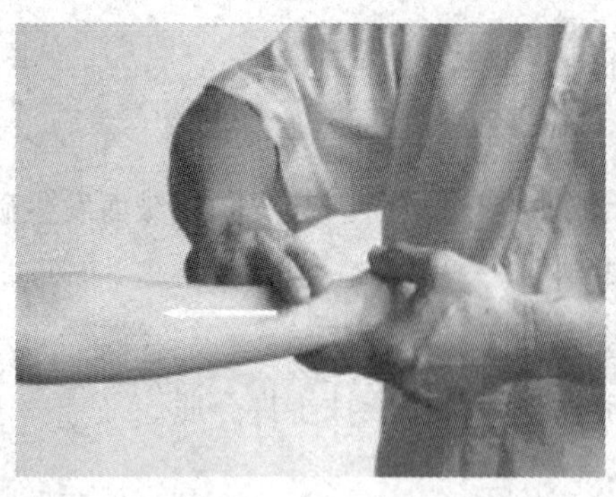
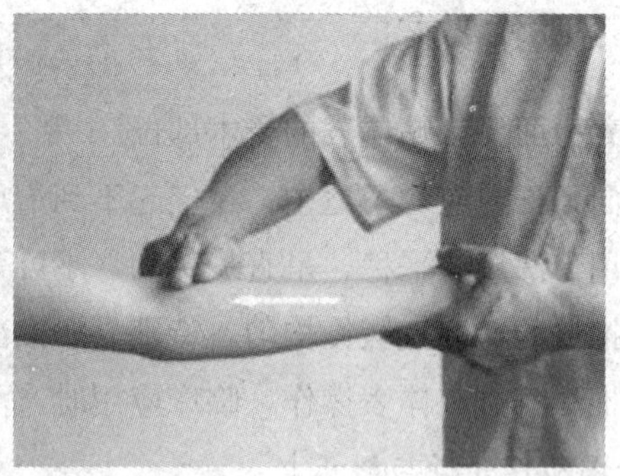

图 5—7　直推法

2）直推法操作时，要求轻快、连续，一拂而过，如扫拂尘状，以推后皮肤表面不发红为佳。

3）频率为每分钟 250 次左右。

4）直推法必须直线操作，不可歪斜。

(4) 应用。直推法常用于背部、额部、四肢等部位。作用根据所推的穴位和经络而有所不同。如推八髎可用于改善便秘、腹泻、痛经、月经不调、遗尿等。以两手拇指交替从眉心印堂推到前发际正中的神庭穴称为“开天门”，可用于治疗头痛、感冒发热、失眠等不适；从翳风穴沿胸锁乳突肌推至锁骨上窝称为“推桥弓”，用于治疗落枕、头晕、头痛、高血压、失眠等不适。

2. 分推法

(1) 定义。用双手拇指的螺纹面或掌面，自穴中向两旁做分向推动的手法，称为分推法，如图 5—8 所示。

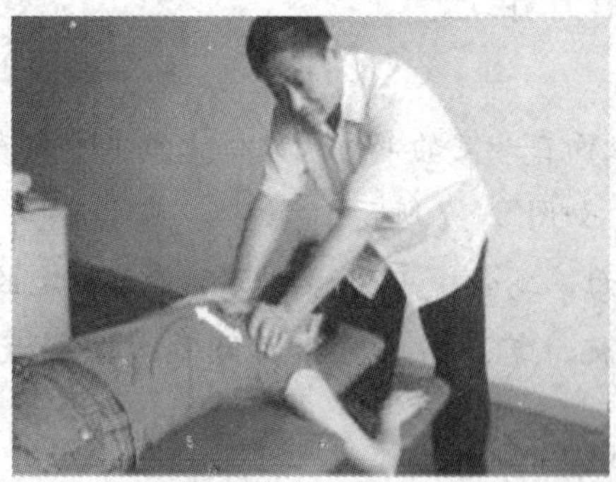
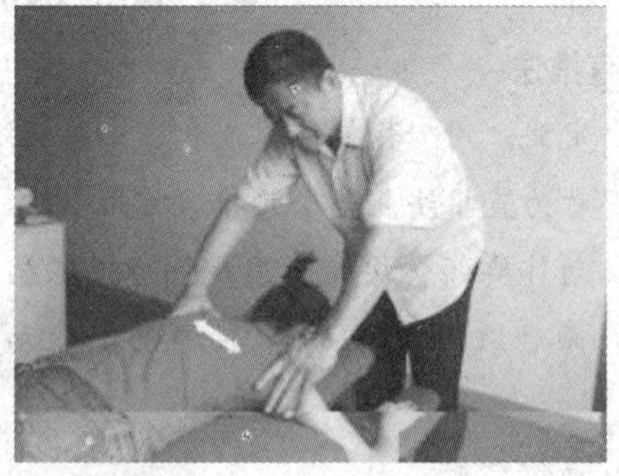

图 5—8　分推法

(2) 动作要领。按摩师双手拇指外展伸直与四指分开，用拇指的螺纹面或手掌面紧贴受术部位，自穴位的中央，分别向两旁做分向推动。也可用双手的鱼际部做分推法。

(3) 动作要求

1) 分推法操作时，两手用力要均匀，动作要柔和、协调。

2) 向两旁做分推时，既可做直线移动，也可顺体表做弧形移动，如←·→，或/·\。

3) 频率为每分钟120次左右。

(4) 应用。分推法运用于头面部、肩背部、胸腹部，具有调和阴阳、行气活血、放松肌肉等功效。如分推斜方肌可用于治疗落枕、颈项不适；分推前额可用于治疗头痛、失眠和进行面部美容；分推掌心大小鱼际则是上肢保健按摩的常用手法。

学习单元2 擦法

学习目标

熟悉擦法的定义以及分类

掌握擦法的动作要领、要求

了解擦法的错误动作分析及纠正、应用

知识要求

一、定义

用指、掌贴附于体表一定的受术部位，做直线来回摩擦运动的手法，称为擦法。用小鱼际着力摩擦的，称为小鱼际擦法，又称侧擦法，如图5—9所示；用鱼际着力摩擦的，称为鱼际擦法，如图5—10所示；用全掌着力摩擦的称为掌擦法，如图5—11所示；用拇指或食、中、无名指螺纹面着力摩擦的称为指擦法，如图5—12所示。

二、动作要领

按摩师腕关节伸直，使前臂与手掌近似相平。用手掌的大、小鱼际或全掌，贴附于体表的受术部位，稍用力向下按压，以肩关节为支点，上臂做主动摆动，带动前臂以及手掌在体表做均匀的上下或左右往返摩擦移动，使受术部位产生一定的热量。

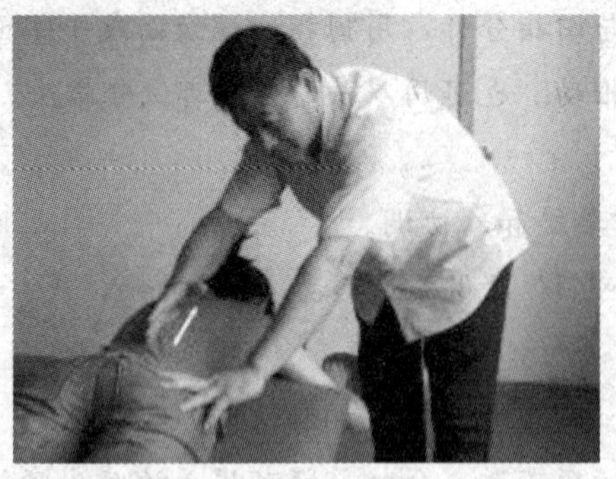

图5—9　侧擦法

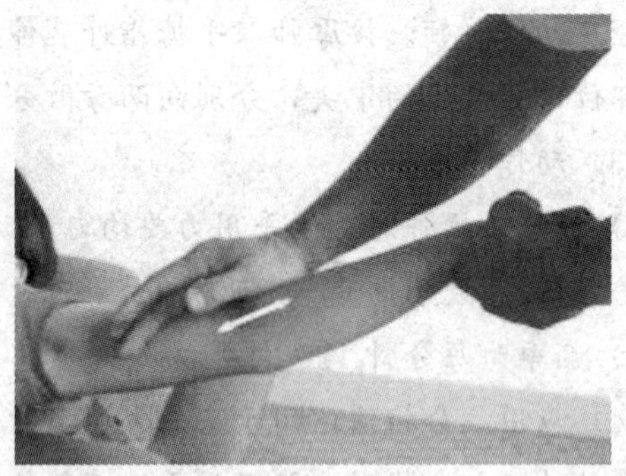

图5—10　大鱼际擦法

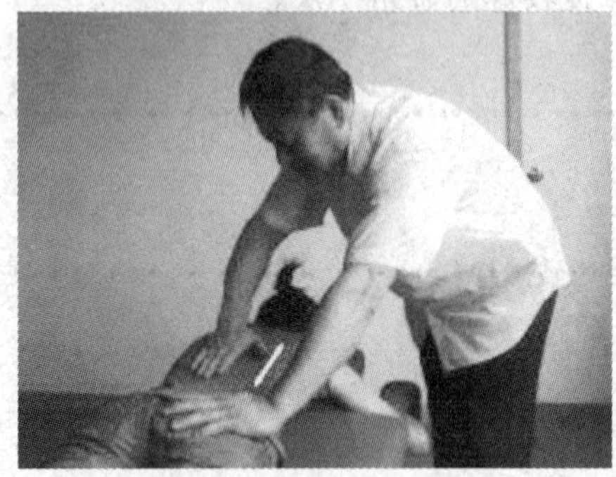

图5—11　掌擦法

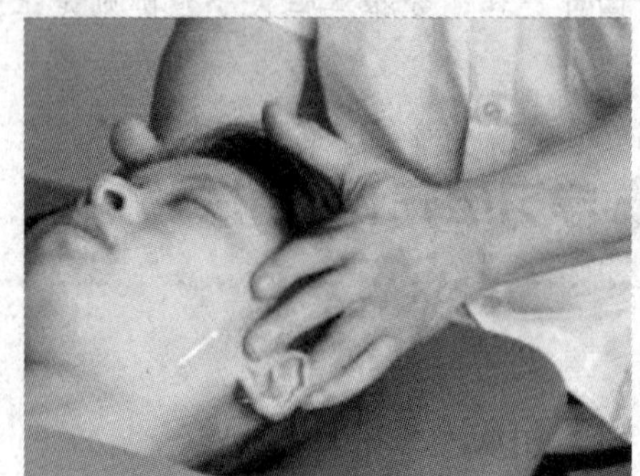

图5—12　指擦法

三、动作要求

1. 操作时，着力部位要紧贴皮肤，动作要稳，无论是上下摩擦，还是左右摩擦移动，均必须直线往返，不可歪斜。

2. 摩擦时来回往返的距离要拉长，而且动作要连续不断，如拉锯状（推动来回的幅度要大）。

3. 压力要均匀适中，不可向掌下用太大的压力，运劲向前向后推动，一般以摩擦不使局部皮肤折叠为宜。若压力太大，表皮过热，既容易擦破皮肤，又使热量不能深透；如压力过轻，则又不易影响到组织深层。

4. 来回往返摩擦动作要有节奏性，频率一般为每分钟100次左右。

5. 擦法操作时直接接触皮肤，故操作时必须在受术部位涂少许润滑剂、麻油等介质，这样既可保护皮肤防止破皮，又可使擦的热量深透，提高手法治疗的效应。但若用润滑剂过多，不易产生热量而影响手法操作；若用润滑剂太少，起不到润滑作用，同样影响手法的操作，故润滑剂必须适量。

6. 擦法操作，要求暴露受术部位，故室内保持暖和，以免顾客着凉。

7. 擦法使用后，皮肤已经潮红，因此不能再在该处使用其他手法，否则容易造成破皮。在临床治疗时，擦法一般都在使用其他手法之后使用。但擦法常可配合湿热敷法，对提高疗效有一定的帮助。

8. 擦法操作时，按摩师要保持呼吸自然，切忌屏气。

[**错误动作分析与纠正**]

1. 压力过重：腕部没有放松，用力向下按压，表皮过热，使热不能渗透到深层组织。

纠正方法：腕关节放松，伸直，轻放于体表，用力向前向后。

2. 频率过快：产生小幅度的快速来回摩擦运动。

纠正方法：肩关节放松，以上臂做主动摆动，来回距离尽量拉长，频率为每分钟100次左右。

3. 着力面离开受术部位：来回摩擦运动着力面没有全部接触受术部位。

纠正方法：来回摩擦运动要有节律性，着力面要始终接触受术部位。

四、应用

擦法是一种温热的刺激，有祛风散寒、发汗解表、温经止痛、温肾壮阳等作用，应用相当广泛，适用于全身各部位。掌擦法接触面积大，产热量较低，适用于肩背、胁肋、胸腹部等面积较大而又较平坦的部位；侧擦法接触面积小，产热量较大，适用于肩腰骶部、脊椎两侧及肩胛上部；大鱼际擦法的产热量介于上述两者之间，适用于四肢，尤以上肢部多用；指擦法接触面积小，但用力较轻，适用于肋间以及锁骨下窝等部位。

学习单元3 摩法

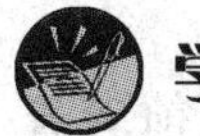

学习目标

熟悉摩法的定义以及分类

掌握摩法的动作要领、要求

了解摩法的错误动作分析及纠正、应用

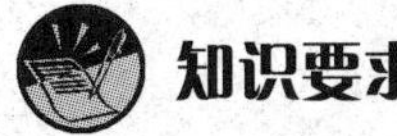

知识要求

一、定义

用手掌或指腹轻放于体表的受术部位，做环形、有节律的摩动的手法。用手指螺纹面着力摩动的称为指摩法，用手掌面着力摩动的手法称为掌摩法。

二、动作要领

按摩师用手指螺纹面或手掌面，轻放于体表一定的受术部位或穴位上，而后做环形的、有节律的摩动。

1. 指摩法

指摩法是指用手指指面着力做环形有节律的摩动的手法。按摩师指掌部自然伸直、并拢，腕关节微屈，将食指、中指、无名指、小指的末节螺纹面附着于受术部位，沉肩、垂肘，以肘关节为支点，前臂做主动摆动，带腕指在体表做环转摩动（顺时针或逆时针方向），如图 5—13 所示。

2. 掌摩法

掌摩法是指用手掌着力做环形有节律的摩动手法。按摩师手掌自然伸直，腕关节微背伸，而后将手掌平放于体表受术部位或穴位，以掌心或掌根部作为着力点，腕关节放松，连同前臂一起做环转摩动，如图 5—14 所示。

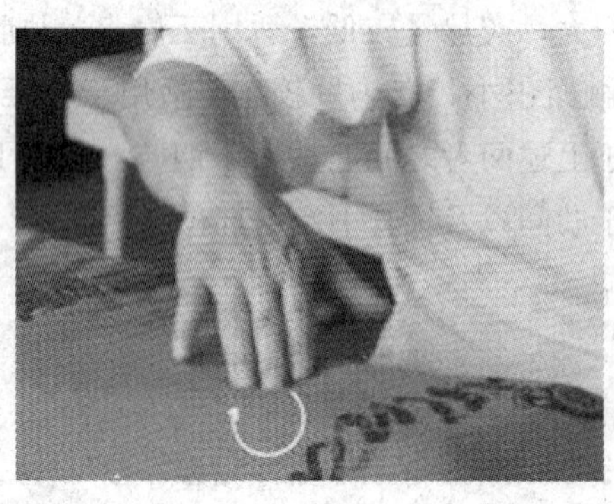

图 5—13　指摩法

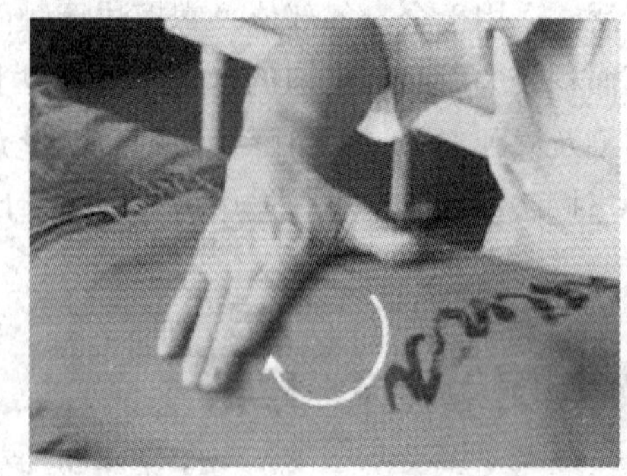

图 5—14　掌摩法

“摩”即抚摩之意，为一种轻柔的推拿手法，其动作与揉法有相似之处，但前者着力较轻，操作时不带动局部肌肤；而后者着力较重，操作时带动皮下组织（局部肌肤筋脉）。

三、动作要求

1. 摩法操作时，肘关节微屈在 120°～150°之间。

2. 腕关节放松，指掌关节自然伸直、并拢。

3. 操作时指面或掌面要紧贴体表受术部位，可做顺时针或逆时针方向摩动。

4. 摩动时压力要均匀，动作要轻柔。一般指摩法操作时宜轻快，频率为每分钟 120 次左右；掌摩法的操作宜稍重缓，频率为每分钟 100 次左右。

［**错误动作分析及纠正**］

1. 揉动摩动：环旋摩动时带动皮下组织一起揉动。

纠正方法：摩法操作时向下力不要过重，频率不要太快，摩动时要贴着体表移动，不带动皮下组织。

2. 跳跃摩动：指掌做抹动时有冲击敲打动作。

纠正方法：指掌轻放于体表，来回抹动时用力要均匀，使手指的螺纹面或手掌面紧贴着体表做摩动。

四、应用

摩法刺激柔和舒适，适用于全身各部位，以腹部、面部为常用，详见表 5—1。

表 5—1　　摩法的应用

应用	说　明
摩腹	可用掌摩或三指摩法，具有健脾和胃、消食导滞、调节胃肠蠕动等功效。摩小腹丹田部，具有补益肾气、温宫调经之功效
指摩面部	多用中指摩法或二指摩法，具有润肤美容作用
掌摩胸胁	具有宽胸理气、宣肺止咳的作用
掌摩腰背、四肢	具有行气活血、散瘀消肿之功效，用于急慢性扭伤、瘀血肿痛等

注　保健按摩中常用摩涌泉、摩掌心、摩肾俞等。

学习单元 4　抹法

学习目标

熟悉抹法的定义以及分类

掌握抹法的动作要领、要求

了解抹法的错误动作分析及纠正、应用

知识要求

一、定义

用双手拇指螺纹面或鱼际根据不同部位做任意往返推动的手法称为抹法。用食指中节的桡侧缘做抹法称为指节抹法，如图 5—15 所示；用拇指做抹法称为指抹法，如图 5—16 所示；用鱼际做抹法称为鱼际抹法，如图 5—17 所示；用手掌做抹法称为掌抹法，如图 5—18 所示。

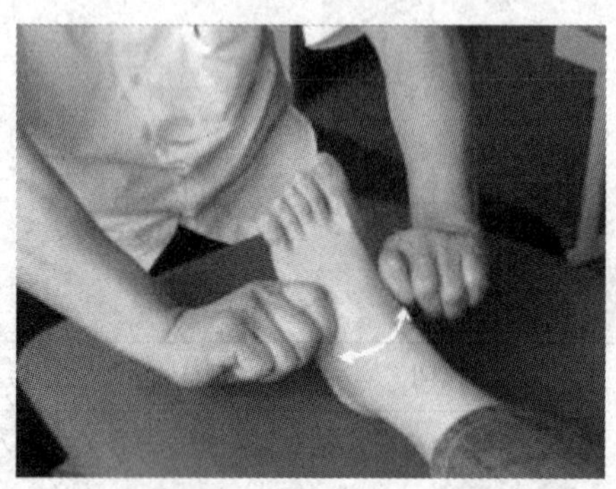

图 5—15　食指中节抹法

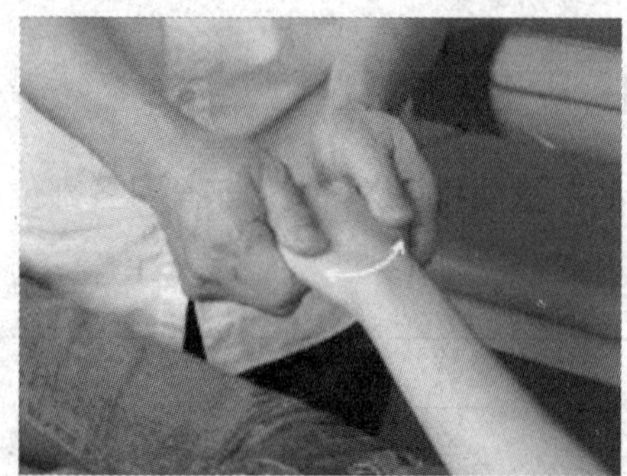

图 5—16　拇指抹法

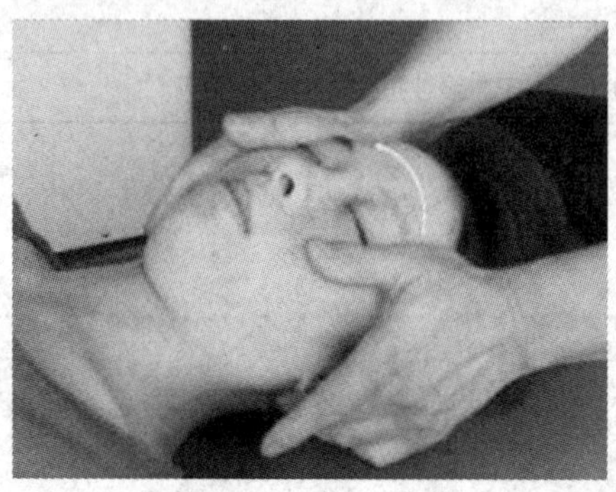

图 5—17　鱼际抹法

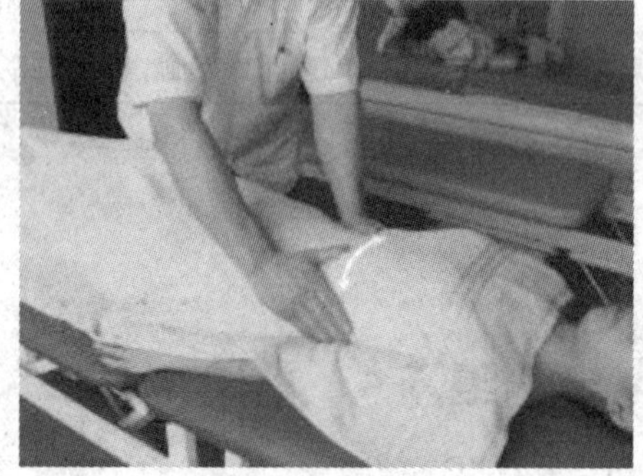

图 5—18　掌抹法

二、动作要领

按摩师用拇指螺纹面或手掌或鱼际紧贴于体表，略用力，做上下、左右弧形、曲线往返移动或单方向移动。抹法可用单手操作，也可双手同时操作，或屈食指操作。

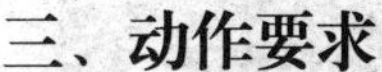

三、动作要求

1. 操作时用力要均匀，动作要缓和，做到轻而不浮、重而不滞。

2. 操作时，着力部位要紧贴体表的受术部位，不要离开，防止破皮。

3. 来回抹动的距离要长。

四、应用

抹法轻柔舒适，适用于头面部、胸部和手掌等部，详见表 5—2。

表 5—2　　　　抹法的应用

应用部位	说　明
头面部	有抹前额、颞部、眼眶部、迎香、口唇等操作，具有镇静安神、明目开窍之功效。
胸部	以双手拇指推抹两侧肋间，具有宽胸理气的功效
手掌部	以双手拇指反复推抹大小鱼际和掌心，具有疏经通络，行气活血之功效，用于手掌、手指麻木酸痛等不适症，也是上肢保健按摩的常规手法

学习单元 5　搓法

学习目标

熟悉搓法的定义

掌握搓法的动作要领、要求

了解搓法的错误动作分析及纠正、应用

知识要求

一、定义

用手掌面着力于受术部位或夹住肢体做交替搓动的手法称为搓法，如图 5—19 所示。

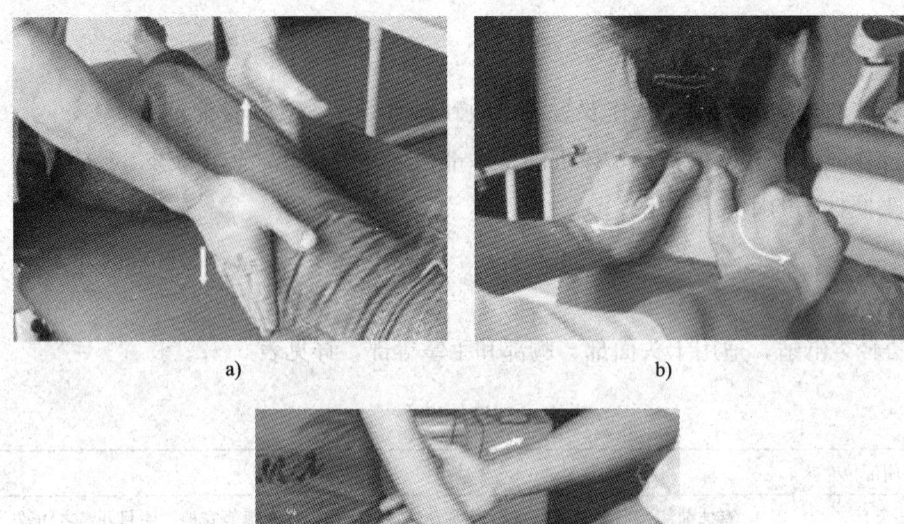

a)　　b)

c)

图 5—19　搓法

a）搓下肢　b）搓背　c）搓上肢

二、动作要领

受术者肢体放松，按摩师用双手掌面夹住肢体的受术部位，然后相对用力，做方向相反的快速搓揉、搓转或搓摩运动，并同时做上下往返移动。

双手掌对称用力，做环转搓摩运动，称为搓摩法；用手掌夹住肢体对称用力做前后搓动，并使肢体随之转动，称为搓转法；用双手掌对称用力，搓揉肩部的，称为搓揉法；用双手掌将肩托起做搓揉动作的，称为抱揉肩法。

三、动作要求

1. 操作时，双手用力要对称。
2. 搓揉、搓摩、搓转动作要快，但移动要慢。
3. 按摩师腕关节放松，动作要灵活，受术部位不宜夹得太紧。
4. 操作时两手掌要紧贴受术部位，而且动作要连贯。

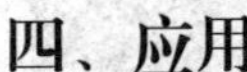

四、应用

搓法具有疏经通络、放松肌肉等功效，多作为辅助性结束手法应用。适用于四肢、肩部、腰部及胁肋部。如搓上肢、搓肩部、搓肩胛上部、搓腰部、搓大腿、搓小腿等，以搓上肢最为常用。

第 3 节　挤压类手法

学习单元 1　拿法

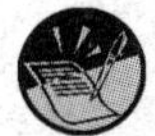

学习目标

熟悉拿法的定义以及分类

掌握拿法的动作要领、要求

了解拿法的错误动作分析及纠正、应用

知识要求

一、定义

用拇指与其余四指螺纹面对称用力提起并做捏揉的手法称为拿法。

二、动作要领

1. 二指拿法

拇指螺纹面和食指螺纹面相对用力夹住受术部位的肌筋逐渐用力提起，并做轻重交替而连续的一紧一松的捏提和捏揉动作，如图 5—20 所示。

2. 三指拿法

拇指螺纹面和食、中指螺纹面相对用力夹住受术部位的肌筋逐渐用力提起，并做轻重交替而连续的一紧一松的捏提和捏揉动作，如图 5—21 所示。

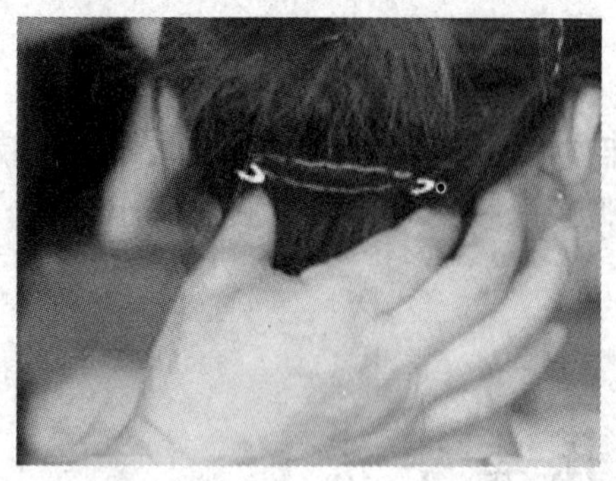

图 5—20　二指拿法

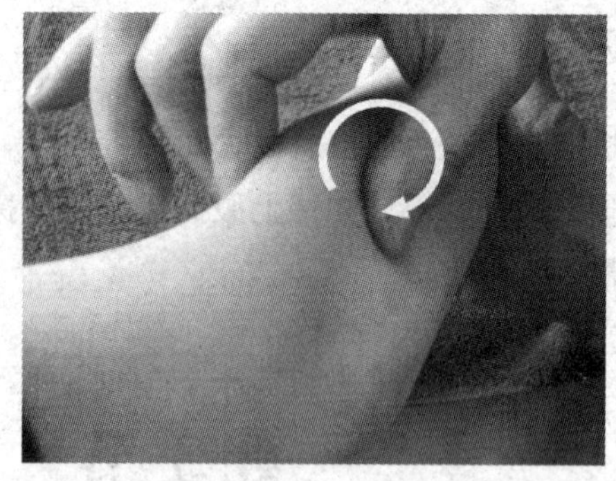

图 5—21　三指拿法

3. 四指拿法

拇指螺纹面和食、中、无名指螺纹面相对用力夹住受术部位的肌筋逐渐用力提起，并做轻重交替而连续的一紧一松的捏提和捏揉动作，如图 5—22 所示。

4. 五指拿法

拇指螺纹面与其余四指螺纹面相对用力夹住受术部位的肌筋逐渐用力提起，并做轻重交替而连续的一紧一松的捏提和捏揉动作，如图 5—23 所示。

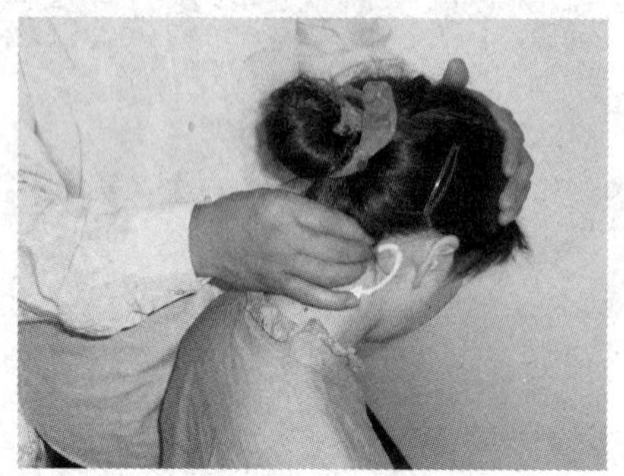

图 5—22　四指拿法

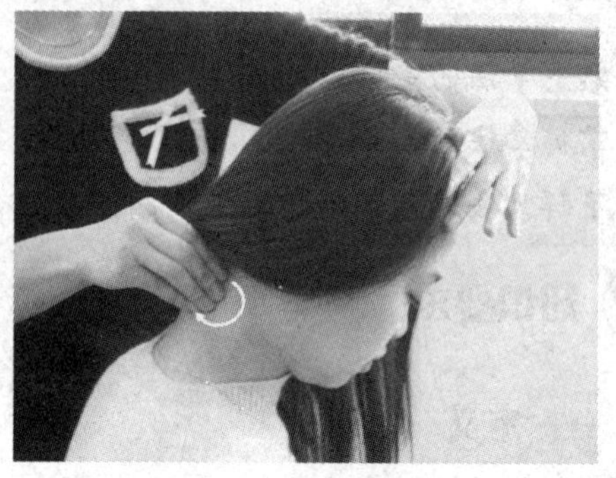

图 5—23　五指拿法

三、动作要求

1. 操作时腕关节要放松，动作灵活而柔和。
2. 着力面为螺纹面，不可用指端、指甲内抠。
3. 操作时，捏提动作要连贯而有节奏。
4. 拿法运动要由轻到重，不可突然用力或使用暴力。
5. 拿法刺激最强，拿后常以搓揉法缓和刺激。

[**错误动作分析与纠正**]

1. 指端内扣：拿法操作时，腕关节不放松，仅有拇指与手指端内收掐拿。

纠正方法：手指指骨间关节与掌指关节不宜过分屈曲（微屈），用手指螺纹面着力，腕关节放松，拿法操作是内收带有揉动运动。

2. 停顿抓拿：拿法操作时，动作不灵活、不连贯，只有一紧一松地内收抓拿。

纠正方法：腕关节放松，捏揉动作连贯而有节奏性。

四、应用

拿法运用相当广泛，常用于项部、肩背部和四肢等部位，其功效和操作方法因施术的部位不同而异，具有较好的通经活络、缓解痉挛、消除疲劳的功效。常用的操作法有拿肩井、拿风池、拿颈项部、拿上下肢部等。

学习单元2　按法

学习目标

熟悉按法的定义以及分类

掌握按法的动作要领、要求

了解按法的错误动作分析及纠正、应用

知识要求

一、定义

用手指或手掌着力于受术部位或穴位，逐渐用力向下按压的方法，称为按法。其中以拇指或食、中、无名指指面着力的，称为指按法；以掌根、鱼际、全掌或双掌重叠着力的，称为掌按法。

二、动作要领

1. 指按法

(1) 拇指按法。按摩师拇指伸直，用拇指指面着力于受术部位（经络或穴位），垂直用力，向下按压，让刺激充分达到肌肉组织的深层，使顾客产生酸、麻、重、胀和走窜等感觉，持续数秒后，渐渐放松，如此反复操作。其余四指握拳或张开，起支撑作用，以协同助力，如图 5—24 所示。

（2）中指按法。按摩师中指指骨间关节、掌指关节伸直，食指搭于中指末节指骨间关节背侧，其余三指弯曲，用中指指端着力于受术部位（经络或穴位）垂直用力，向下按压，让刺激充分达到肌肉组织的深层，使顾客产生酸、麻、重、胀和走窜等感觉，持续数秒后，渐渐放松，如此反复操作，如图 5—25 所示。

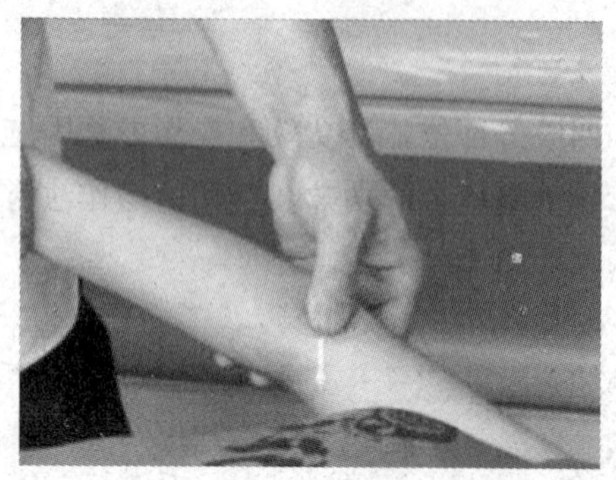

图 5—24　拇指按法

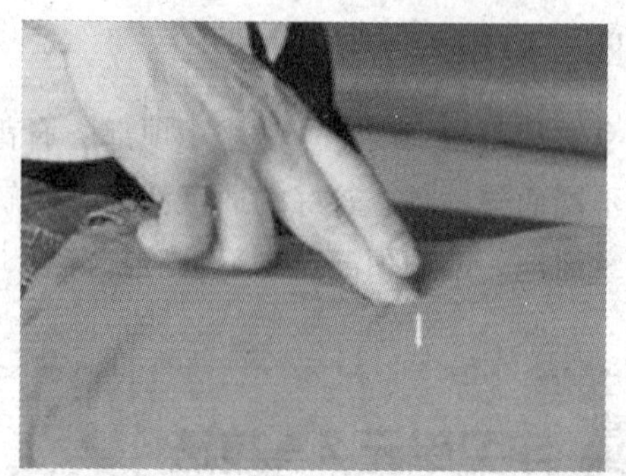

图 5—25　中指按法

（3）三指按法。按摩师食、中、无名指三指指骨间关节和掌指关节均伸直，用食指、中指、无名指三指指腹着力于受术部位（经络或穴位）。然后垂直用力，向下按压，让刺激充分达到肌肉组织的深层，使顾客产生酸、麻、重、胀和走窜等感觉，持续数秒后，渐渐放松，如此反复操作，如图 5—26 所示。

2. 掌按法

按摩师腕关节放松，用掌根、鱼际或全掌着力于受术部位，然后做垂直用力向下按压。在按压时应稍停留一下，再重复按压，即“按而留之”。掌按法在操作时，可以根据疾病治疗的需要或者部位的不同，采用单掌按法或双掌按法，如图 5—27 所示。

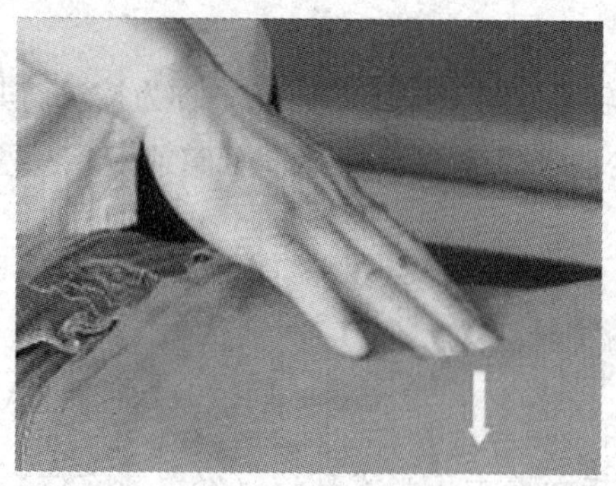

图 5—26　三指按法

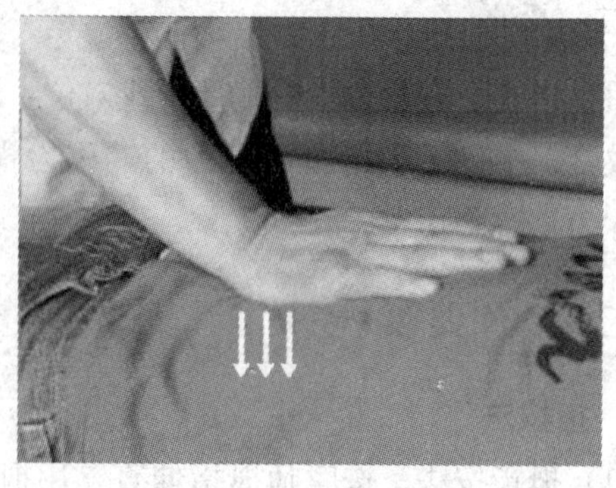

图 5—27　掌按法

三、动作要求

1. 按法操作时，按压的方向应垂直用力向下按压。

2. 用力要由轻到重，平稳而持续，力量逐渐增加，使刺激充分透达到机体组织深部。

3. 按而留之，不宜突然松手。

4. 忌粗暴施力以及迅速使力。

5. 指按法操作时，掌指关节以及指骨间关节均应伸直。

6. 若要增加按压力量，可用双指或双掌按压，也可上身前倾伸肘，以借上身体重来增加按压力量。

[**错误动作分析及纠正**]

1. 按而揉之：按法操作时带动皮下组织一起揉动，此实为按揉法。

纠正方法：按法操作时要停留片刻，垂直用力向下，不可有揉动动作。

2. 掐压动作：按法操作时为了增加压力，屈指骨间关节，用指甲向下掐压。

纠正方法：按法操作时，指骨间关节伸直，用螺纹面向下按压。

3. 舂压动作：掌按法操作时，有向下舂压动作。

纠正方法：掌按法操作时，肘关节伸直，逐渐用力向下按压，按而留之。

四、应用

按法具有较好的行气活血、缓急止痛的功效，常用于十四经穴及阿是穴，适用于全身各部位。

掌按法常用于背部、腹部等面积较大而平坦的部位，具有较好的行气活血、缓急止痛的功效。掌按脊柱能调整胸、腰椎，治疗脊椎后关节紊乱；掌按脊柱两侧能防治背部肌肉劳损僵硬；掌按腹部可调整胃肠功能；掌按臀部和大腿后部往往结合揉法，是保健按摩的常用手法。

学习单元3 压法

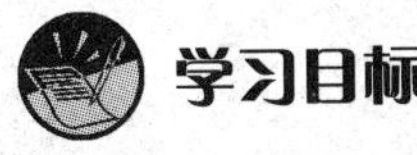

学习目标

熟悉压法的定义以及分类

掌握压法的动作要领、要求

了解压法的错误动作分析及纠正、应用

知识要求

一、定义

用手指、掌、肘着力于施术部位，压而抑之，称为压法。

二、动作要领

压法的动作与按法相似，无严格的区别标准，如“指按法”又称为“指压法”，“掌按法”又称为“掌压法”。由于压法和按法两者动作相似，也有人习惯把两者连起来统称为按压法。但按法偏于动，操作时常与揉法结合；而压法偏于静，压的力量也较按法重。目前临床上压法常指特定的动作要领，即用肘部按压受术部位，称为肘压法；用前臂尺侧肌肉部着力于受术部位的称为膊压法；用手指着力于受术部位的称为指压法；用手掌着力于受术部位的称为掌压法。

1. 肘压法

按摩师肘部屈曲，拳心向胸，肘三角平面或肘尖部着力于受术部位，垂直用力向下按压，如图 5—28 所示。

2. 膊压法

按摩师屈肘部，用前臂尺侧肌肉部着力于受术部位，垂直用力向下按压，如图 5—29 所示。

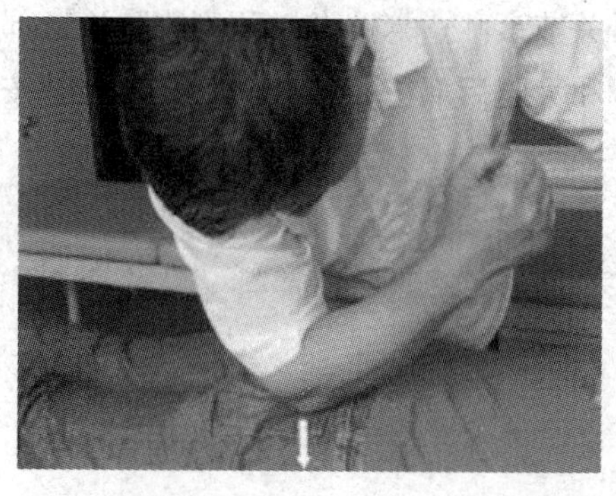

图 5—28　肘压法

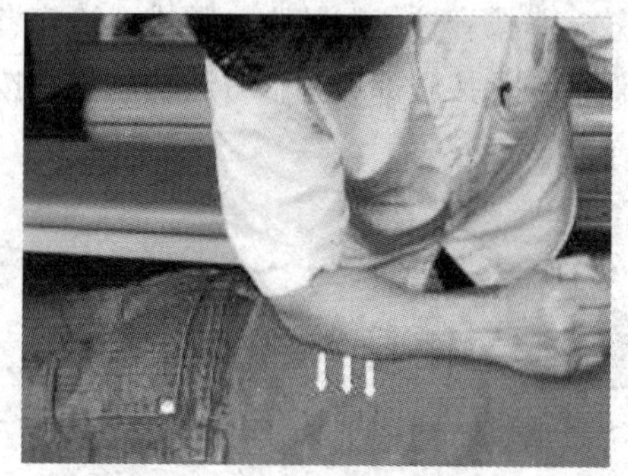

图 5—29　膊压法

3. 指压法

用拇指面或三指并紧指面着力于受术部位，垂直用力向下按压，如图 5—30 所示。

4. 掌压法

按摩师用掌根或掌心紧贴在肌肤上，用较大的力量垂直向下按压。按压频率有两种：一种是慢速间断法，频率慢、力要足、有间歇；另一种是快速连续法，发力连贯、频率快、力达深部，如图 5—31 所示。

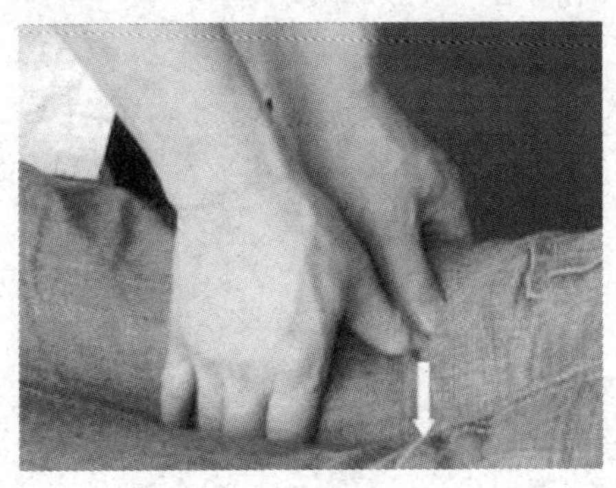

图 5—30　指压法

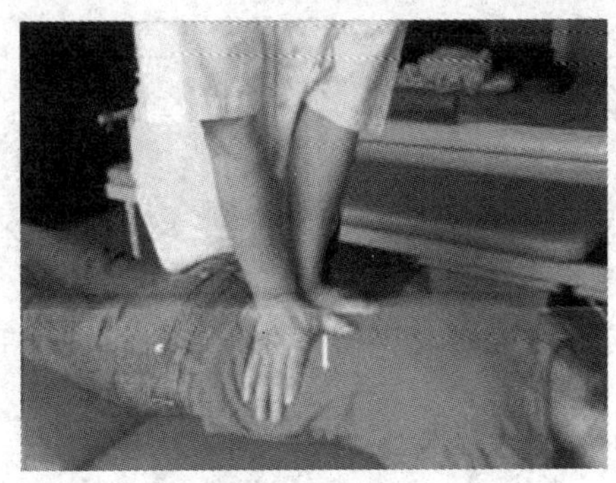

图 5—31　掌压法

三、动作要求

1. 肘压法刺激强烈，用力要由轻而重，压后继以揉法。
2. 压法操作时，要根据受术部位、病情、顾客体质等情况适当使用。
3. 操作时，用力要稳。

四、应用

压法刺激较强，适用于腰臀部，在肩背及下肢部也可根据需要适当应用。具有疏经通络、镇静安神、解痉止痛、温中散寒的功效，详见表 5—3。

表 5—3　压法的应用

常用压法	说　明
指压法	常用于头部，治疗头痛、牙痛、眼胀、失眠等症
掌压法	常用于胃脘部、胸部，治疗吞酸、嘈杂、鸡鸣泻；用于腰背部，治疗脊柱关节轻微移动等症
膊压法	常用于腰臀部肌肉较丰厚的部位，治疗腰臀部肌肉强硬、酸痛、板滞、运动障碍等症
肘压法	常用于腰背部、大腿后侧等部位，治疗顽固性腰腿痛、肌肉僵硬、脊柱强直等症。操作时顾客取俯卧位，胸前垫软枕，按摩师按压力量要稳而缓，不可突发暴力，以免产生不良反应，甚至骨折等事故

学习单元4　点法

学习目标

熟悉点法的定义以及分类

掌握点法的动作要领、要求

了解点法的错误动作分析及纠正、应用

知识要求

一、定义

接触面积小、压力强的按法，称为点法。点法是从按法演化而来，故属于按法的范畴。

二、动作要领

按摩师以指端或屈指骨突起部，着力于受术部位或穴位上，按而压之，戳而点之。

1. 拇指端点法

按摩师手握空拳，拇指伸直并紧靠于食指中节，用拇指端点按受术部位，逐渐垂直用力向下按压，如图5—32所示。

2. 屈拇指点法

按摩师屈拇指，以拇指端抵住食指中节外侧缘，用拇指指间关节桡侧突起部点按体表的受术部位，逐渐垂直用力向下按压，如图5—33所示。

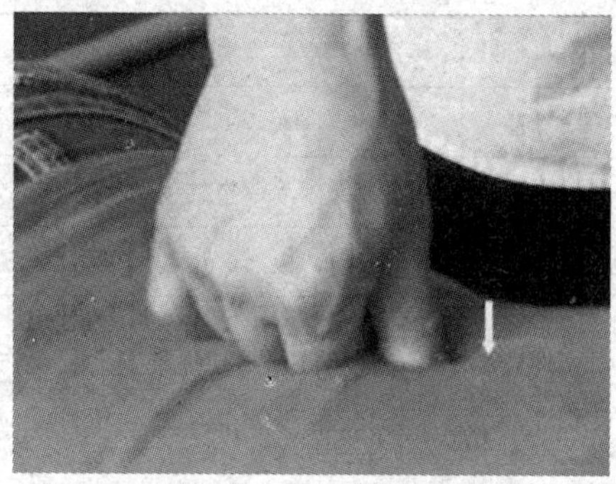

图5—32　拇指端点法

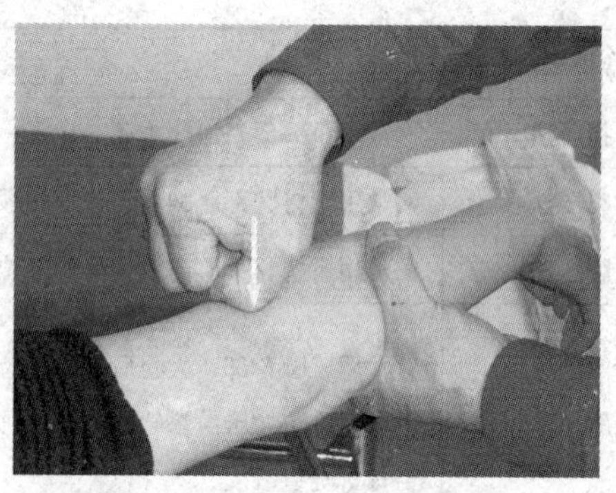

图5—33　屈拇指点法

3. **屈食指点法**

按摩师屈食指，以拇指末节内侧缘紧压食指指甲部，用食指第一指间关节突起部点按体表的受术部位，逐渐用力向下按压，如图 5—34 所示。

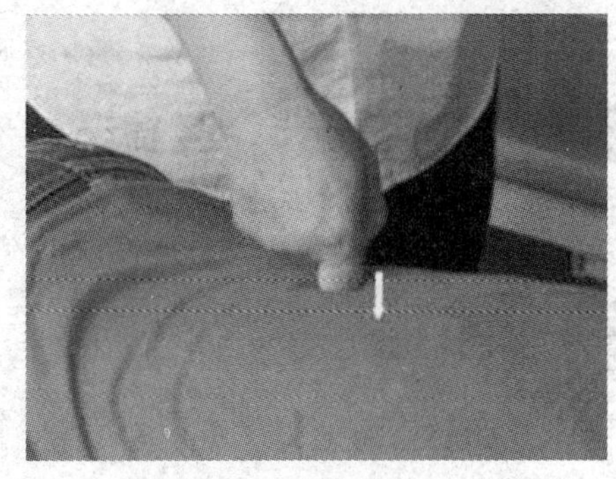

图 5—34 屈食指点法

三、动作要求

1. 操作时，点压的方向要垂直用力向下按压。

2. 用力要由轻至重，平稳而持续，力量逐渐增加。

3. 点法操作结束时，不宜突然松手，继以揉法，以缓和刺激。

4. 拇指端点法时，拇指螺纹面必须紧贴于食指外侧缘，以免由于用力过度而扭伤拇指指间关节。

四、应用

由于点法刺激强，着力点小，用力集中，其操作也较按法省力，故适用于全身各部位或穴位，具有通经活络、消积破结、开通闭塞、消肿止痛、调节脏腑等功能。

相关链接

勾点法

1. **定义**

屈指成钩状作点法的手法称为勾点法。

2. **动作要领**

按摩师手指微屈成钩状，用中指指端着力于受术部位或穴位上，向下或向内用力点按。

3. **动作要求**

(1) 指端用力，切忌用指甲掐压，防止破皮。

(2) 用力要深沉，按之勿移。

4. **应用**

勾点法属点法的范围，是点法的临床变化应用。适用于受术部位不显露或不宜应用点法的部位。

学习单元 5　弹拨法

学习目标

熟悉弹拨法的定义以及分类

掌握弹拨法的动作要领、要求

了解弹拨法的错误动作分析及纠正、应用

知识要求

一、定义

按摩师用指、拳、肘着力于受术部位，并按而拨动之的手法称为弹拨法，又称为拨法、指拨法、拨络法。

二、动作要领

1. 拇指拨法

按摩师拇指指端着力于受术部位（肌筋施治部位），适当用力下压至一定深度，待有酸胀感时，再做与肌纤维方向（或肌腱、韧带）成垂直方向的来回拨动，如图 5—35 所示。

2. 三指拨法

按摩师用食指、中指和无名指的螺纹面着力于受术部位（肌筋施治部位），适当用力下压至一定深度，待有酸胀感时，再做与肌纤维方向（或肌腱、韧带）成垂直方向的来回拨动，如图 5—36 所示。

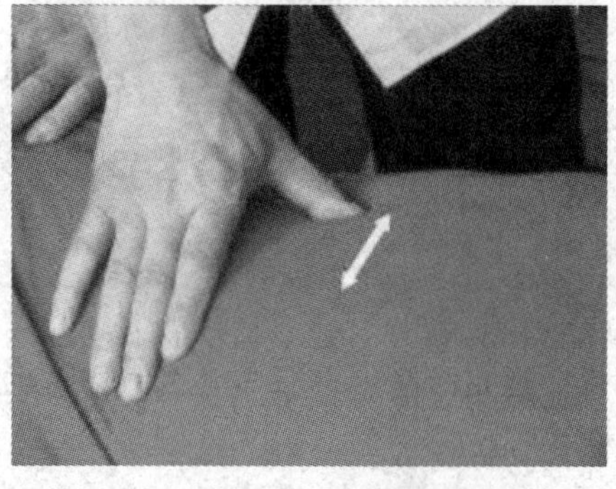

图 5—35　拇指拨法

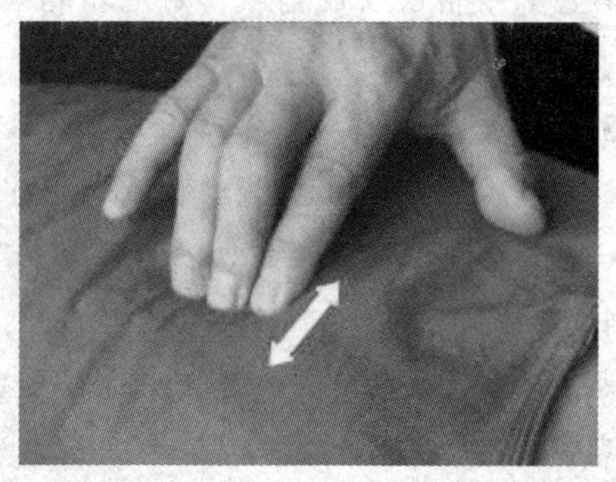

图 5—36　三指拨法

3. 屈指拨法

按摩师手握拳，用食、中、无名、小指的第 1 指骨关节着力于受术部位（肌筋施治部位），适当用力下压至一定深度，待有酸胀感时，再做与肌纤维方向（或肌腱、韧带）成垂直方向的来回拨动，如图 5—37 所示。

4. 拳拨法

按摩师用拳着力于受术部位（肌筋施治部位），适当用力下压至一定深度，待有酸胀感时，再做与肌纤维方向（或肌腱、韧带）成垂直方向的来回拨动，如图 5—38 所示。

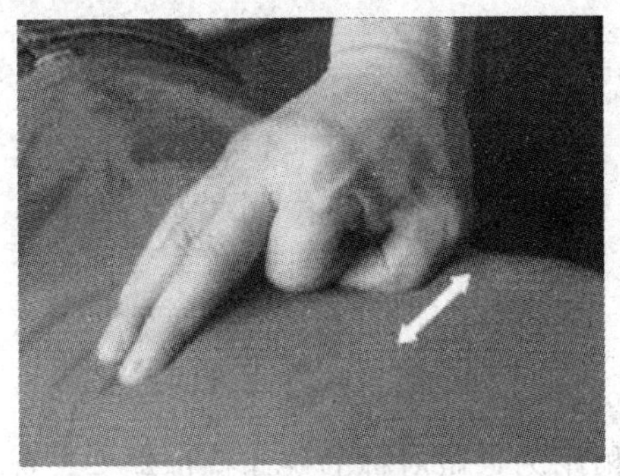

图 5—37　屈指拨法

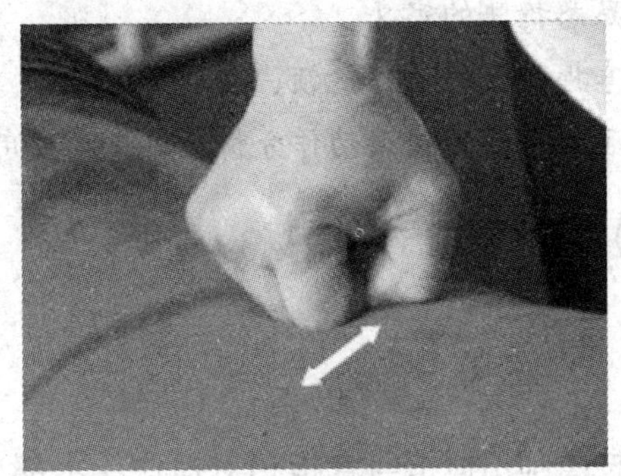

图 5—38　拳拨法

三、动作要求

1. 施力的大小，应根据部位的不同而定。

2. 弹拨的方向、角度、幅度，要根据局部肌肉的走行方向决定，应与肌纤维方向垂直。

3. 施术时，向下的压力不宜过重，以顾客能忍受为度。

4. 拨动时，指下应有弹拨感，而不能在皮肤表面有摩擦移动。

四、应用

弹拨法既是按摩手法，也可作为诊断手法。用于诊断时，应仔细体会指下的感觉，学会判断正常组织与疲劳、变性组织的不同，如有捻发感、剥离感或触及条索状物或结节状物则可判断为病态，还应结合顾客的酸胀疼痛感觉和身体状况综合判断；作为按摩手法时，有解痉止痛、分解粘连、疏理肌筋等功效，多用于肌肉痉挛、酸痛，有弹拨委中、跟腱、项部两侧肌群、前臂伸肌群、胸锁乳突肌、肩胛骨内上方等不同用法。

学习单元6　捻法

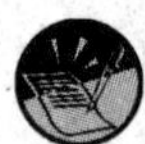

学习目标

熟悉捻法的定义

掌握捻法的动作要领、要求

了解捻法的错误动作分析及纠正、应用

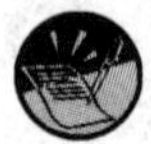

知识要求

一、定义

按摩师用拇指与食指相对捏住受术部位，稍用力，做对称的快速捻搓动作，称为捻法，如图5—39所示。

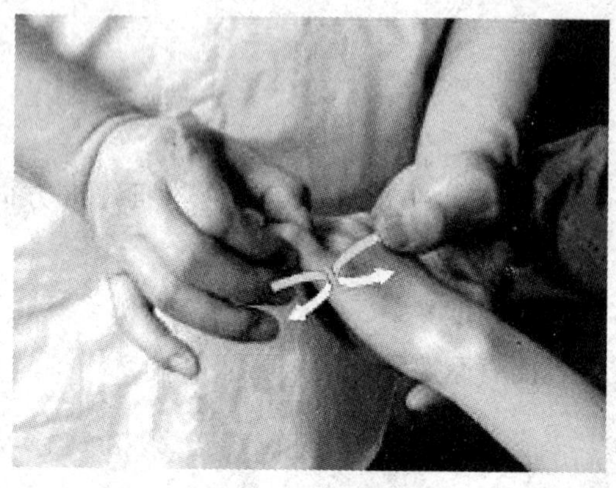

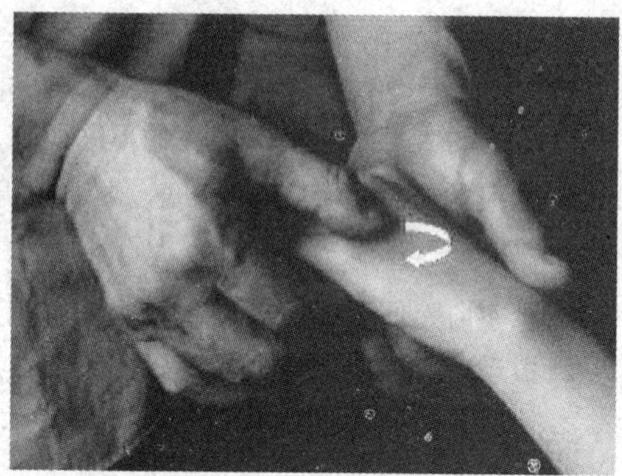

图5—39　捻法

二、动作要领

按摩师用拇指的螺纹面和食指的螺纹面（食指桡侧面），夹住受术部位，稍用力，做对称的如捻线状的快速来回捻搓动作。

三、动作要求

1. 操作时，腕关节放松，动作要灵活而连贯。
2. 用力轻快柔和，做到捻而不滞，转而不浮。
3. 捻搓动作要快，移动要慢，做到紧捻慢移。
4. 局部撕脱、骨折、血肿初期，禁用本法。
5. 捻法操作时可用介质，以保护皮肤，提高疗效。

四、应用

捻法具有疏通关节、理筋通络之功效，适用于指、趾小关节及浅表肌肤。常应用于指和趾小关节疼痛、肿胀、屈伸不利等症，如类风湿关节炎、指间关节损伤、指深浅屈肌腱腱鞘炎等病症。

本法也常用在咽喉部，用拇指与食指指面夹住顾客喉结两旁，两指相对用力，做快速、柔和的捻搓动作，常与缠法、抖法配合治疗声门闭合功能不全引起的声音嘶哑、失音等症。

第 4 节　摆动类手法

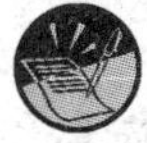

学习目标

熟悉揉法的定义以及分类

掌握揉法的动作要领、要求

了解揉法的错误动作分析及纠正、应用

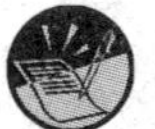

知识要求

按摩师用手指的螺纹面或手掌面着力于受术部位或穴位，做轻柔缓和的环旋运动并带动该处的皮下组织一起揉动的手法称为揉法。

一、指揉法

1. 定义

按摩师用手指的螺纹面着力于受术部位或穴位，做轻柔缓和的环旋运动并带动该处的皮下组织一起揉动的手法。

2. 动作要领

（1）中指揉法。按摩师中指伸直，食指搭于中指远端指骨间关节背侧，腕关节微屈，用中指指腹着力于一定的受术部位或穴位，以肘关节为支点，前臂做主动摆动，带动腕关节的摆动，使中指指腹在受术部位上做轻柔的小幅度的环旋运动，如图5—40所示。

（2）双指揉法。按摩师食、中指伸直，腕关节微屈，用食、中指螺纹面着力于一定的受术部位或穴位，以肘关节为支点，前臂做主动摆动，带动腕关节的摆动，使食、中指指腹在受术部位上做轻柔的、小幅度的环旋运动，如图5—41所示。

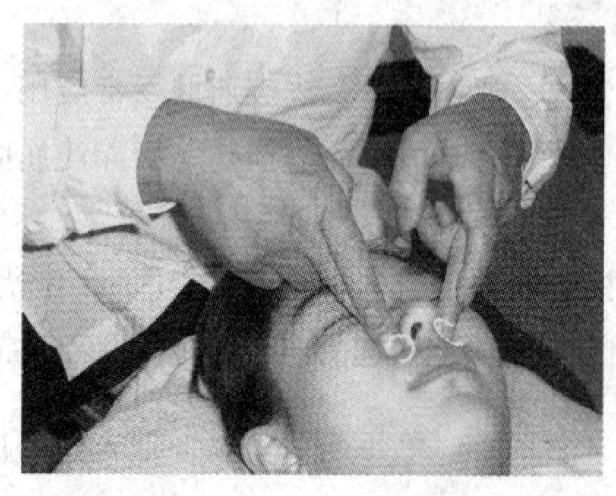

图5—40　中指揉法

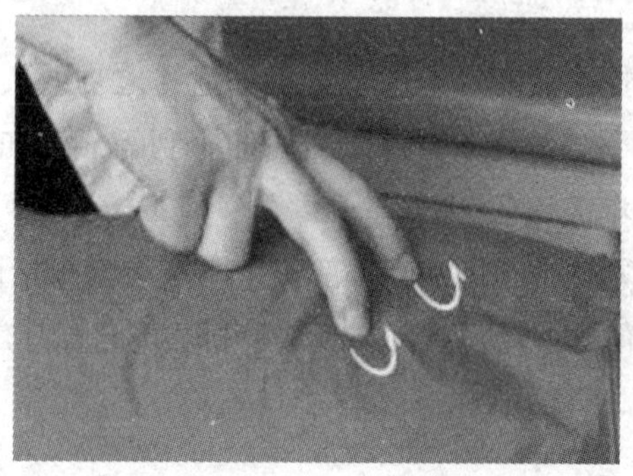

图5—41　双指揉法

（3）三指揉法。按摩师食、中、无名指伸直，腕关节微屈，用食、中、无名指螺纹面着力于一定的受术部位或穴位，以肘关节为支点，前臂做主动摆动，带动腕关节的摆动，使食、中、无名指指腹在受术部位上做轻柔的小幅度的环旋运动，如图5—42所示。

（4）拇指揉法。按摩师用拇指的指面，轻按于一定的受术部位或穴位，腕关节放松，而后做拇指的掌指关节环旋运动，使指面在受术部位上做轻柔的小幅度的环旋运动，并带动该处的皮下组织一起揉动，如图5—43所示。

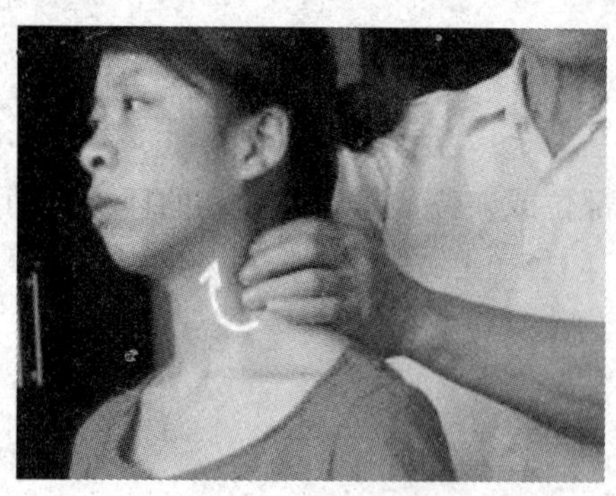

图5—42　三指揉法

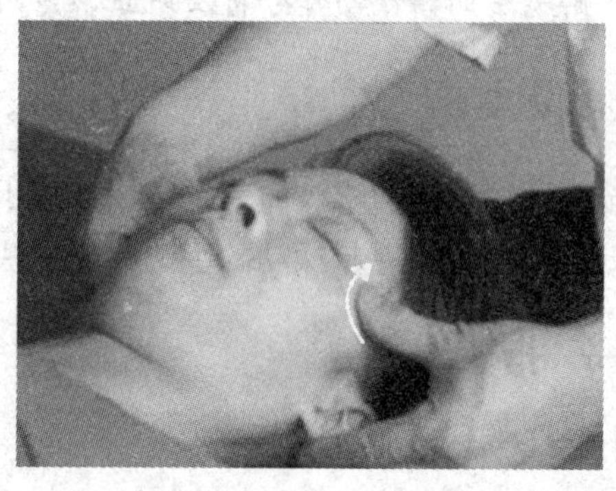

图5—43　拇指揉法

（5）叠指揉法。按摩师双手指相叠做揉法称为叠指揉法，这是为了加强揉法的强度，如图5—44所示。

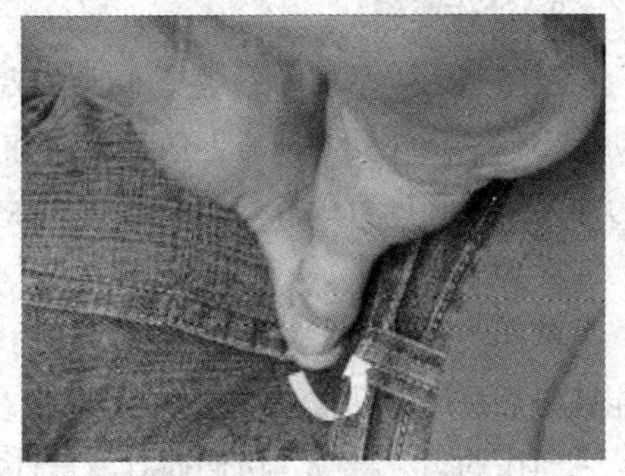
图5—44　叠指揉法

3. 动作要求

（1）着力点要吸附，不可有来回往返的摩擦与移动。

（2）揉动时幅度要小，频率要慢。

（3）用力持续、均匀、协调而有节奏性，做到旋而不滞，转而不乱。

（4）做中指揉法时，指骨间关节、掌指关节均要伸直。

（5）做拇指揉法时，仅靠拇指掌指关节做环旋运动。

[错误动作分析与纠正]

1. 耸肩抬肘：操作时肩肘关节未放松。

纠正方法：松肩沉肘。

2. 摩擦运动：指揉法操作时，未带动皮下组织一起揉动，在体表产生摩擦运动。

纠正方法：揉动时着力点要吸附受术部位，带动皮下组织一起揉动。幅度要小，频率要快。

3. 屈指掐揉：揉动时指骨间关节未伸直，屈指用指端掐揉。

纠正方法：指骨间关节伸直，用螺纹面着力揉动。

4. 应用

分揉两穴一般是人体中线对称的成对穴位，如上睛明（眼眶内上角）、肺俞、定喘等。同揉一处则部位、穴位不限。面部的二指揉法（如揉颞部太阳穴）常双手对称操作。

中指揉法接触面积较小，轻柔舒适，适用于全身各部位或穴位，多用于面部美容，常双手协同操作。

二、掌揉法

1. 定义

按摩师用手掌掌根着力于受术部位，做轻柔缓和的环转运动，并带动该处的皮下组织一起揉动的手法称为掌揉法，如图5—45所示。

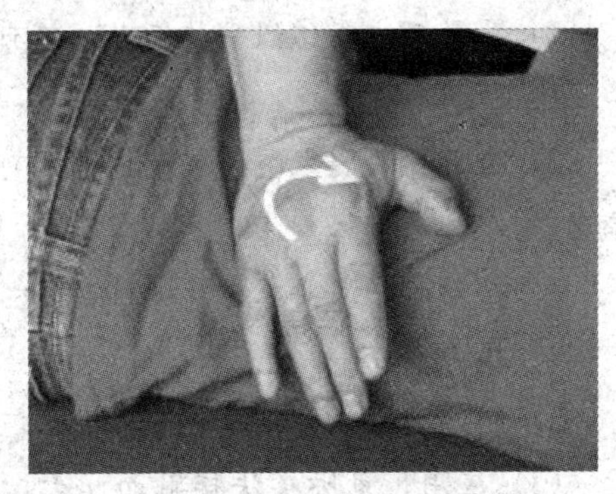
图5—45　掌揉法

2. 动作要领

按摩师用手掌根附着于受术部位或穴位，稍用力下压，腕关节放松，运用前臂力量带动腕、掌、指在受术部位上做轻柔缓和的小幅度的环旋运动，并带动皮下组织一起揉动，为加强刺激强度可以双掌相叠揉动（称为叠掌揉法）。

3. 动作要求

掌揉法操作时，腕关节放松，压力轻柔，动作灵活、吸定，既不能有体表摩擦，也不能有向下按压的动作。

动作均匀、持续、协调而有节奏性。

频率为每分钟120～160次。

[错误动作分析与纠正]

掌根摩擦：掌揉法操作时掌根吸附于受术部位，来回拨动。

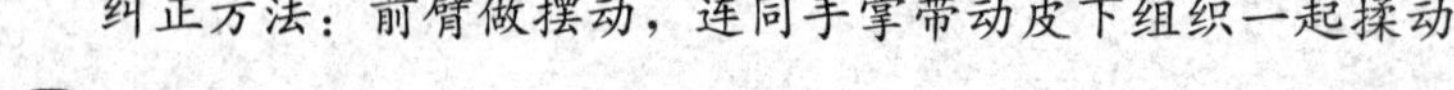

纠正方法：前臂做摆动，连同手掌带动皮下组织一起揉动。

相关链接

鱼际揉法和掌根揉法

1. 鱼际揉法

（1）动作要领。按摩师腕关节放松或自然伸直，拇指略内收，其余四指呈自然放松；鱼际吸定于体表，以肘关节为支点，前臂做主动摆动，带动手掌的左右侧偏运动，并通过吸定的鱼际部带动该处的皮下组织一起揉动，也可不做摆动而做简单的环旋揉动，如图5—46所示。

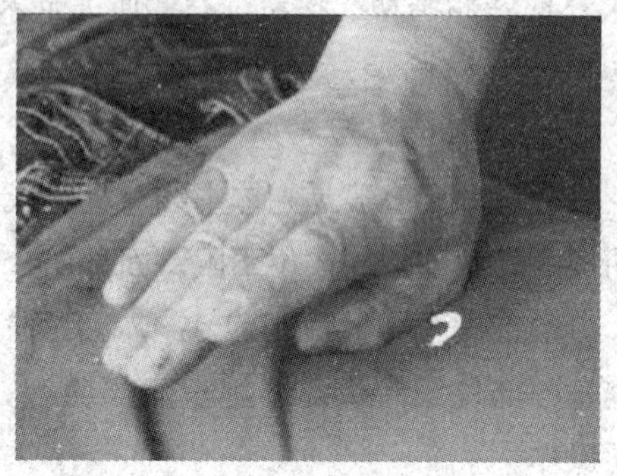

图5—46 鱼际揉法

（2）动作要求

1）要带动皮下组织一起运动，不可与表皮产生摩擦。

2）鱼际揉法要求腕关节放松，不可做主动侧偏动作。

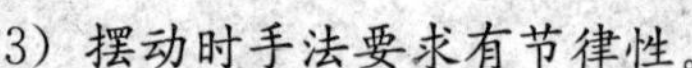

3）摆动时手法要求有节律性。

4）用力宜轻。

5）频率为每分钟120～160次。

（3）应用。鱼际揉法接触面积大，且柔软舒适、刺激柔和、老幼皆宜，常用于头面部、胸腹部和四肢关节。鱼际揉前额和颞部可用于治疗失眠、精神紧张、头痛、头晕、面瘫，并有润肤美容之功；鱼际揉四肢关节有消肿止痛的功效，可用于缓解关节扭伤肿痛；鱼际揉腹部有健脾和胃、帮助消化的功效；鱼际揉法还可用于胸部和胁肋部等。

2. 掌根揉法

（1）动作要领。按摩师腕关节略背伸，以手掌置于受术部位，掌根着力轻轻下压，并做小幅度的环转运动，带动该处的皮下组织一起揉动，如图 5—47 所示。

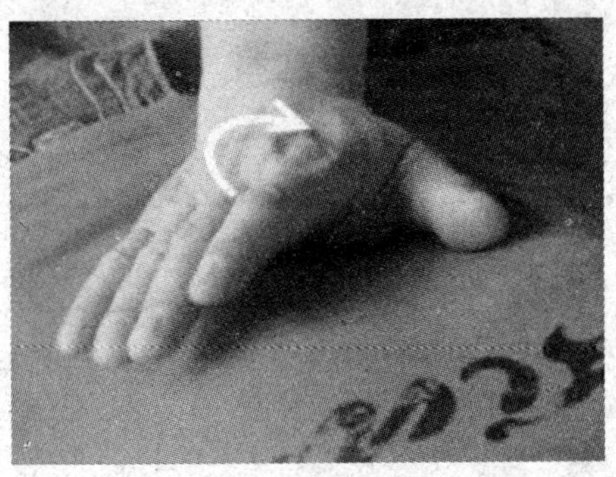

图 5—47　掌根揉法

（2）动作要求

1）掌根揉法手腕较紧张，一般不强调摆动。

2）要带动皮下组织一起运动，不可在表皮摩擦。

3）掌根揉法比鱼际揉法用力要大。

（3）应用。掌根揉法有舒筋解痉等作用，常与按法结合运用，多用于肩胛上部、背部腰骶部、大腿后部等肌肉丰厚处。

三、勾揉法

1. 定义

勾揉法是揉法临床应用时的变化应用，即是做屈中指的中指揉法。按摩师手指用中指的指端着力于受术部位，而后进行揉动的手法，如图 5—48 所示。

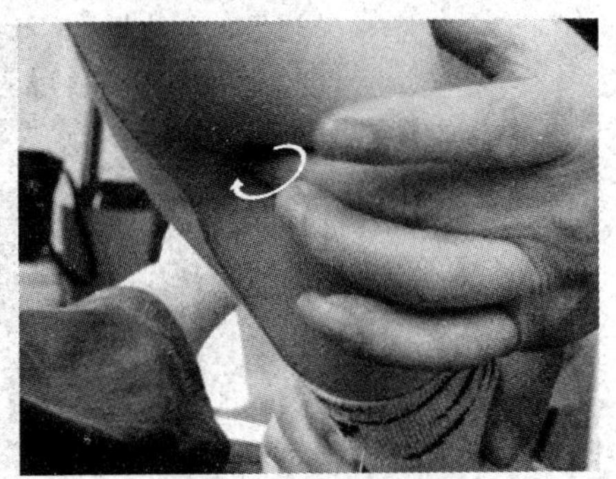

图 5—48　勾揉法

2. 应用

勾揉法适用于一般揉法不易操作的部位或特殊的操作体位。如仰卧位以双手勾揉项枕部的风池和腰部的肾俞、腰眼、委中等。因仰卧位可使操作部位的肌肉充分放松，使手法的刺激容易深透，易于收到效果。仰卧位时站在顾客头前勾揉风池，是为了避免过多地变换操作位置。

第5节　叩击类手法

学习单元1　拍法

学习目标

熟悉拍法的定义以及分类

掌握拍法的动作要领、要求

了解拍法的错误动作分析及纠正、应用

知识要求

一、定义

用手掌拍打体表的手法称为拍法，如图5—49所示。如用手掌拍打称为掌拍法；用手指指腹拍打称为指拍法。

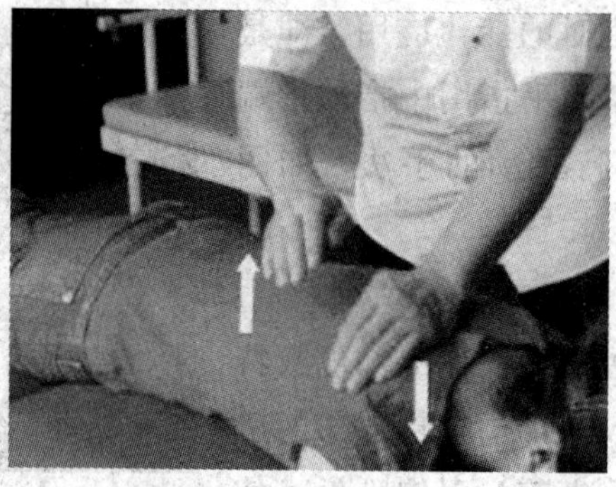

图5—49　拍法

二、动作要领

按摩师五指并拢，掌指关节微屈成虚掌，腕关节放松，运用前臂的屈伸发力，使手掌平稳而有节奏地拍打受术部位，或用手指指面平稳而有节奏地拍打受术部位。

三、动作要求

1. 腕关节放松，以前臂的屈伸带动腕关节屈伸，手掌不可主动甩动。

2. 掌拍法操作时整个手掌周边应同时接触，不能用手指先接触受术者体表，引起顾客表皮疼痛。

3. 一般要求有节奏地拍打。

4. 掌拍法可单手操作，也可双手协同操作，使两手一上一下交替拍打。

5. 拍法一般作为某一部位的结束手法，在沐浴按摩中作为主要手法应用。

[**错误动作分析与纠正**]

1. 实掌拍打：手指无微屈，用实掌拍打。

纠正方法：四指并拢，屈指成虚掌，有节奏地拍打体表。

2. 腕关节拍打：用腕关节伸屈运动拍打。

纠正方法：腕关节伸直，运用前臂力量，带动虚掌，有节奏地拍打体表。

四、应用

拍法具有促进气血运行、消除肌肉疲劳、解痉止痛等功效，适用于背部、腰骶部以及下肢，可防止肌肉紧张、感觉迟钝、麻木等不适症。在上背部拍打，有宣肺化痰作用，可帮助老年性慢性支气管炎等痰多而咳痰不畅者排痰，其拍打方向最好采取自下而上、从外到内的路线。用于放松肌肉的拍打则无固定的方向和路线。

学习单元 2　击法

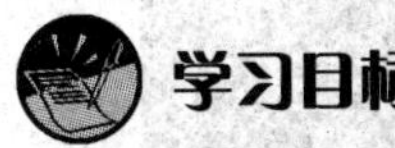

学习目标

熟悉击法的定义以及分类

掌握击法的动作要领、要求

了解击法的错误动作分析及纠正、应用

知识要求

用拳、掌、指以及桑枝棒击打体表的手法称为击法。用拳击打的称为拳击法；用手掌击打的称为掌击法；用指击打的称为指击法；用桑枝棒击打的称为棒击法。

一、拳击法

1. 拳背击法

(1) 定义。用拳背叩击体表的手法称为拳背击法，如图 5—50 所示。

(2) 动作要领。按摩师手握空拳，腕关节伸直，然后屈伸肘关节运动用拳背平击受术部位。

(3) 动作要求

1) 拳背击打时，腕关节要挺直，不能有屈伸动作。

2) 应运用肘关节伸屈力量进行击打。

3) 注意整个拳背皆平稳地接触受术部位，切忌于关节突起处着落，否则易引起顾客局部疼痛及损伤。

4) 不使冷拳，一般击 3～5 次。

[错误动作分析与纠正]

掌指关节叩击：拳背击法操作时，腕关节背屈，或有腕关节伸屈运动。

纠正方法：拳背击法操作时，腕关节伸直，用拳背击打。

(4) 应用。拳背击法具有疏经通络、振奋阳气的功效，多用于大椎、八髎、命门、腰阳关等处。

2. 拳心击法

(1) 定义。用拳心叩击体表的手法称为拳心击法，如图 5—51 所示。

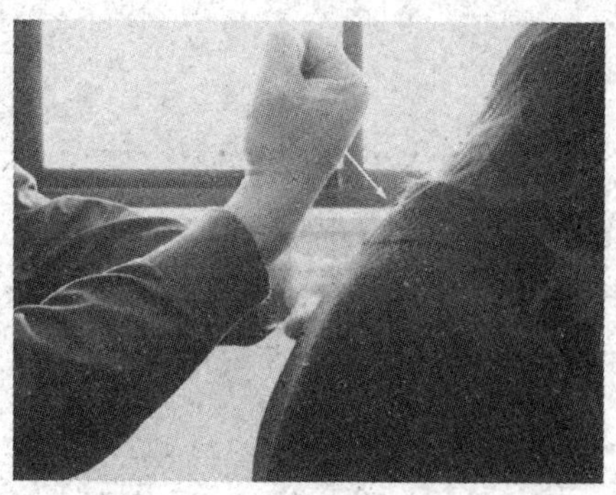

图 5—50　拳背击法

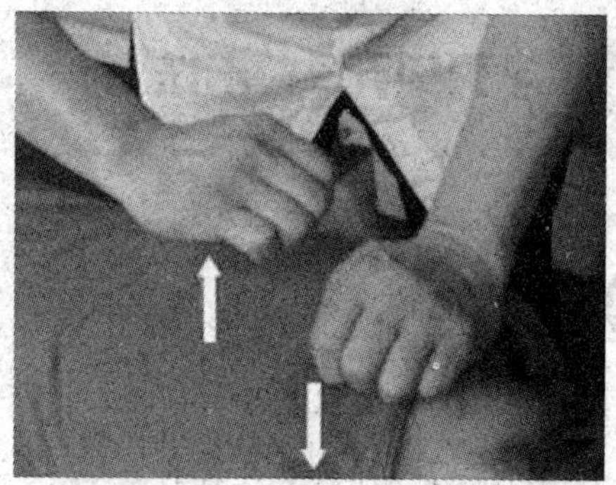

图 5—51　拳心击法

(2) 动作要领。按摩师手握空拳，拇指放于食、中指中节之间，然后用拳心平稳而有节奏地叩击体表受术部位。

(3) 动作要求

1) 操作时，手握空拳，整个拳心要同时接触受术部位。

2) 腕关节放松，运用前臂的力量，平稳而有节奏地叩击体表。

3) 不可用伸屈腕关节运动来叩击体表。

4) 操作时，上下幅度要小，频率稍快，动作缓和、连绵不断。

5) 双手击打时，两手动作协调，并有节奏地交替击打受术部位。

[**错误动作分析与纠正**]

节奏性不强：操作时，幅度过大、过重，无节奏性。

纠正方法：击打时，幅度要小，频率稍快，有一定的节奏感。

(4) 应用。拳心击法柔和而舒适，具有舒筋通络，消除疲劳的功效，适用于肩部、背部、臀部和上、下肢肌肉丰满处。

3. 拳眼击法

(1) 定义。手握空拳，以下拳眼击打受术部位的手法称为拳眼击法，又称捶法、侧拳击法，如图 5—52 所示。

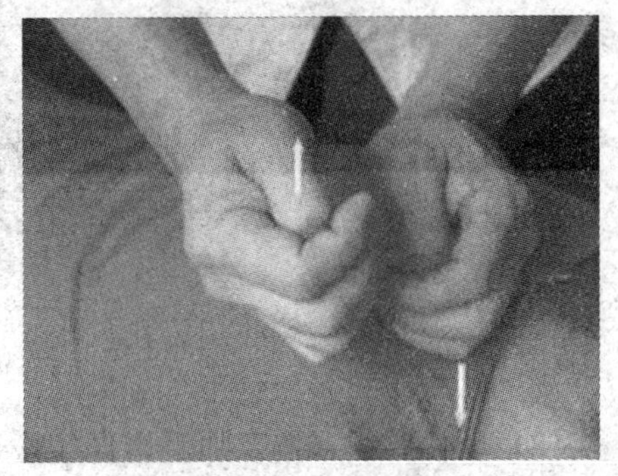

图 5—52　拳眼击法

(2) 动作要领。按摩师双手或单手握空拳，用下拳眼（尺侧小鱼肌及掌指部）连续捶打受术部位。

(3) 动作要求

1) 拳眼击法操作时，用力应均匀，不宜过猛，要打而击之。

2) 双手击打时，两手动作协调，并有节奏地交替击打受术部位。

3) 轻击时，上下幅度要小，频率要快些；重击时，上下幅度稍大，频率稍慢。

(4) 应用。拳眼击法具有放松肌肉、消除疲劳、振奋精神、祛风散寒的功效，适用于项部、肩胛上部、肩部、背部、腰部和下肢，可用于项背酸痛、肩部不适、下肢疲劳、风湿痹痛等，常与掌拍法配合运用，作为某一部位的结束手法。

二、掌击法

1. 掌心击法

(1) 定义。用掌心叩击体表受术部位的手法称为掌心击法，如图 5—53 所示。

（2）动作要领。按摩师手指自然松开，微屈，腕关节伸直，运用前臂力量，以掌心为着力点，击打受术部位。

（3）动作要求

1）操作时，顾客颈、腰椎伸直，牙紧闭，不要讲话。

2）着力点是掌心。

3）击打时，全掌同时接触受术部位。

（4）应用。掌心击法具有安神定魄、平肝潜阳的功效，适用于头顶，常用于治疗眩晕、头痛、头胀等症。

2. 掌根击法

（1）定义。用掌根叩击受术部位的手法称为掌根击法，如图 5—54 所示。

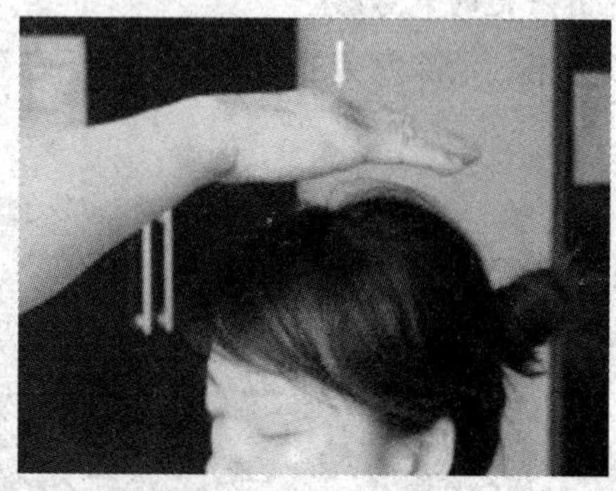

图 5—53　掌心击法

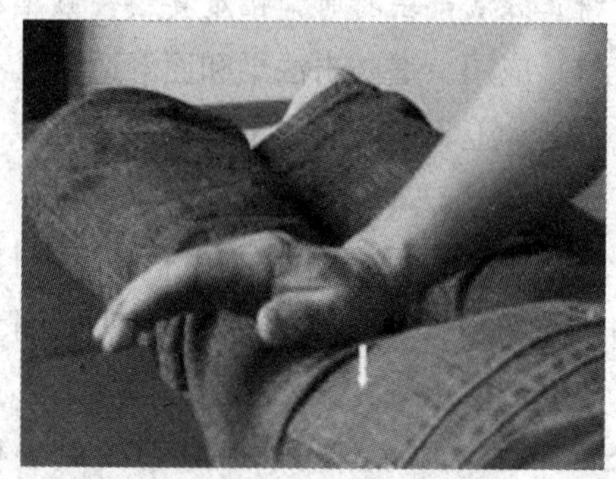

图 5—54　掌根击法

（2）动作要领。按摩师手指自然松开，微屈，腕关节伸直或略背伸，运用前臂力量以掌根为着力点，击打体表受术部位。

（3）动作要求

1）操作时，要运用前臂的力量进行击打。

2）腕关节放松，以掌根为着力点。

3）掌击法叩击时，切忌击打骨骼突起部位，以免引起顾客不必要的疼痛。

4）掌根击法，可单手操作，也可双手同时操作。双手操作时，动作要协调。

（4）应用。掌根击法常用于肩胛骨内侧、肩胛上部、腰背部以及四肢等部。

3. 掌侧击法

（1）定义。用侧掌击打受术部位的手法称为掌侧击法，又称为小鱼际击法，如图 5—55 所示。

（2）动作要领。按摩师手指自然伸直，腕关节背伸，用单手或双手尺侧掌指部或小鱼际部有节奏地纵向叩劈击打体表受术部位。

（3）动作要求

1）操作时，着力宜虚不宜实，动作宜轻快而有节奏。

2）击打方向应与肌纤维方向垂直，紧击慢移。

3）击打部位视受术部位及病情而论，实症施重击法，虚症施轻击法。肌肉丰厚部位，击打力量应稍强，久病宜重；反之，体弱、新病宜轻。

[错误动作分析与纠正]

节奏性不强：幅度过大，无节奏感。

纠正方法：操作时，幅度小，频率快，有节奏感。

（4）应用。掌侧击法具有疏经通络、疏筋解痉的功效，适用于项部、肩胛上部、腰背部以及四肢部。

4. 合掌击法

（1）定义。两手掌相合，用侧掌轻击体表的受术部位的手法称为合掌击法，如图5—56所示。

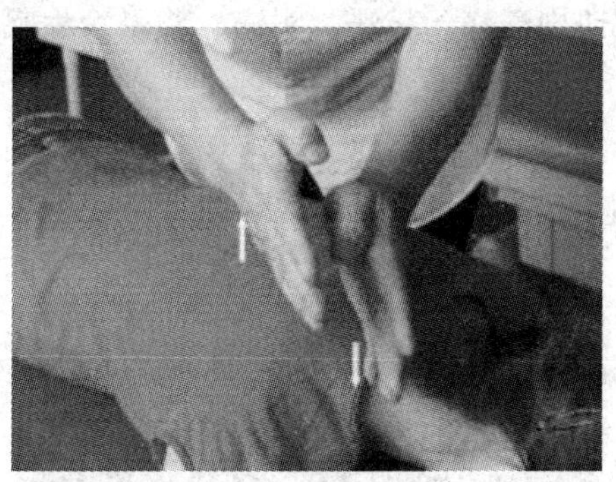

图 5—55　掌侧击法

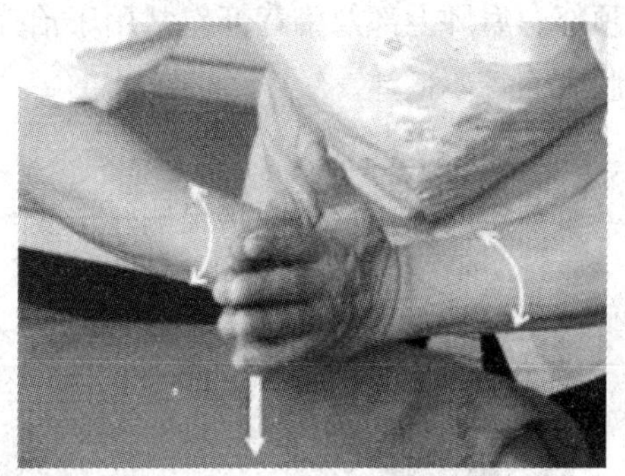

图 5—56　合掌击法

（2）动作要领。按摩师手指自然伸直并分开，两手掌指相合紧贴，腕关节背屈，以前臂的旋转运动，带动腕关节做双掌小指尺侧轻击受术部位的运动。

（3）动作要求

1）合掌击法操作时，腕关节放松，动作轻巧灵活而有节奏。

2）两手掌心贴紧，肩部放松，运用前臂的旋转发力。

[错误动作分析与纠正]

拜佛击打：腕关节、肩关节不松，手臂紧张，肩部用力。

纠正方法：腕关节背屈放松，松肩抬肘，运用前臂旋转带动腕关节。

（4）应用。合掌击法具有醒脑开窍、调和气血、放松肌肉的功效，适用于头部、前额、项部、肩胛上部、腰背部等。本法也是理发行业的常用按摩手法。

三、指击法

1. 指尖击法

（1）定义。用指尖轻轻击打体表受术部位的手法称为指尖击法，如图 5—57 所示。

（2）动作要领。按摩师手指自然弯曲，四指分开成爪形，然后做腕关节伸屈运动使四指指端如雨点下落状，轻击受术部位；或做指骨间关节和掌指关节的伸屈运动使小指、无名指、中指、食指依次分别轻击受术部位。

（3）动作要求

1）指尖击法操作时，腕关节放松，要运用腕力进行叩击。

2）动作要轻快、灵活而有节律性。

3）叩击时，腕关节伸屈幅度要小，频率要快。

（4）应用。指尖击法具有活血止痛、通经活络、开胸顺气、安神醒脑的功效，适用于头顶部、肩胛上部及胸背部。常用于治疗项背部肌肉酸痛、板滞、头痛、头晕、失眠以及胸胁胀痛等不适症。

2. 二指击法

（1）定义。用食、中指尺侧轻击受术部位的手法称为二指击法，如图 5—58 所示。

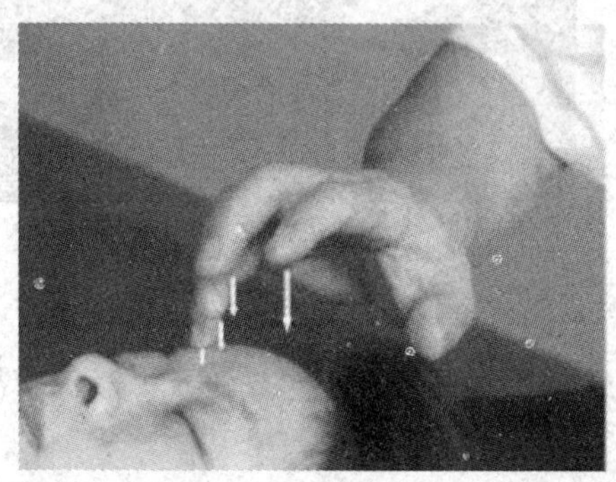

图 5—57　指尖击法

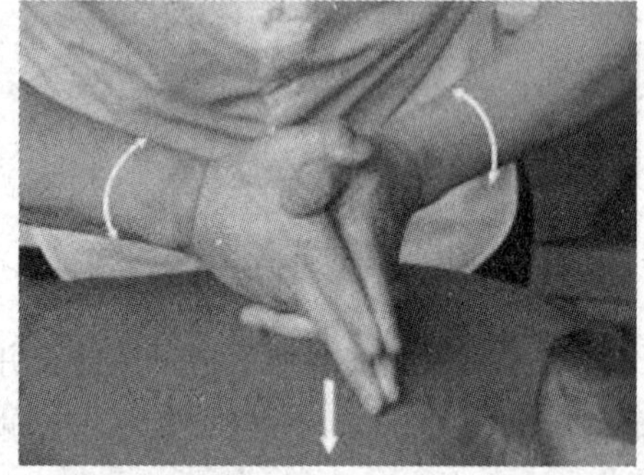

图 5—58　二指击法

（2）动作要领。按摩师双手掌紧贴，弯曲小指和无名指，以前臂的旋转运动，带动腕关节，用食、中指的尺侧轻击受术部位。

（3）动作要求

1）腕关节要放松，要运用腕力进行叩击。

2）动作要轻快、灵活而有节奏性。

3）在头部操作时幅度要小、频率要快；在背部操作时则幅度要大、频率要慢。

（4）应用。二指击法有放松肌肉、振奋精神等作用，多用于项部、肩胛上部、头顶、前额以及背部。

四、棒击法

1. 动作要领

按摩师手握桑枝棒的一端，用棒体平击受术部位，如图 5—59 所示。

2. 动作要求

（1）棒击力量要由轻到重，并适可而止。一般在一个部位连续击打 3～5 下即可。

（2）击打时，棒体接触面要大，使棒体大部分平稳地击打受术部位。

（3）击打时，要用力快速短暂，垂直叩击体表，不使冷棒。

（4）后脑、肾等区域部位，严禁使用棒击法。

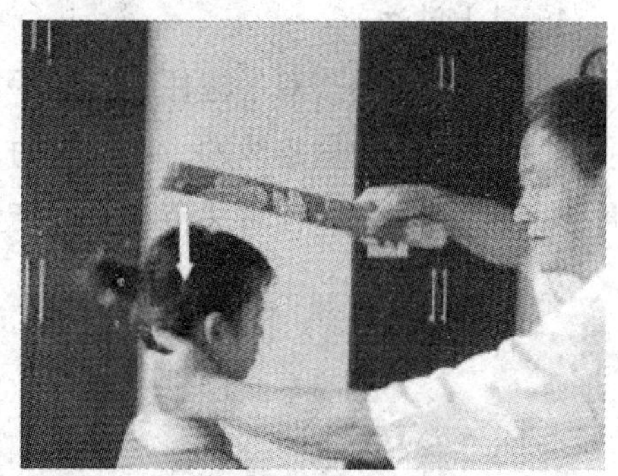

图 5—59　棒击法

[**错误动作与纠正方法**]

节奏性不强：幅度过大、无节奏感。

纠正方法：操作时，幅度小，频率快，有节奏感。

3. 应用

棒击法具有力量大、刺激强的特点，有较强的开通闭塞、行气活血的功效，适用于背部、腰臀、头顶以及四肢。

第 6 节　振动类手法

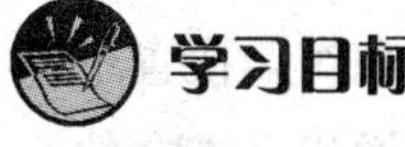

学习目标

熟悉抖法的定义

掌握抖法的动作要领、要求

了解抖法的错误动作分析及纠正、应用

知识要求

一、定义

用单手或双手握住四肢远端，做连续的、小幅度的、频率较高的上下抖动的手法，称为抖法。

二、动作要领

1. 抖上肢法

按摩师用单手或双手握住顾客的手腕部或手掌部，将其上肢慢慢地向前外侧抬起 60°左右，然后稍用力做连续的、小幅度的、频率较高的上下抖动，并使抖动的幅度，由腕关节逐渐传递到肩部，使肩关节和上肢产生舒适的感觉，如图 5—60 所示。

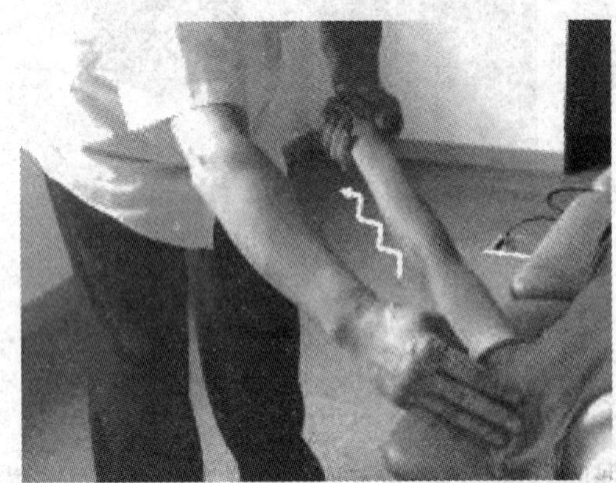

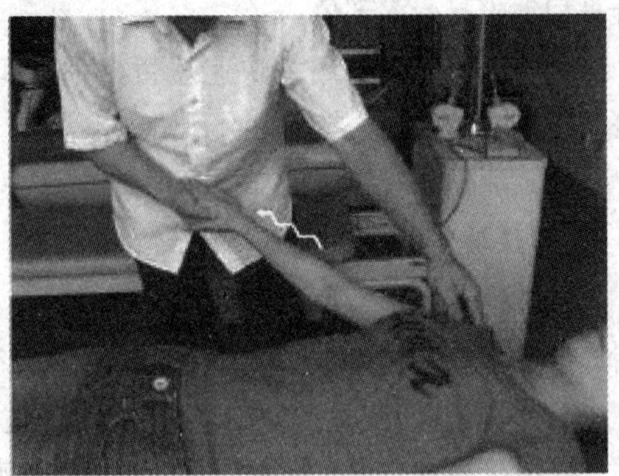

图 5—60　抖上肢法

2. 抖下肢法

顾客取仰卧位，下肢放松伸直。按摩师站于其脚后方，用单手或双手分别握住顾客的两踝部，使下肢呈内旋状，并提起离开床面，然后做连续的、小幅度的上下抖动，使髋部和大腿部有舒适放松的感觉，如图 5—61 所示。

3. 抖腕部法

顾客取坐位，腕关节放松。按摩师用双手拇指按放于腕背部，两食指相对，横置于顾客腕关节掌侧横纹，双手拇指和食指相对用力捏住顾客腕关节上下横纹并做相反方向的快速搓动，带动腕关节做频率较快的、连续的、小幅度的上下抖动。或者按摩师用食指桡侧抵住顾客腕关节背掌侧，大拇指按住其前臂近腕关节处将其前臂上下快速运动，使腕关节产生小幅度的、连续的、频率较快的上下抖动，如图 5—62 所示。

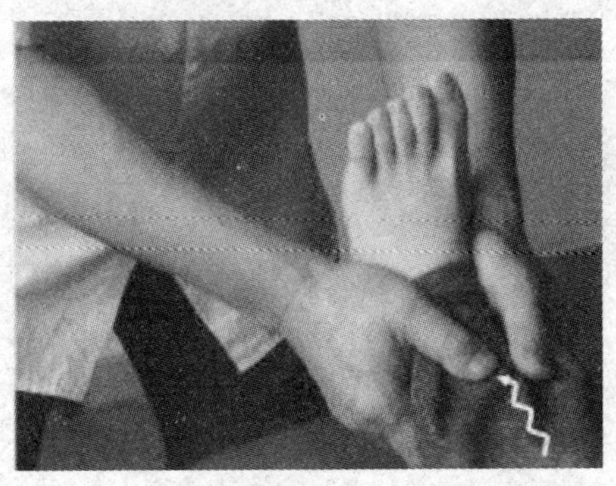

图 5—61　抖下肢法

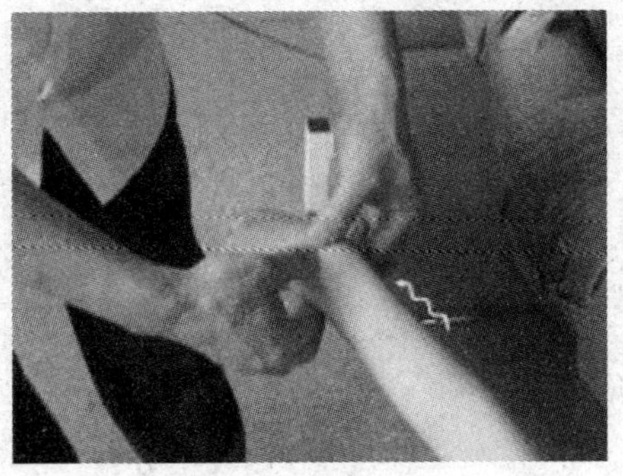

图 5—62　抖腕部法

三、动作要求

1. 被抖动的肢体要自然伸直、放松，使顾客的肢体的肌肉处于最佳的松弛状态，否则抖动的力量不宜发挥。

2. 操作时动作要轻松、连续。

3. 抖动幅度要小、频率要快。

4. 按摩师操作时呼吸自然，不可屏气。

四、应用

抖法具有疏通经脉、滑利关节、放松肌肉、松解粘连、消除疲劳的功效，适用于四肢，以上肢为常用。

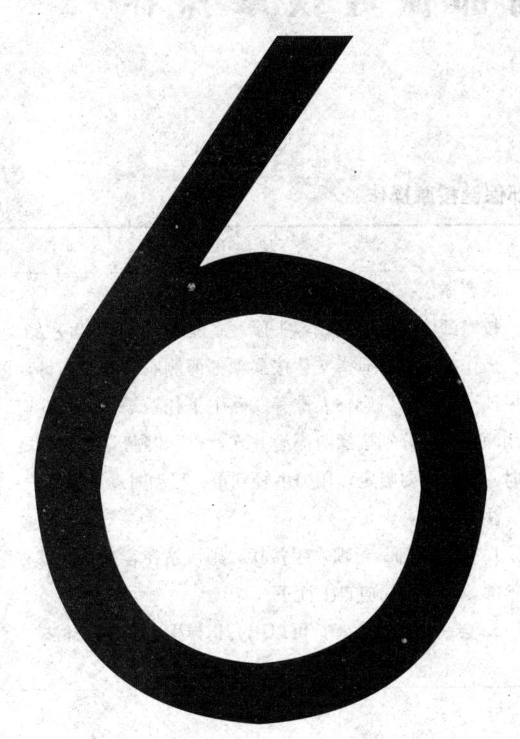

第 6 章

全身保健按摩操作程序

第 1 节　项肩部保健按摩操作

项肩部保健按摩操作见表 6—1。

表 6—1　项肩部保健按摩操作

操作示例	操作说明
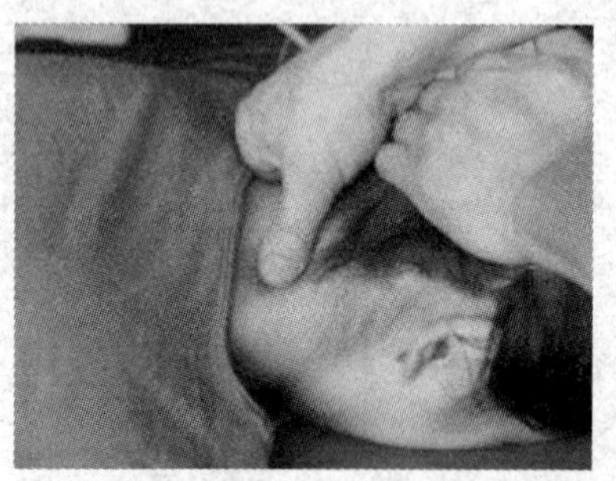 拇指按揉项部	顾客体位：俯卧位 按摩师体位：面向顾客头顶，立位；或站在顾客左侧 操作：以两手拇指交替按揉项部两侧肌肉和项韧带，可以沿风池→肩井→风府→大椎等线路上下往返操作，各 3 遍。最后用两手拇指分别按揉两侧肩井穴，以顾客感觉酸胀为度。操作时，着力点要吸定，用力由轻到重，移动时逐点慢移 注意事项： 1. 如按摩师只习惯右手按揉，则可站在客人左侧以右手按揉项部，按揉方向应自上而下 2. 会一指禅推法者，可以用一指禅推法代替按揉法 3. 顾客也可取坐位
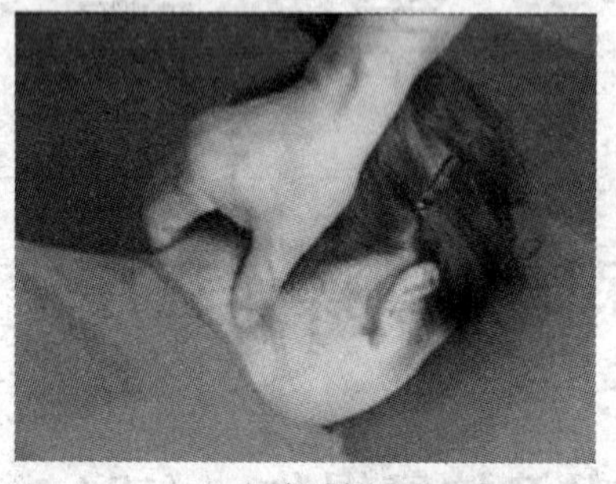 捏拿项部	顾客体位：俯卧位 按摩师体位：面向顾客头顶，立位；或站在顾客左侧 操作：右手拇指与其余 4 指伸直，以指面捏拿项部
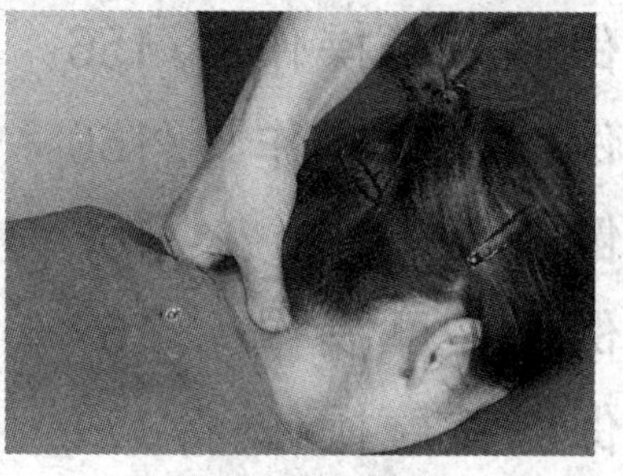 弹拨颈项部两侧大筋	顾客体位：俯卧位 按摩师体位：面向顾客头顶，立位；或站在顾客左侧 操作：用两手拇指交替做与颈项部两侧筋肉纤维方向垂直的来回拨动，上下往返 3 遍。操作时指下应有弹动感，在体表不能有摩擦；压力根据顾客情况和顾客的耐受程度而定，适可而止

续表

操作示例	操作说明
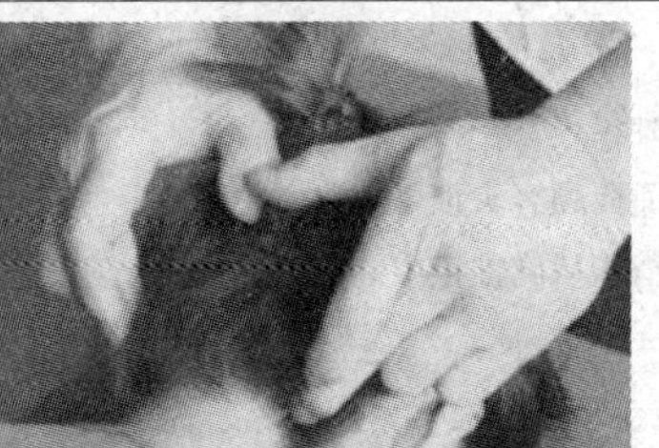 勾揉风池穴	顾客体位：俯卧位 按摩师体位：面向顾客头顶，立位 操作：以双手中指勾住两侧风池穴，并以食指压住中指指甲部，双手同时按揉 注意事项：如站在顾客侧面，或顾客取坐位，则按摩师应以拇指和食指或双手拇指按揉
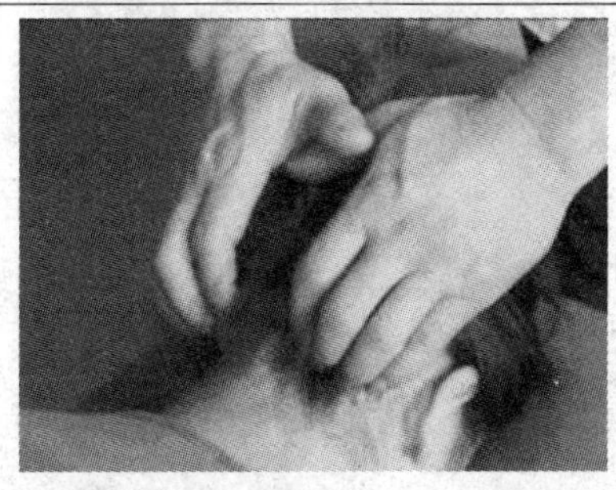 勾揉后脑枕部	顾客体位：俯卧位 按摩师体位：面向顾客头顶，立位；或站于顾客体侧 操作：以四指勾住两侧后脑枕部，并以四指指腹或指端同时勾揉
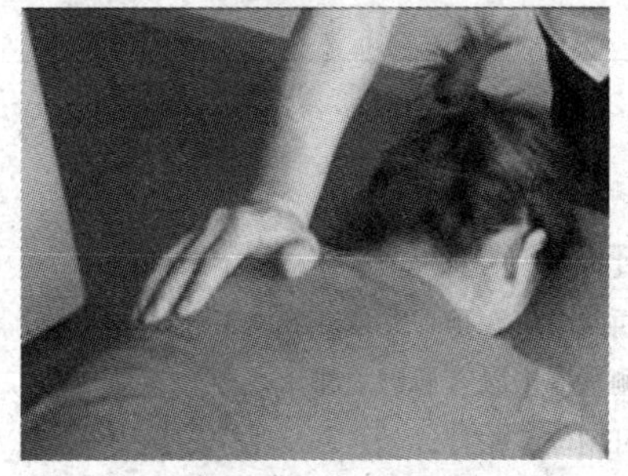 掌根揉冈上窝斜方肌	顾客体位：俯卧位 按摩师体位：面向顾客头顶，立位 操作：以双手掌根揉两侧冈上窝斜方肌，先左肩后右肩
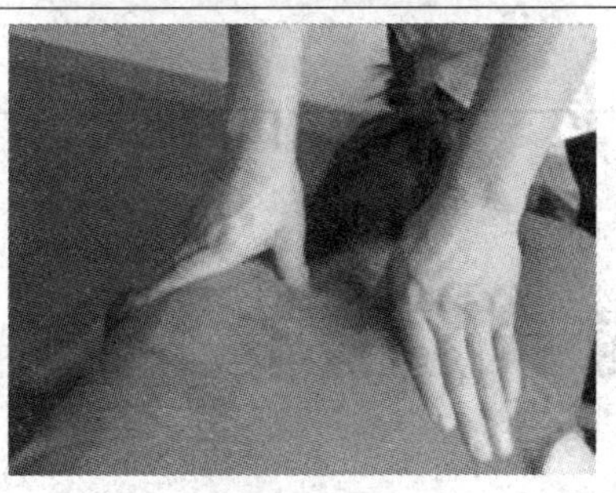 指压项肩部	顾客体位：俯卧位 按摩师体位：面向顾客头顶，立位 操作：以双手拇指从胸椎正中向两侧按压冈上窝斜方肌（由内向外，分压6点，共3遍）

续表

操作示例	操作说明
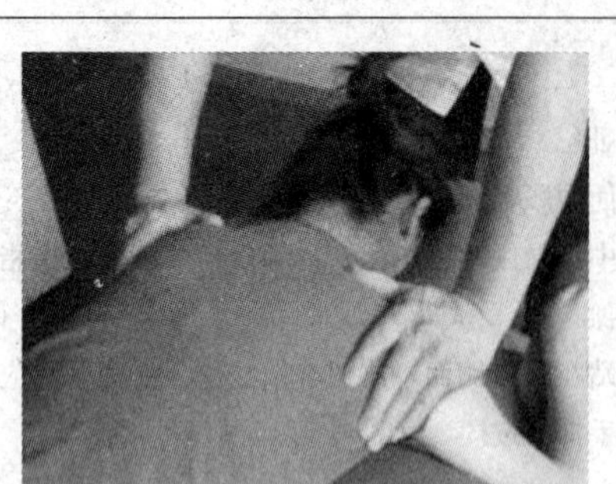 分推冈上窝斜方肌	顾客体位：俯卧位 按摩师体位：面向顾客头顶，立位 操作：以双手拇指从胸椎正中向两侧分推冈上窝斜方肌 注意事项： （1）也可用双手鱼际分推 （2）按摩师也可站在顾客侧面进行操作 （3）顾客也可取坐位
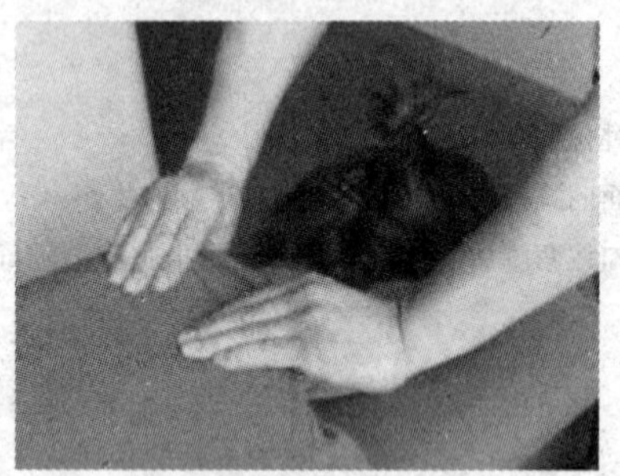 拿肩井斜方肌	顾客体位：俯卧位 按摩师体位：面向顾客头顶，立位；或站于顾客体侧 操作：以双手拿两侧肩井斜方肌部
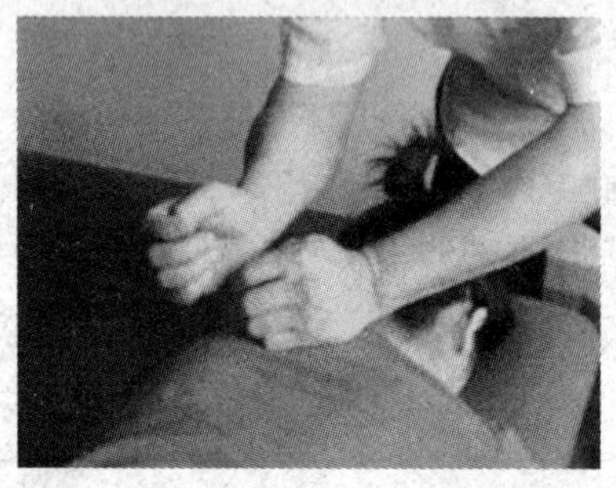 叩击肩胛上部	顾客体位：俯卧位 按摩师体位：面向顾客头顶，立位；或站于顾客体侧 操作：以双手侧拳叩击顾客肩胛上部 注意事项：也可用虚掌拍打

第 2 节　腰背部保健按摩操作

腰背部保健按摩操作见表 6—2。

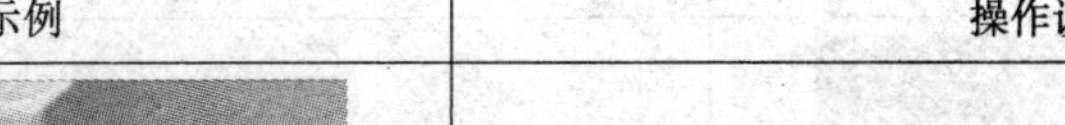

表 6—2　　腰背部保健按摩操作

操作示例	操作说明
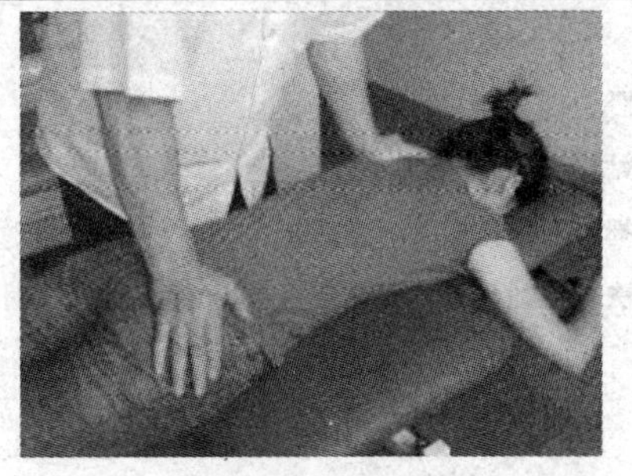 斜压肩背部和臀部（左右交替）	顾客体位：俯卧位 按摩师体位：站在顾客左侧 操作：用两手掌分置于肩背部和对侧臀部，同时向外、向下对称用力，两侧撑压各 3 遍
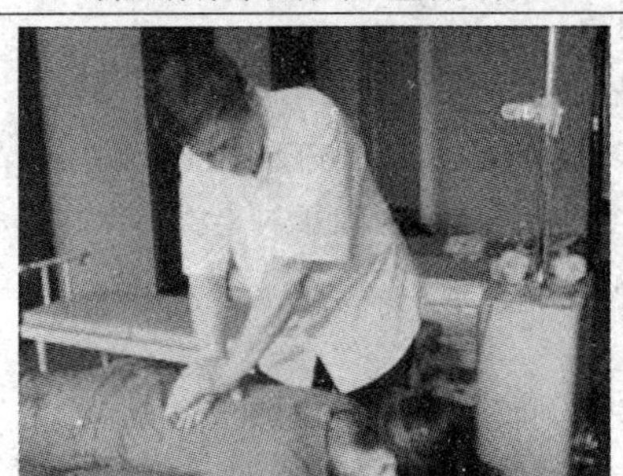 掌揉腰背部	顾客体位：俯卧位 按摩师体位：站在顾客左侧 操作：双手叠掌按揉脊柱两侧竖脊肌，与脊柱平行自上而下螺旋形移动，左右各 3 遍 注意事项：应带动顾客身体同步轻轻晃动，有利于全身放松。第一遍手法宜轻
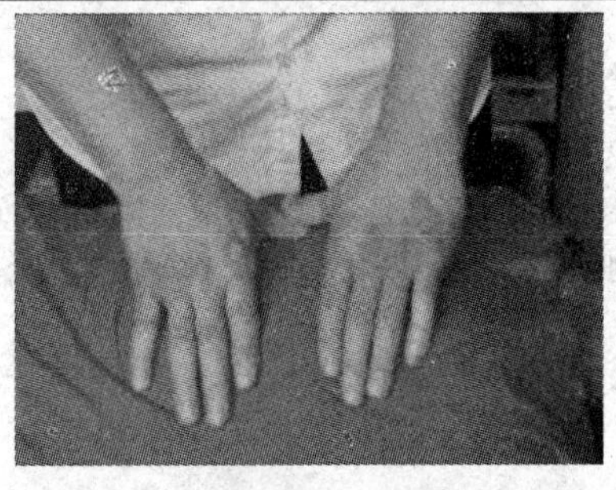 按揉腰背部诸穴	顾客体位：俯卧位 按摩师体位：站在顾客左侧 操作：以单手拇指或叠指按揉腰背两侧膀胱经第 1 侧线（距中线旁开 1.5 寸），从上往下运动。以肺俞、心俞、肝俞、脾俞、肾俞、八髎等穴为主，以顾客感觉酸胀为度
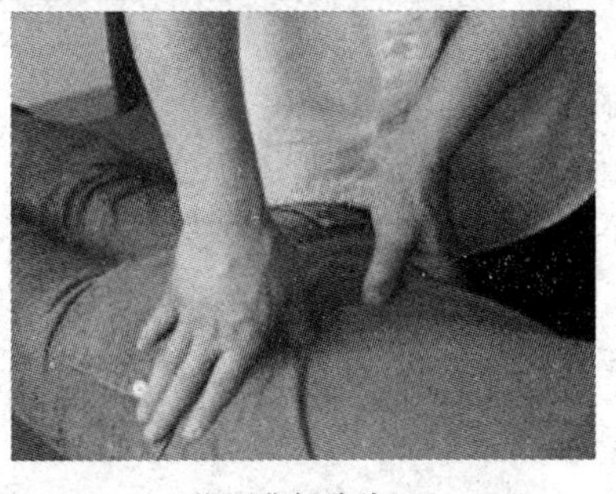 指压背部膀胱经	顾客体位：俯卧位 按摩师体位：站在顾客左侧，也可蹲跪于顾客左侧的按摩床上 操作：以双手拇指同时按压背部两侧膀胱经第 1 侧线，操作时手臂伸直，先将重心逐步移到手指上；在重心离开手指后再向下移动；从上往下边按边移动（距中线旁开 1.5 寸），3 遍左右

续表

操作示例	操作说明
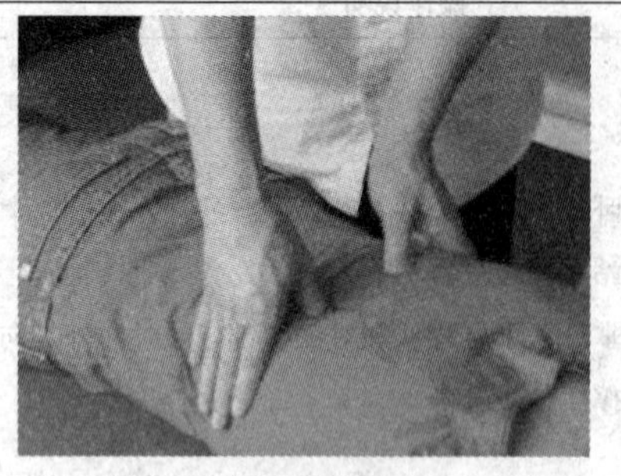 指按八髎	顾客体位：俯卧位 按摩师体位：站在顾客左侧 操作：以双手拇指对称按压 4 对骶后孔 注意事项：此法可单独操作，也可放在指压背部膀胱经时一起操作
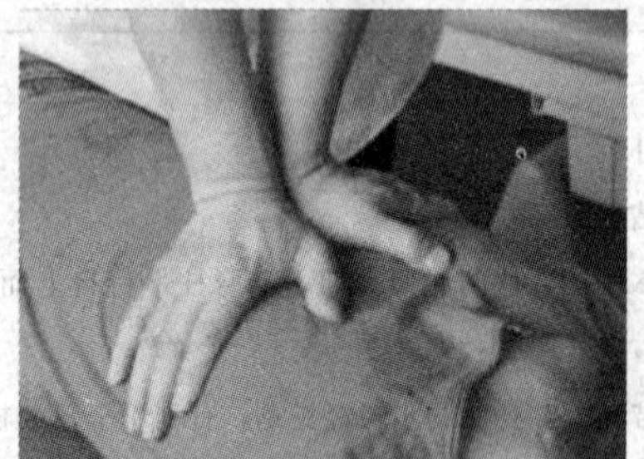 掌按腰背部	顾客体位：俯卧位 按摩师体位：站在顾客左侧 操作：两手掌根相对，由上而下按压腰背部。操作时手臂伸直，先将重心逐步移到手掌上；在重心离开手掌后再向下移动；从上往下边按边移动，2～3 遍 注意事项： （1）第 1 遍宜轻，使顾客对按压的力量和节奏有所适应 （2）也可自下而上边按压边移动
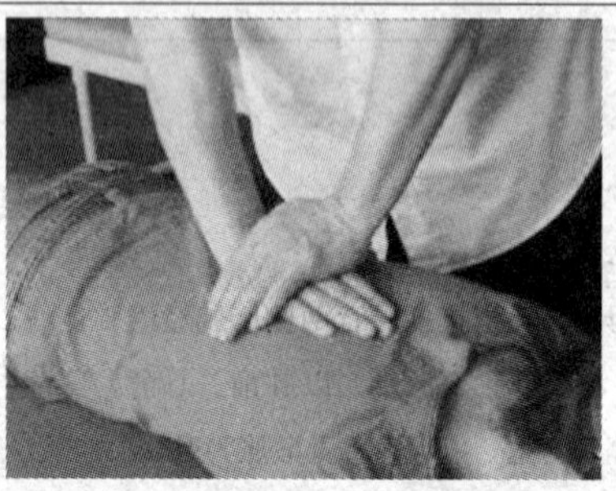 掌按脊柱	顾客体位：俯卧位 按摩师体位：站在顾客左侧 操作：双手叠掌按压胸椎、腰椎和骶椎。操作时手臂伸直，先将重心逐步移到手掌上；在重心离开手掌后再向下移动；从上往下边按边移动，2～3 遍 注意事项：同“掌按腰背部”
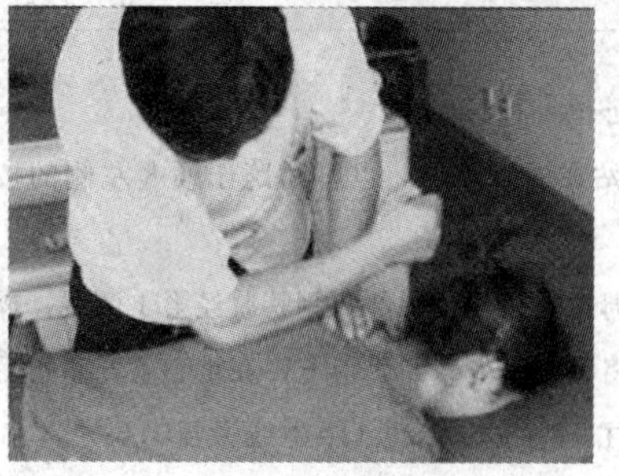 弹拨背部膀胱经	顾客体位：俯卧位 按摩师体位：站在顾客左侧 操作：先用双手拇指叠指弹拨背部两侧膀胱经第 1 侧线（距中线旁开 1.5 寸），1 遍；或用肘尖部弹拨背部两侧膀胱经第 1 侧线（距中线旁开 1.5 寸），1 遍

续表

操作示例 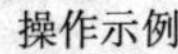	操作说明 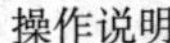
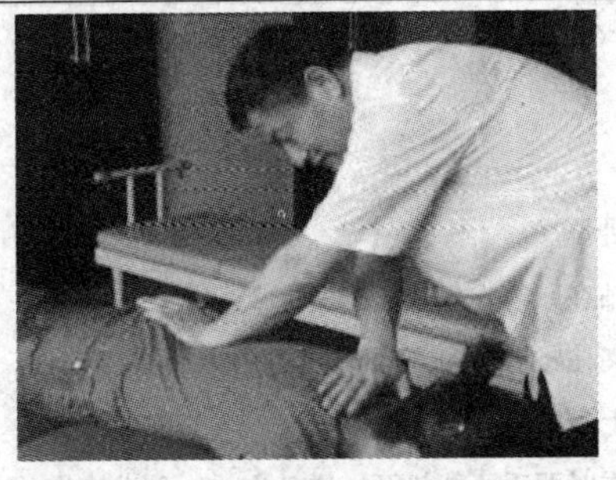 掌推腰背部	顾客体位：俯卧位 按摩师体位：站在顾客左侧 操作：一手掌按于腰而另一手掌根着力，由上而下直推督脉以及两侧膀胱经，各 3 遍 注意事项：掌推时动作平稳，压力均匀；沿直线移动
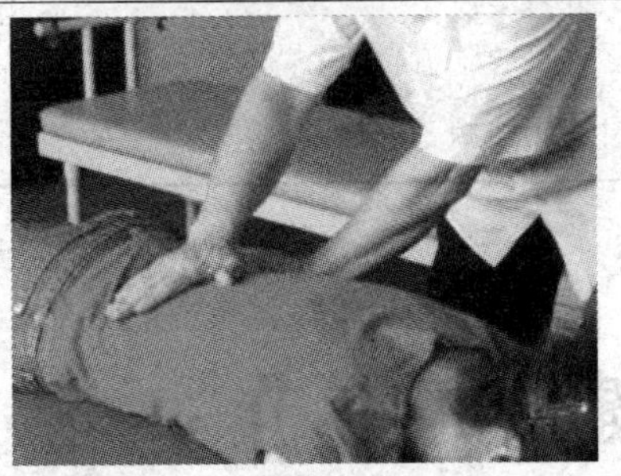 横擦腰部	顾客体位：俯卧位 按摩师体位：站在顾客左侧 操作：全掌横擦腰部（命门、腰阳关、八髎）
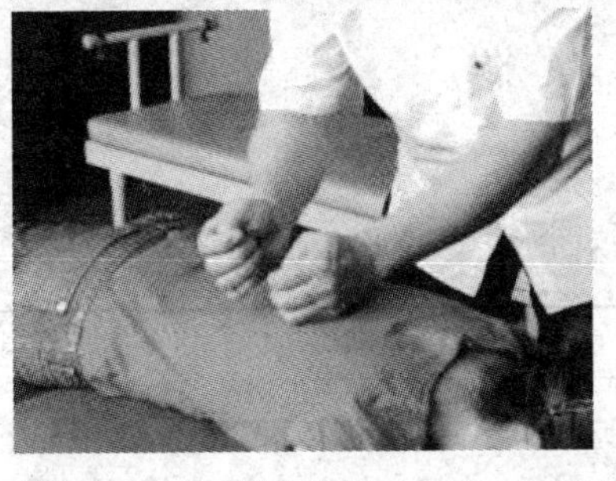 叩击背部	顾客体位：俯卧位 按摩师体位：站在顾客左侧 操作：双手握拳轻轻叩击背部，上下移动
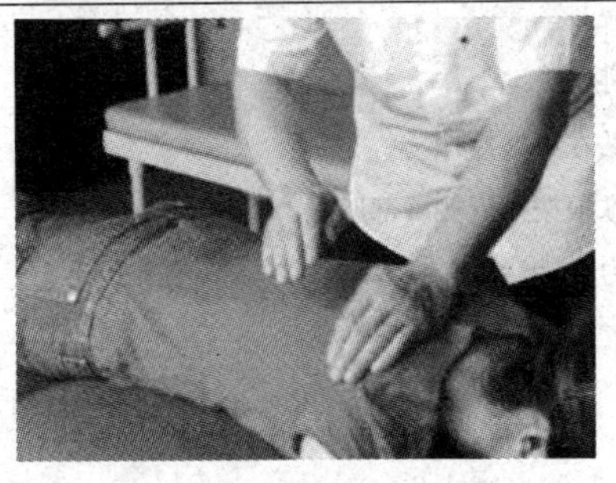 掌拍腰背部	顾客体位：俯卧位 按摩师体位：站在顾客左侧 操作：双手虚掌拍击背部，也可单掌拍击

续表

操作示例	操作说明
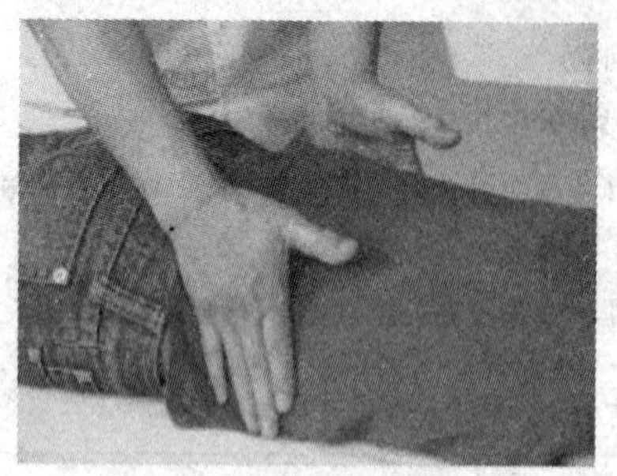 搓腰部	顾客体位：俯卧位 按摩师体位：站在顾客左侧 操作：以两手夹住顾客腰部两侧，相对用力做搓揉动作，并可在一定范围内上下移动 注意事项：操作时两手不能松开，搓动宜快，移动宜慢

第3节　下肢部保健按摩操作

一、下肢后部操作（见表6—3）

表6—3　　下肢后部操作

操作示例	操作说明
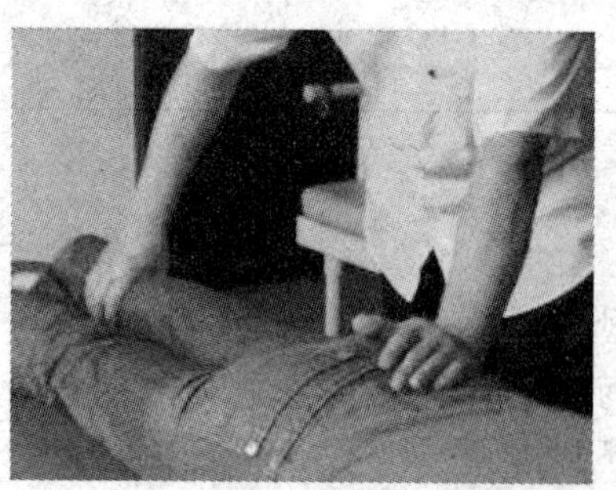 按揉臀部	顾客体位：俯卧位 按摩师体位：站在顾客左侧 操作：以一手掌根按揉近侧臀部肌群 注意事项：用力先轻后重

续表

操作示例	操作说明
掌按股后部	顾客体位：俯卧位 按摩师体位：站在顾客左侧 操作：以双手掌根按压股后部。左手位置较高，右手略低。也可叠掌以右手按压（右腿操作同）
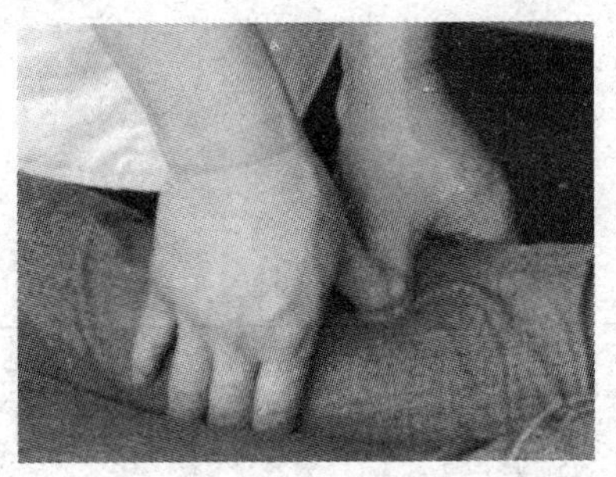 指压股后部	顾客体位：俯卧位 按摩师体位：站在顾客左侧 操作：以双手拇指叠指按压股后部（右腿操作同）
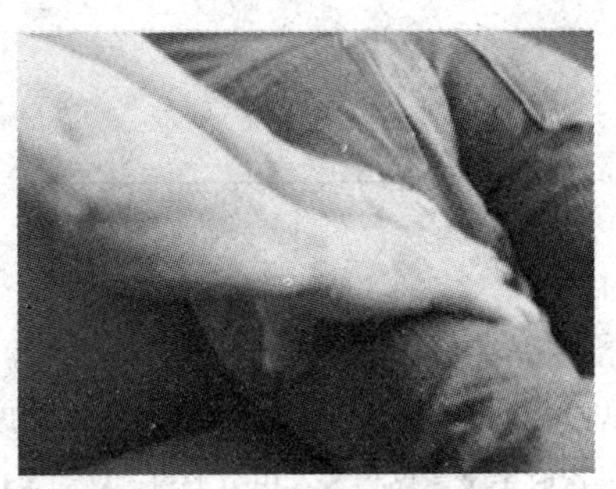 弹拨股外侧部	顾客体位：俯卧位 按摩师体位：站在顾客左侧 操作：双手虎口张开置于股后部，以拇指由前往后弹拨股外侧部，并从股骨大转子处开始向膝部移动（右腿操作同）

续表

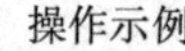操作示例	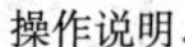操作说明
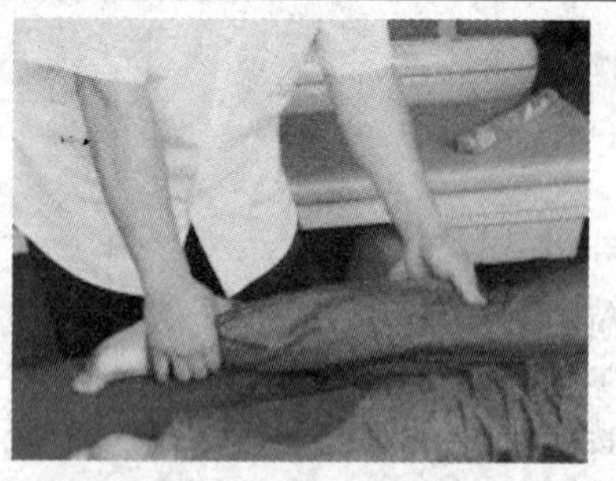 按揉委中穴 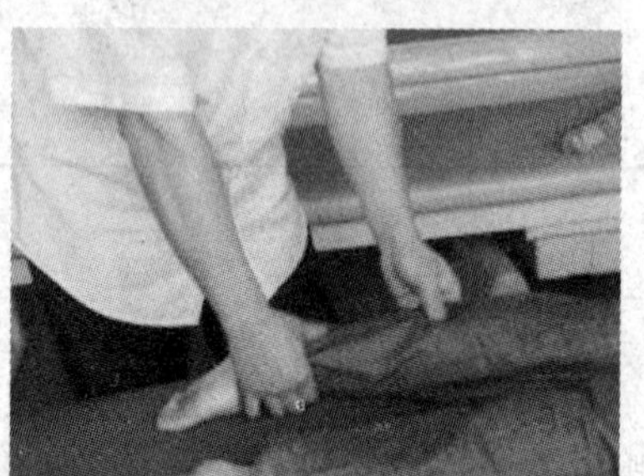 按揉承山穴	顾客体位：俯卧位 按摩师体位：站在顾客左侧 操作：以单手拇指按揉小腿部委中、承山穴，以顾客感觉酸胀为度。操作时力量先由轻到重，再由重到轻
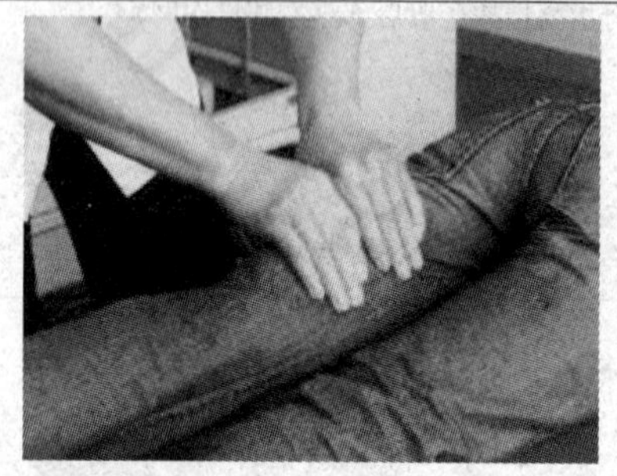 拿下肢后部	顾客体位：俯卧位 按摩师体位：站在顾客左侧 操作：双手同时拿左大腿和小腿后部肌群，并一直拿到跟腱（右腿操作同）
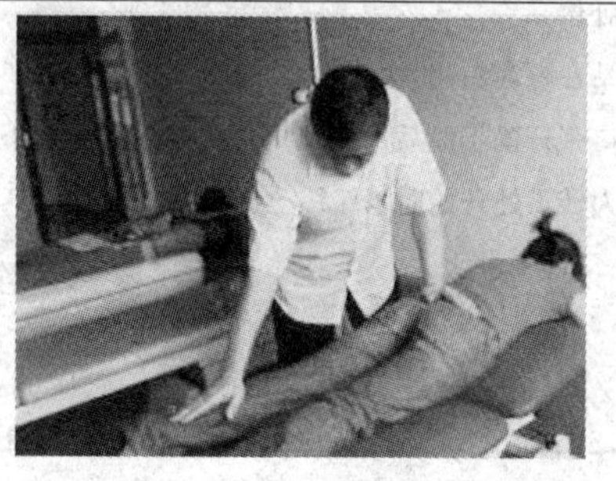 掌推下肢后部	顾客体位：俯卧位 按摩师体位：站在顾客左侧 操作：用手掌从髋横纹沿下肢纵轴推进，至距小腿关节跟腱处，反复3遍。操作时手掌紧贴体表，用力平稳；移动缓慢、均匀，并沿直线移动，腘窝部以及小腿后侧用力应轻柔、缓和（右腿操作同）

续表

操作示例 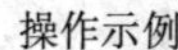	操作说明 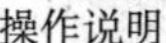
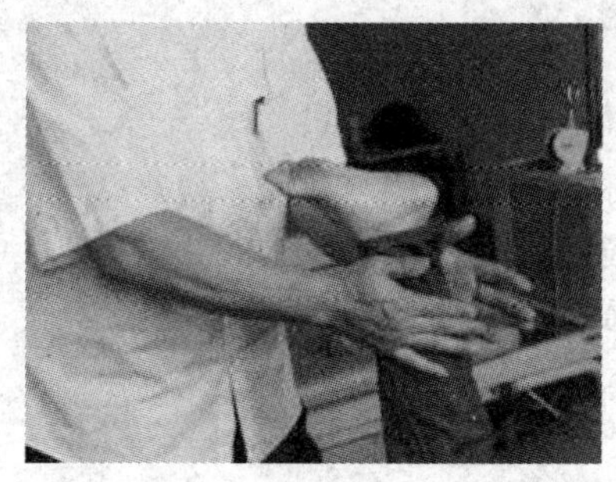 搓小腿	顾客体位：俯卧位 按摩师体位：站在顾客左侧 操作：顾客屈膝 90°，按摩师双掌前后夹住顾客小腿（相当于三阴交水平），并做快速搓动（右腿操作同） 注意事项：搓动时不要移到腓肠肌隆起部，因胫骨前嵴处比较尖锐且无肌肉覆盖，容易损伤
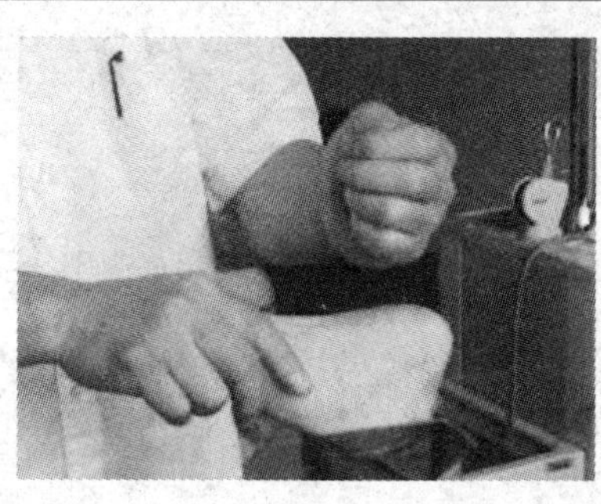 叩击脚掌	顾客体位：俯卧位 按摩师体位：站在顾客左侧 操作：顾客屈膝 90°，按摩师一手扶住左脚，一手握拳轻轻叩击其脚掌，3～5 遍（右腿操作同）

二、下肢前部操作（见表 6—4）

表 6—4　　下肢前部操作

操作示例	操作说明
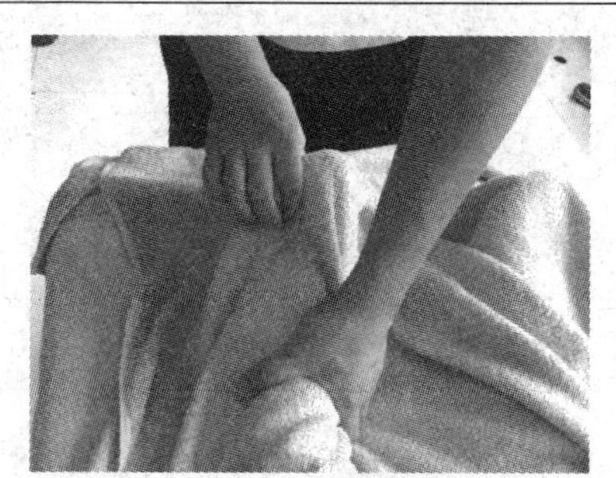 捏揉趾缝	顾客体位：仰卧位 按摩师体位：面对顾客足底 操作：先用毛巾包住顾客左足。然后以拇指、食指依次捏揉每一跖骨间隙（右脚操作同）

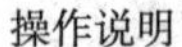

续表

操作示例	操作说明
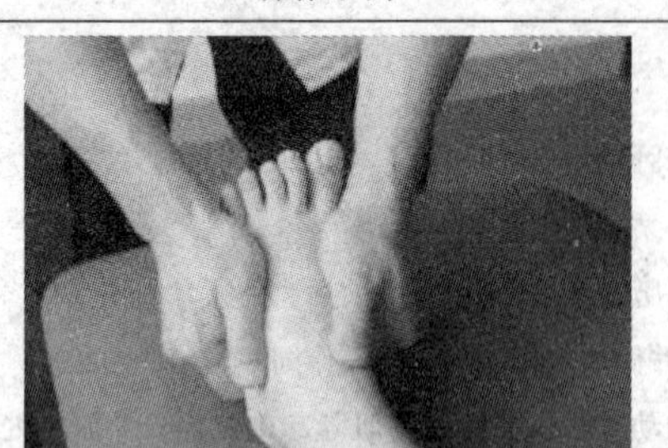 分推足背	顾客体位：仰卧位 按摩师体位：面对顾客足底 操作：以双手鱼际分推足背（右脚操作同）
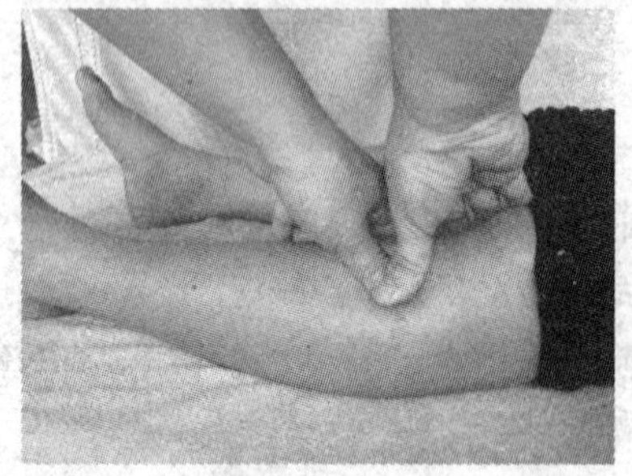 按揉足三里穴 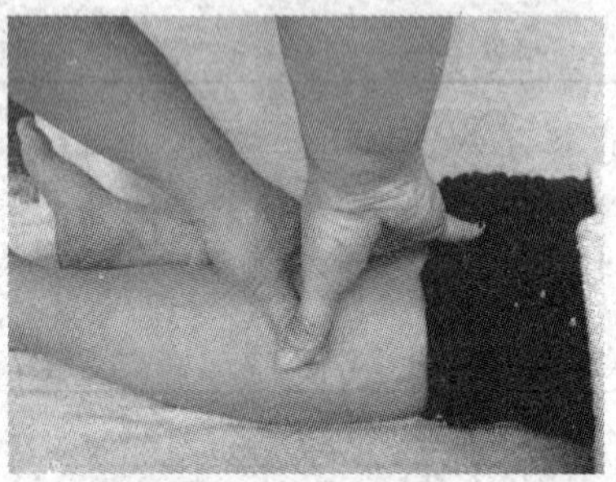 按揉阳陵泉穴 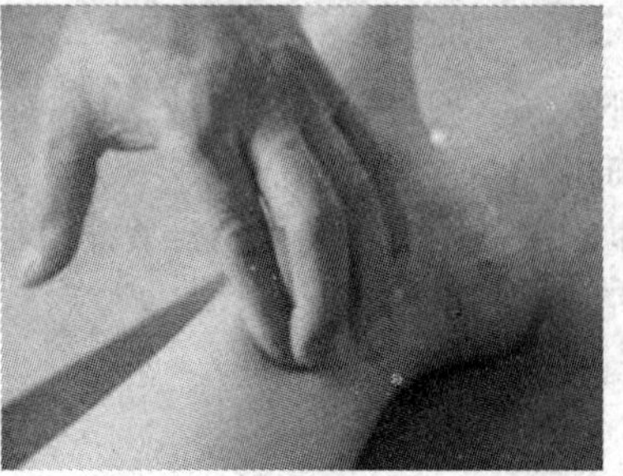 按揉三阴交穴	顾客体位：仰卧位 按摩师体位：左侧站位 操作：以双手拇指叠指按揉左侧足三里和阳陵泉穴，再以食指按揉三阴交

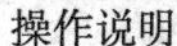

续表

操作示例	操作说明
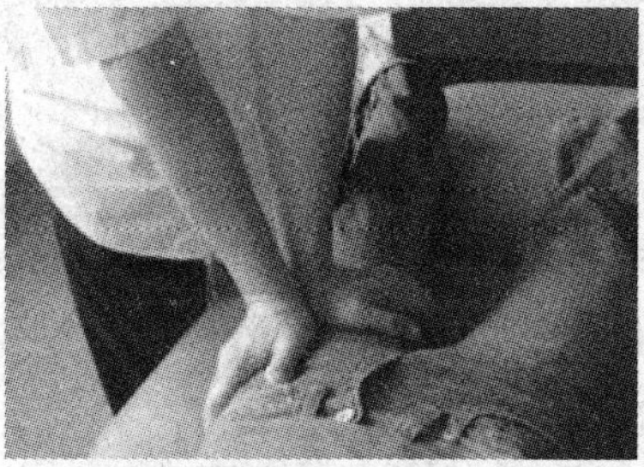 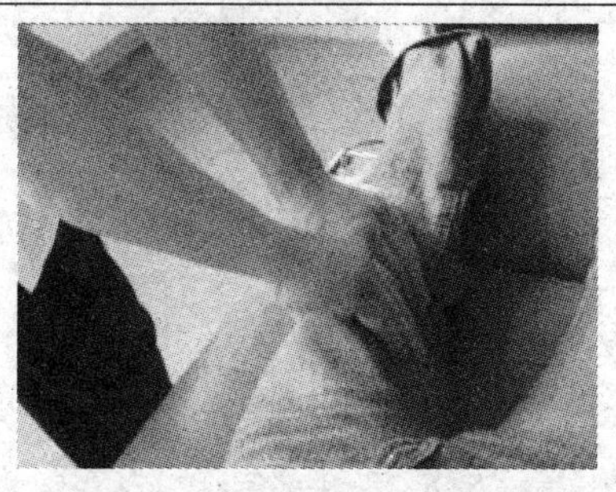 掌按股前部	顾客体位：仰卧位 按摩师体位：左侧站位 操作：两手掌根相对，由上而下按压股前部。操作时手臂伸直，先将重心逐步移到手掌上；在重心离开手掌后再向下移动；从上往下边按边移动，2～3 遍
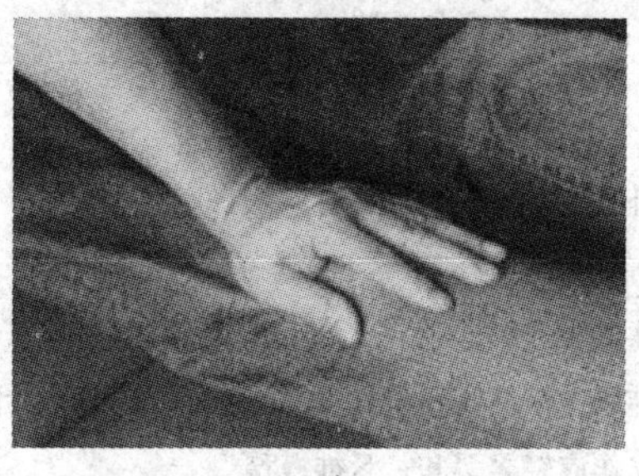 拿股前部	顾客体位：仰卧位 按摩师体位：站在顾客左侧 操作：双手拿股四头肌（右腿操作同） 注意事项：应避开大腿内侧中上部的敏感部位
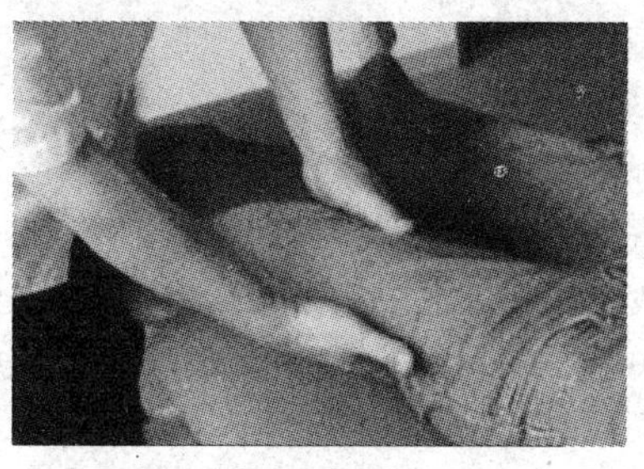 揉髌骨	顾客体位：仰卧位 按摩师体位：站在顾客左侧 操作：以掌心吸附于髌骨，运用腕部活动，使髌骨产生小幅度的环形运动。动作应柔和、灵活，力量由轻到重，切忌用力过猛；髌骨活动幅度逐渐增大
搓下肢	顾客体位：仰卧位 按摩师体位：站在顾客左侧 操作：以两手掌夹住下肢，相对用力，自上而下搓揉下肢，并反复数次。操作时搓动要快，移动要慢

续表

操作示例	操作说明
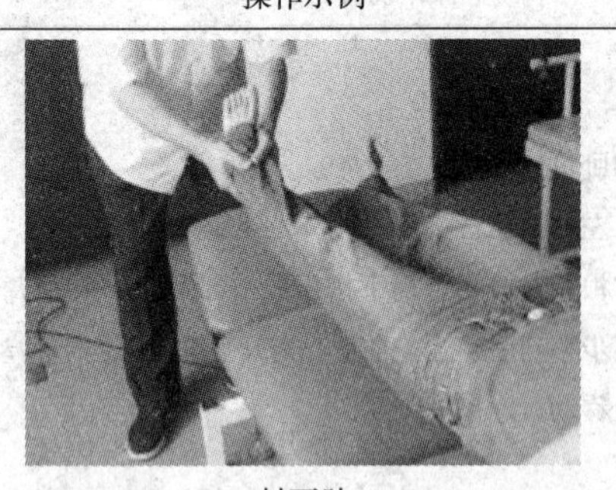 抖下肢	顾客体位：仰卧位 按摩师体位：站在顾客左侧 操作：双手握住顾客的左脚，上下抖动其下肢，可结合大腿做小幅度的外展、内收运动。抖下肢的频率略低于抖上肢，幅度稍大于抖上肢（右腿操作同）

第4节 腹部保健按摩操作

腹部保健按摩操作见表6—5。

表6—5　　腹部保健按摩操作

操作示例	操作说明
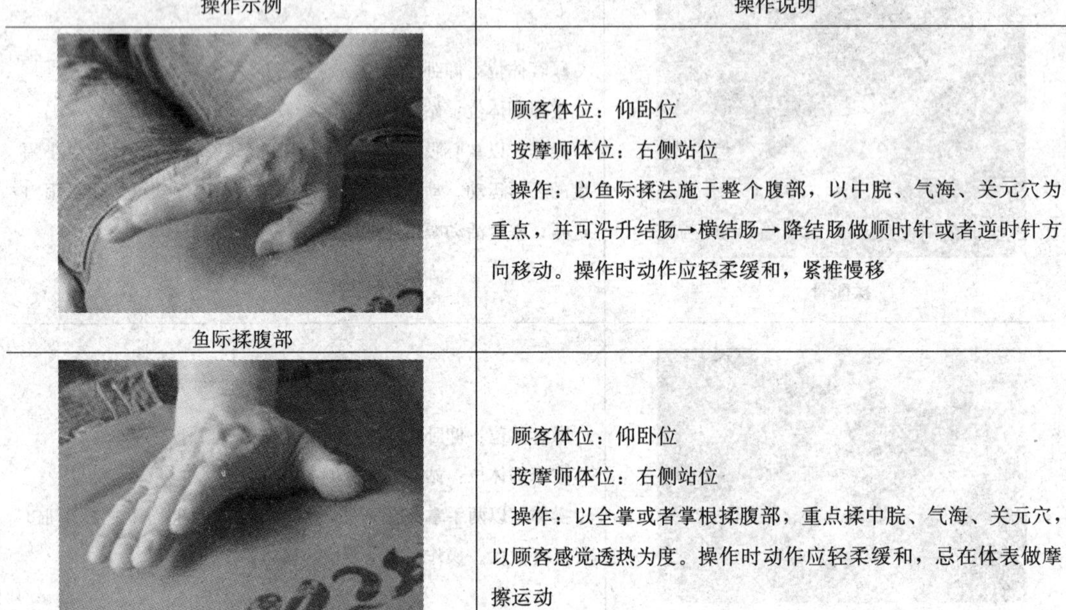 鱼际揉腹部	顾客体位：仰卧位 按摩师体位：右侧站位 操作：以鱼际揉法施于整个腹部，以中脘、气海、关元穴为重点，并可沿升结肠→横结肠→降结肠做顺时针或者逆时针方向移动。操作时动作应轻柔缓和，紧推慢移
掌揉腹部	顾客体位：仰卧位 按摩师体位：右侧站位 操作：以全掌或者掌根揉腹部，重点揉中脘、气海、关元穴，以顾客感觉透热为度。操作时动作应轻柔缓和，忌在体表做摩擦运动

续表

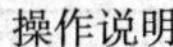

操作示例	操作说明
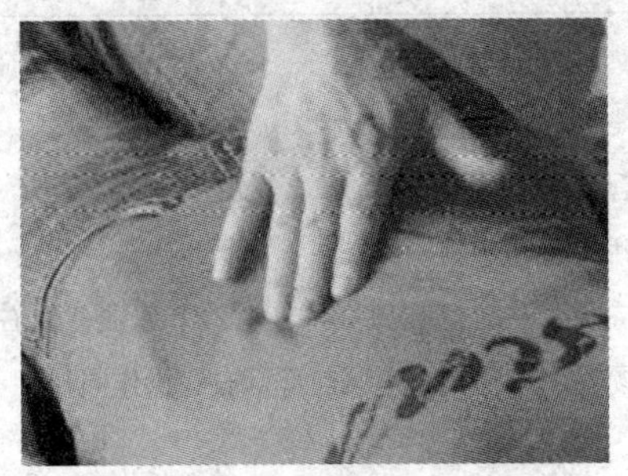 指摩腹	顾客体位：仰卧位 按摩师体位：右侧站位 操作：用四指指腹着力于腹部，重点揉中脘、气海、关元穴，做顺时针或逆时针方向摩擦运动。操作时四指并拢，自然伸直；指面紧贴体表；压力均匀，动作应轻快柔和
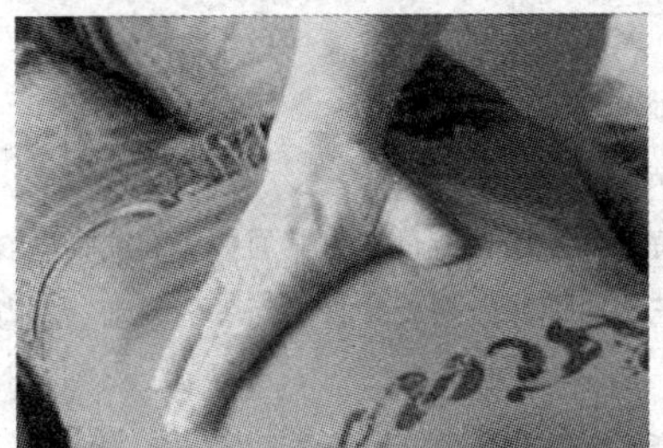 掌摩腹	顾客体位：仰卧位 按摩师体位：右侧站位 操作：以右手全掌在顾客腹部做顺时针方向的环形摩擦运动。动作应柔和连贯，配合协调 注意事项：不要摩擦靠近耻骨部分
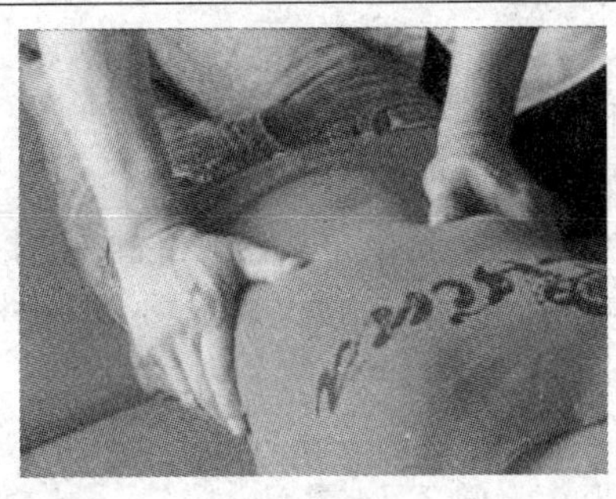 分推腹部	顾客体位：仰卧位 按摩师体位：右侧站位 操作：以双手鱼际沿肋弓下缘在腹部分推。操作时两手应用力均匀，动作柔和、协调

第 5 节　上肢部保健按摩操作

上肢部保健按摩操作见表 6—6。

表 6—6　　上肢部保健按摩操作

操作示例	操作说明
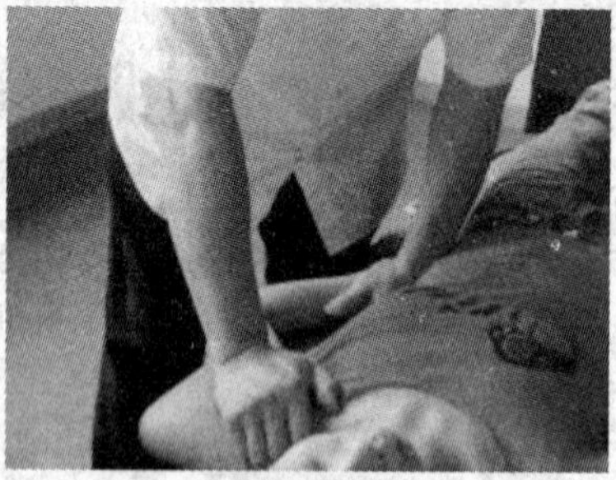 掌揉肩前部	顾客体位：仰卧位 按摩师体位：站在顾客左侧 操作：左手扶持顾客左前臂腕部，将其肘关节屈曲；以右手掌根和掌心按揉顾客左肩及其三角肌前部（右臂操作同）
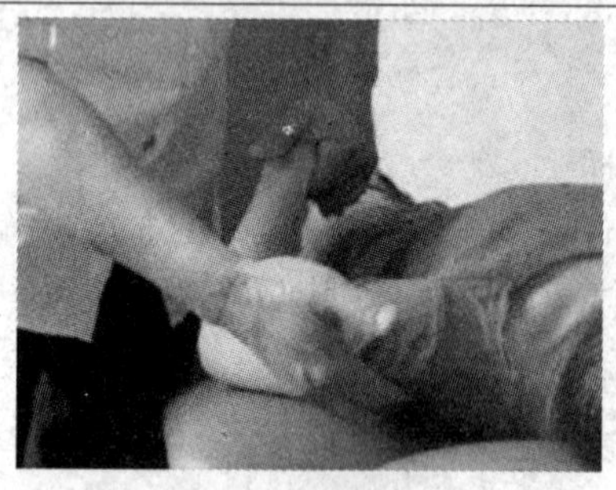 托揉肱三头肌	顾客体位：仰卧位 按摩师体位：站在顾客左侧 操作：左手扶持顾客左前臂腕部，将其肘关节屈曲；以右手手掌托住顾客肱三头肌部并做螺旋状自上而下的揉动（右臂操作同） 注意事项：按摩师腕关节要放松；操作要有节奏
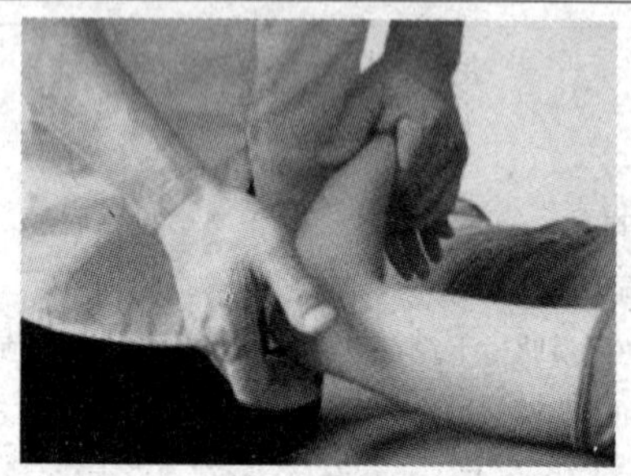 弹拨小海穴	顾客体位：仰卧位 按摩师体位：站在顾客左侧 操作：姿势同“托揉肱三头肌”，用该方法操作至肘部后，以中指弹拨尺神经沟中的小海穴，可有麻感放射至小指（右臂操作同）
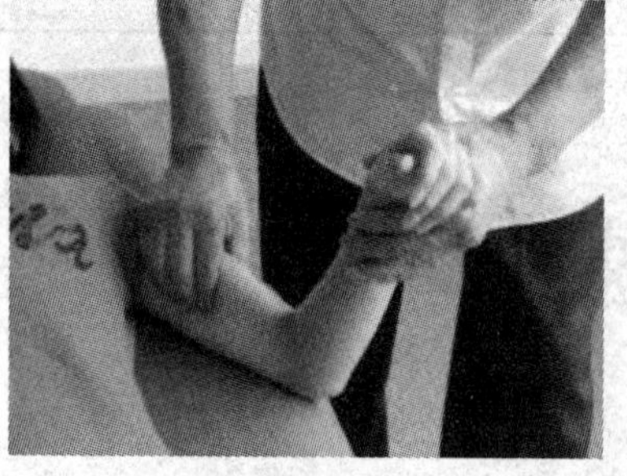 拿肱二头肌	顾客体位：仰卧位 按摩师体位：站在顾客左侧 操作：左手扶持顾客左前臂腕部，将其肘关节屈曲；以右手虎口置于顾客肘弯部，以五指拿肱二头肌，略做上下移动（右臂操作同） 注意事项：操作要有节律

续表

操作示例	操作说明
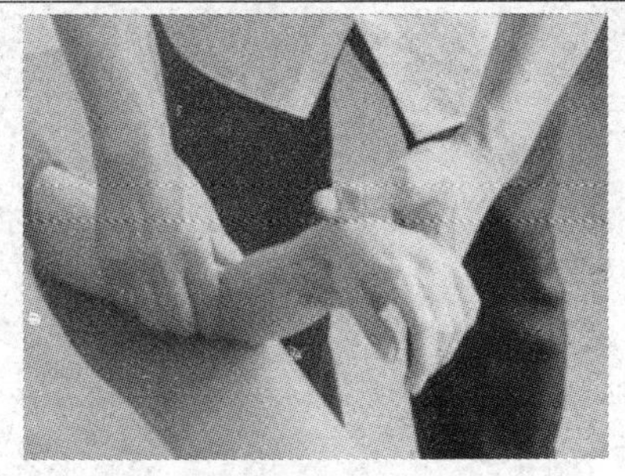 按揉曲池穴	顾客体位：仰卧位 按摩师体位：站在顾客左侧 操作：姿势同“拿肱二头肌”，延续其操作，右手握住顾客肘部，以拇指按揉曲池穴（右臂操作同）
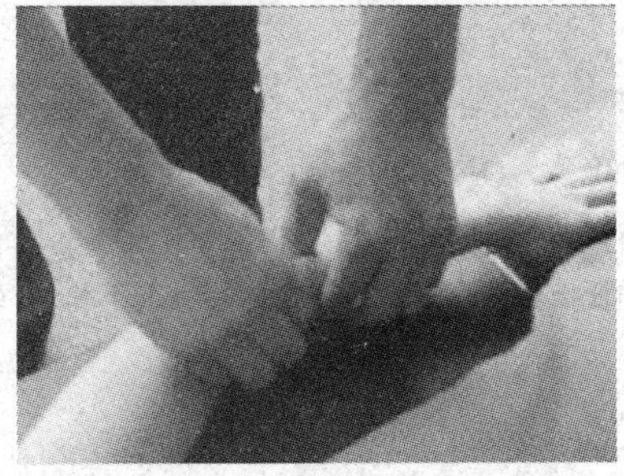 拿前臂	顾客体位：仰卧位 按摩师体位：站在顾客左侧 操作：顾客手臂伸直，按摩师双手同时拿顾客前臂伸肌群上部，略做上下移动（右臂操作同）
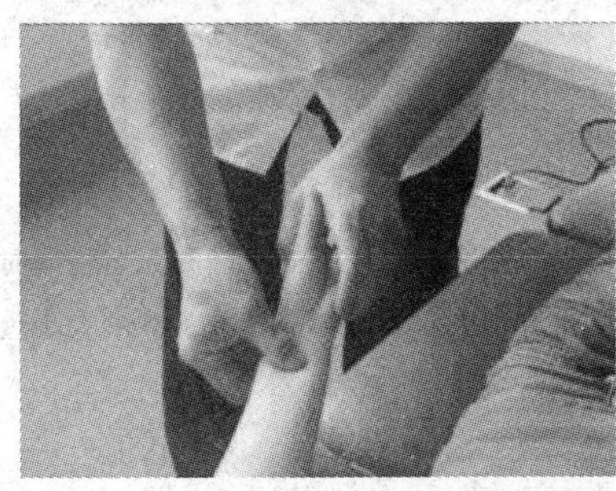 按揉内关穴 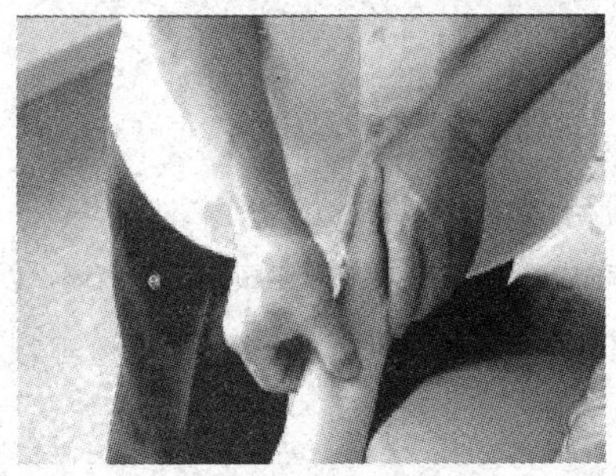 按揉外关穴	顾客体位：仰卧位 按摩师体位：站在顾客左侧 操作：一手扶住顾客左手手腕，一手以拇指和食指同时捏住内关和外关穴，并略做按揉（右臂操作同），再以同法按揉合谷穴

续表

操作示例	操作说明
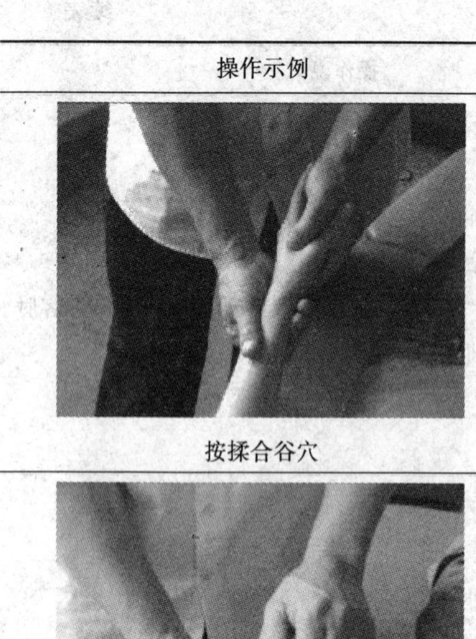 按揉合谷穴 捻手指	顾客体位：仰卧位 按摩师体位：站在顾客左侧 操作：以拇指和食指夹住顾客左手手指，逐一上下捻动（右手操作同） 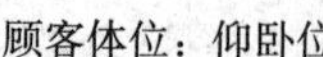
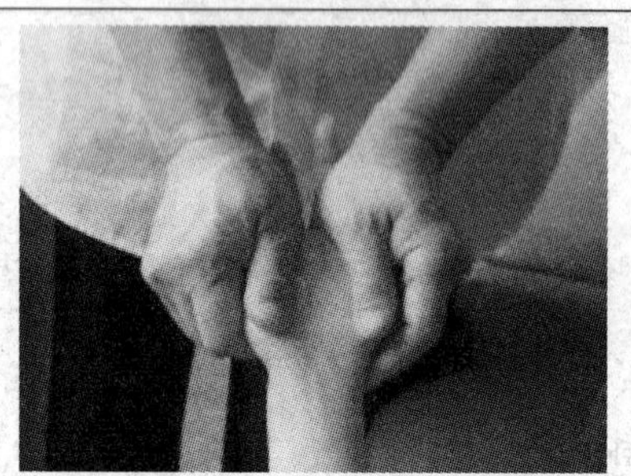 分推手掌	顾客体位：仰卧位 按摩师体位：站在顾客左侧 操作：顾客掌心向上。按摩师以双手的小指和无名指同时扣住顾客左手的拇指和小指，以双手拇指分推其手掌的大小鱼际和掌心（右手操作同）
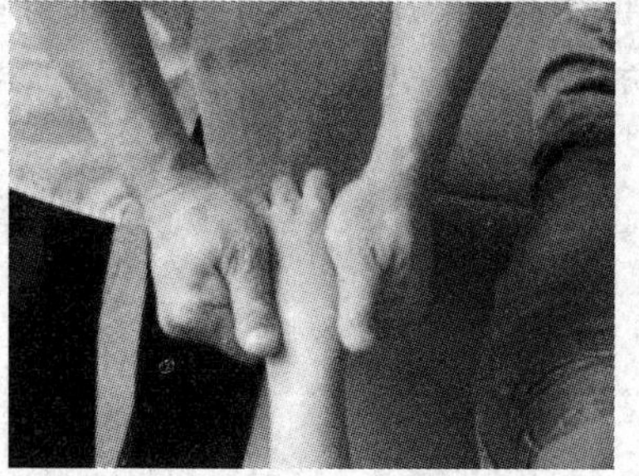 分推手背	顾客体位：仰卧位 按摩师体位：站在顾客左侧 操作：顾客手背向上。按摩师双手握住顾客手掌两侧，以双手鱼际分推其手背（右手操作同）

续表

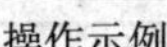操作示例	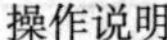操作说明
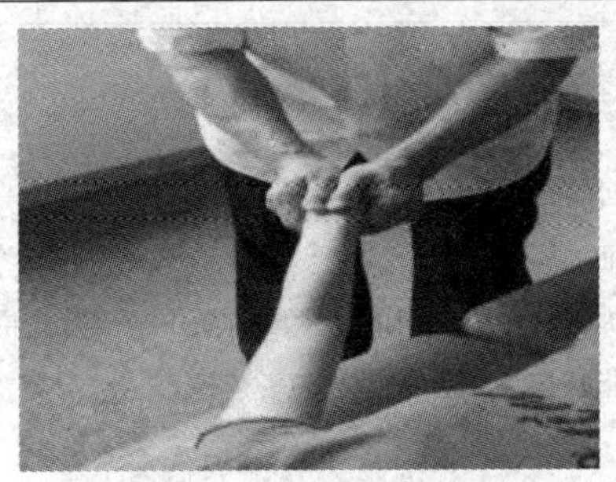 抖上肢	顾客体位：仰卧位 按摩师体位：站在顾客左侧 操作：按摩师双手握住顾客左手手腕，上下抖动其上肢，使抖动波到达肩部三角肌，并同时配合肩关节外展、内收动作（右臂操作同）。也可以右手握住顾客的左手，横向抖动其上肢，使抖动波传导至肱三头肌
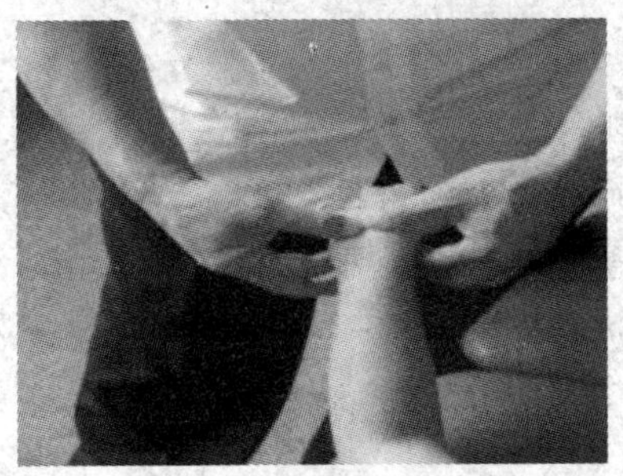 抖腕关节	顾客体位：仰卧位 按摩师体位：站在顾客左侧 操作：按摩师两拇指和两食指相对，横置于顾客左手腕关节上下横纹处，并以中指抵住食指指甲助力；双手拇指和食指相对用力捏住顾客腕关节上下横纹，并做相反方向的快速搓动，带动腕关节做快速的上下抖动（右手操作同）
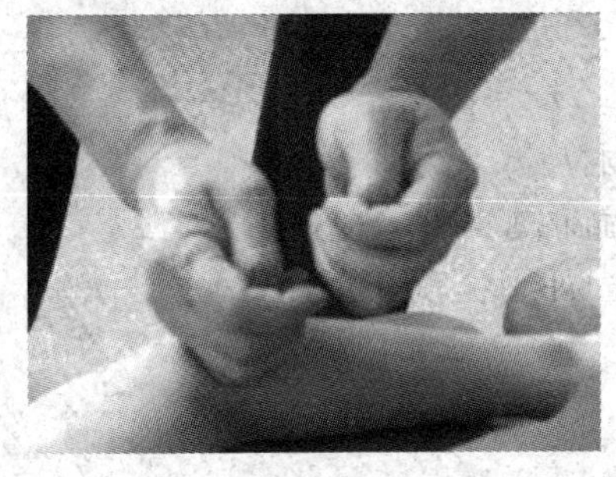 叩击上肢	顾客体位：仰卧位 按摩师体位：站在顾客左侧 操作：按摩师以双手握拳用侧拳叩击顾客上肢。也可用虚掌拍击（右臂操作同）

第 6 节　头面部保健按摩操作

头面部保健按摩操作见表 6—7。

表 6—7　　　　**头面部保健按摩操作**

操作示例	操作说明
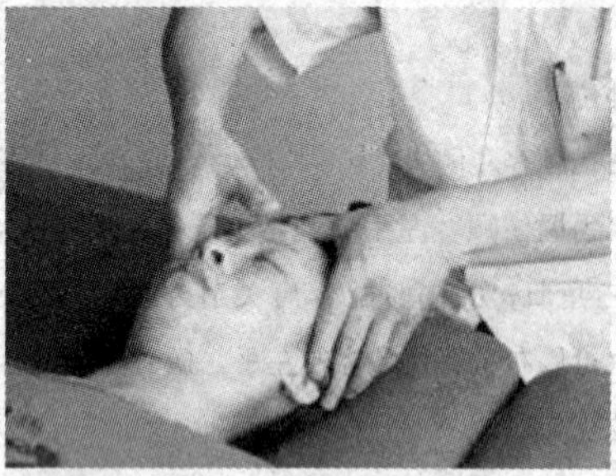 开天门	顾客体位：仰卧位或坐位 按摩师体位：面向顾客头顶，坐位 操作：以双手拇指从两眉之间的印堂沿前额中线交替直推至神庭穴，其余手指扶持头部两侧，推 20～30 遍
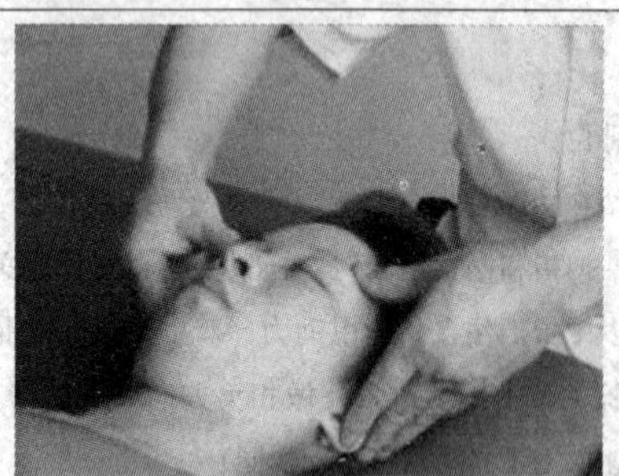 分抹前额	顾客体位：仰卧位 按摩师体位：面向顾客头顶，坐位 操作：以双手拇指从前额中线向两侧分抹至太阳穴，若干遍 注意事项：本法又名分推前额，因有弧形操作路线，故名抹法
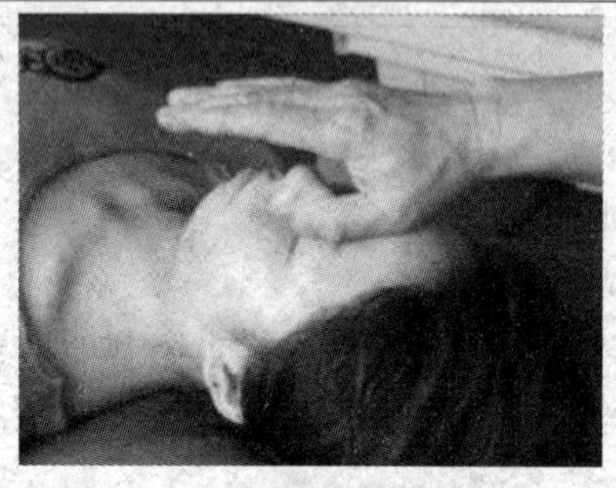 鱼际揉前额	顾客体位：仰卧位 按摩师体位：面向顾客头顶，坐位 操作：以一手鱼际揉前额，边揉边左右移动至太阳穴处
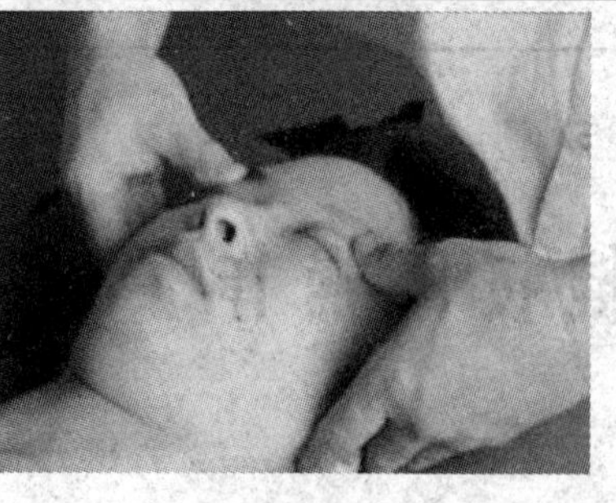 分抹眼眶	顾客体位：仰卧位 按摩师体位：面向顾客头顶，坐位 操作：以双手拇指从眼眶内角沿上下眼眶边缘抹至目外眦，若干遍

续表

<table>
<tr><th>操作示例</th><th>操作说明</th></tr>
<tr><td>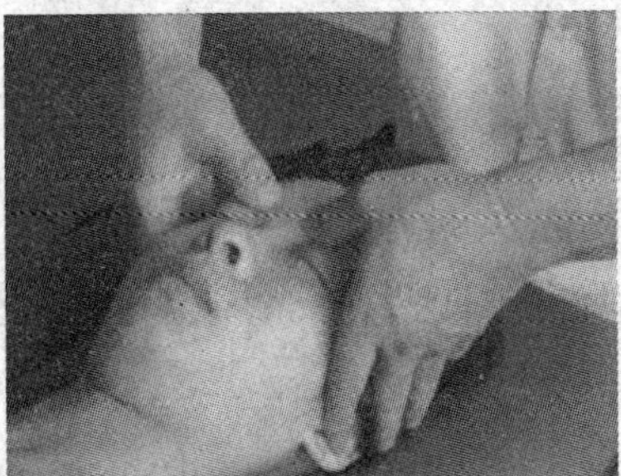
按攒竹穴
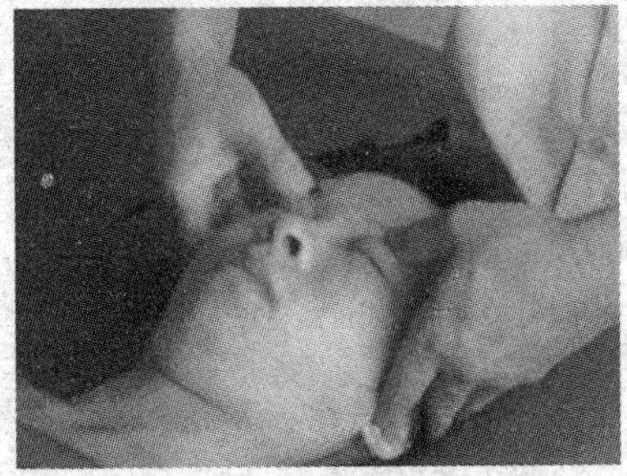
按鱼腰穴
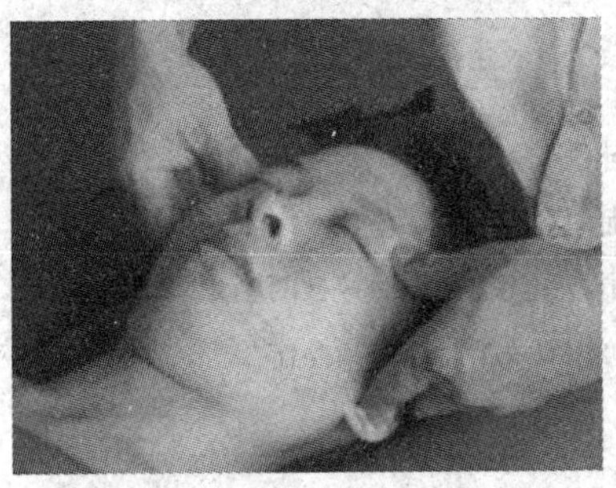
按丝竹空穴
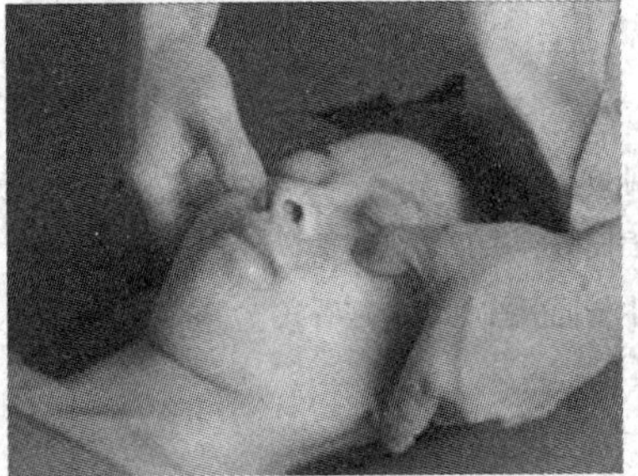
按四白穴</td><td>顾客体位：仰卧位
按摩师体位：面向顾客头顶，坐位
操作：用双手拇指按攒竹、鱼腰、丝竹空、四白穴，每点停顿片刻，反复3遍</td></tr>
</table>

续表

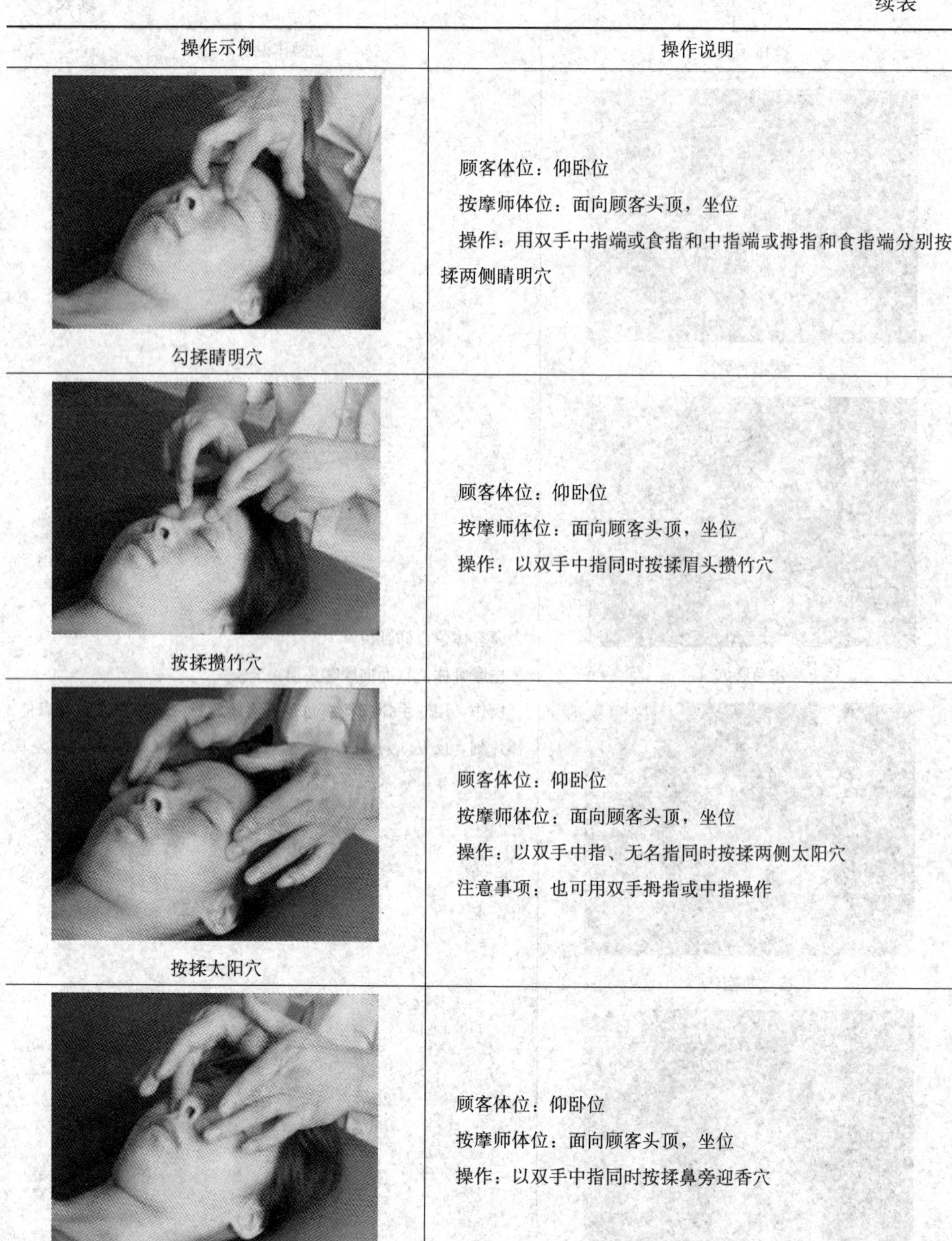

操作示例	操作说明
勾揉睛明穴	顾客体位：仰卧位 按摩师体位：面向顾客头顶，坐位 操作：用双手中指端或食指和中指端或拇指和食指端分别按揉两侧睛明穴
按揉攒竹穴	顾客体位：仰卧位 按摩师体位：面向顾客头顶，坐位 操作：以双手中指同时按揉眉头攒竹穴
按揉太阳穴	顾客体位：仰卧位 按摩师体位：面向顾客头顶，坐位 操作：以双手中指、无名指同时按揉两侧太阳穴 注意事项：也可用双手拇指或中指操作
按揉迎香穴	顾客体位：仰卧位 按摩师体位：面向顾客头顶，坐位 操作：以双手中指同时按揉鼻旁迎香穴

续表

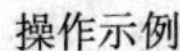操作示例	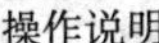操作说明
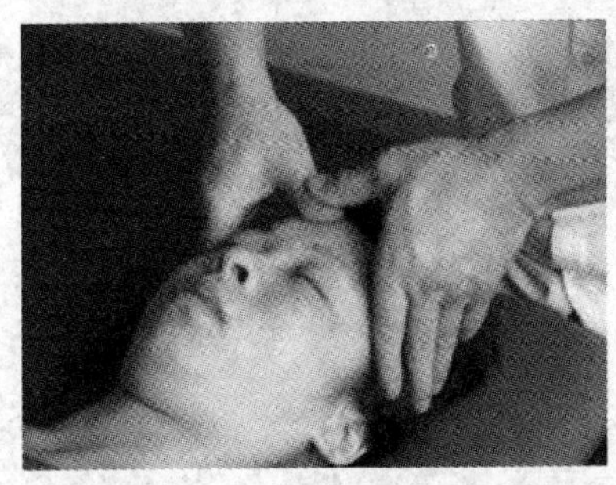 指按印堂穴 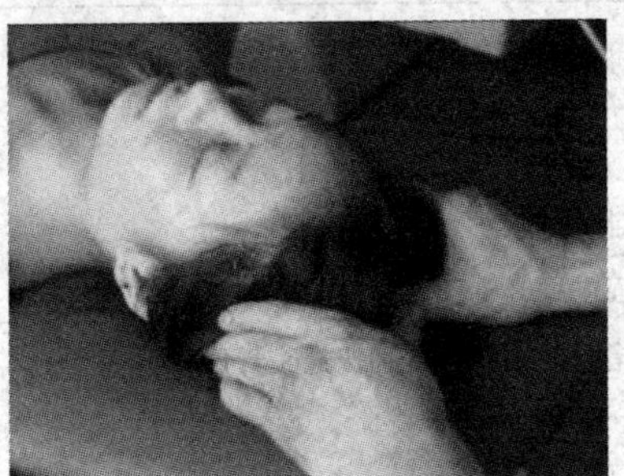 指按百会穴	顾客体位：仰卧位 按摩师体位：面向顾客头顶，坐位 操作：用单手拇指螺纹面从印堂按压至百会穴，或用双手拇指螺纹面交替按压或叠指按压，若干遍
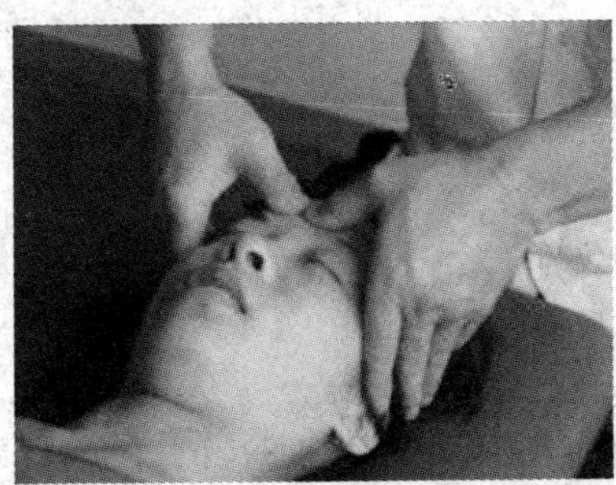 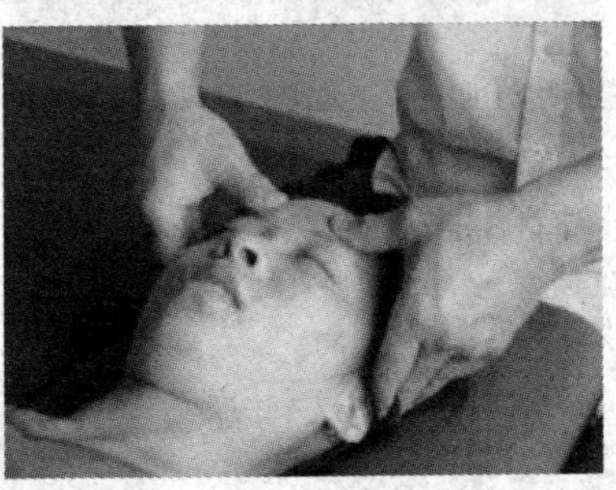	顾客体位：仰卧位 按摩师体位：面向顾客头顶，坐位 操作：用双手拇指螺纹面同时由前额正中分三线或四线分别向两侧按压

续表

操作示例	操作说明
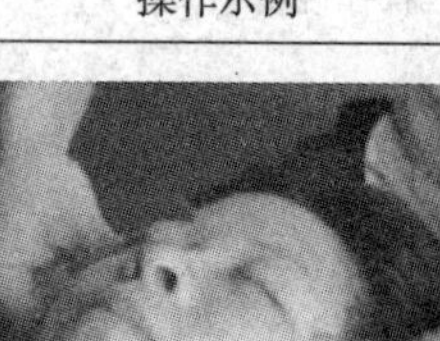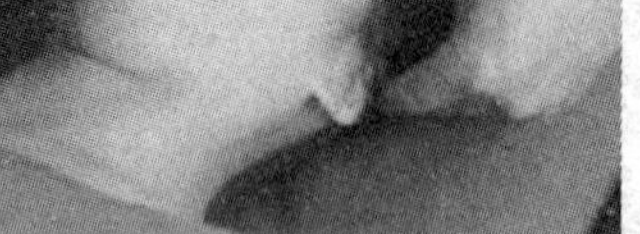 按压前额正中至头部两侧	
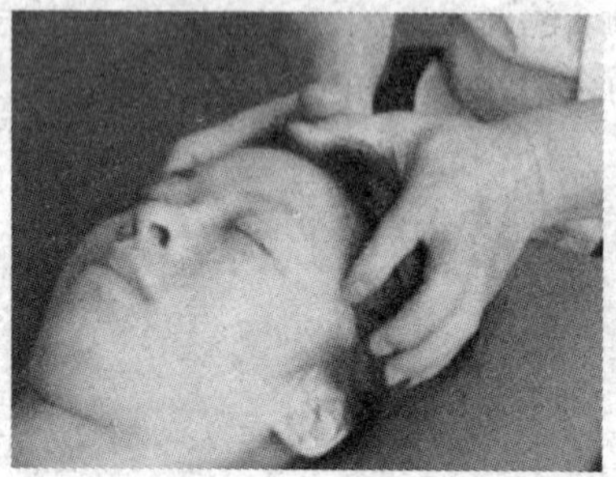 四指分揉头部两侧	顾客体位：仰卧位 按摩师体位：面向顾客头顶，坐位 操作：双手四指分开微屈，分别按揉头部两侧颞部
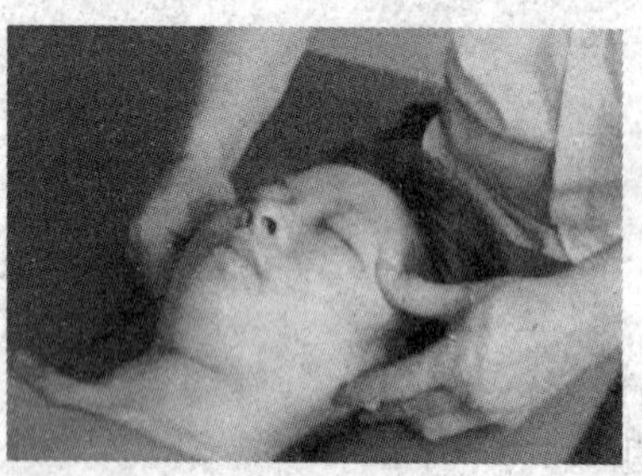 抹前额 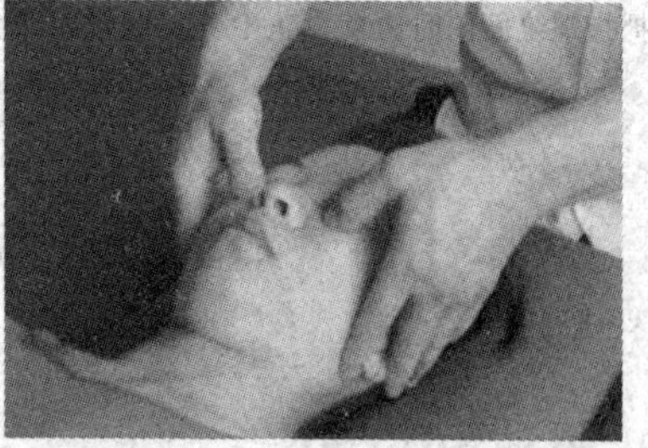 抹眼眶	顾客体位：仰卧位 按摩师体位：面向顾客头顶，坐位 操作： （1）用两手拇指螺纹面从前额正中分上、中、下三线抹向头部两侧 （2）从睛明穴分别沿上眼眶、下眼眶、眼球抹向太阳穴 （3）从鼻根部分别沿鼻翼两侧抹向迎香穴 （4）沿上口唇、下口唇分别抹人中穴、承浆穴

续表

操作示例	操作说明
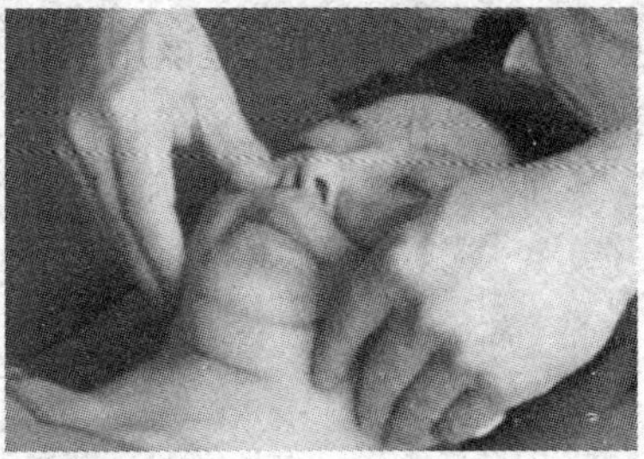 抹迎香穴 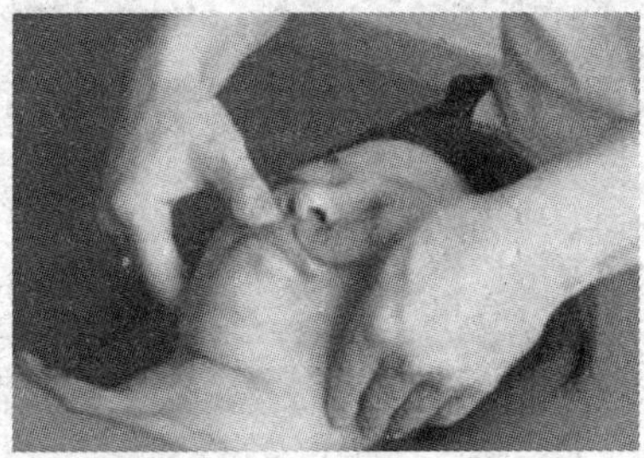 抹人中穴 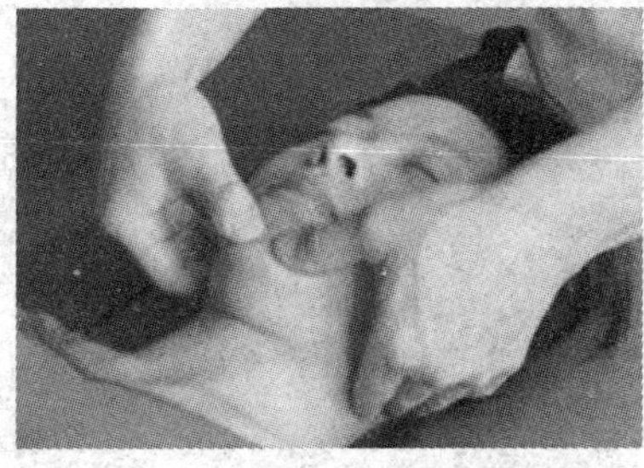 抹承浆穴	

附：全身保健按摩操作流程

1. 俯卧位（25 min）

项肩部（5 min）→腰背部（15 min）→下肢后部（5 min）。

2. 仰卧位（20 min）

下肢前部（5 min）→腹部（5 min）→上肢部（5 min）→头面部（5 min）。

以上两项约 45 min。

3. 注意事项

（1）本程序适合 45 min 的全身按摩考核。

（2）仰卧位自下而上操作有利于顾客的放松、休息。在按摩脚部时，应该用毛巾包住顾客的脚操作。实际操作时，根据顾客的要求，也可自上而下操作。

第 7 章

足部反射区保健按摩

第1节　足部反射区概述

学习目标

了解全息理论的定义

了解反射区保健按摩法定义

了解足部反射区保健按摩的作用

知识要求

一、足部反射区简介

20世纪中叶以来，人们在对生物有机性认识方面取得了很大进步，如系统论、控制论、信息论的思想深入各个领域，对医学界也产生了深刻的影响，相应地产生了“全息疗法”。它致力于揭示人体的整体与器官和系统间的信息，将人体的整体和各部分、部分与部分间的相互投射的信息联系方式用“全息”（即部分与整体含有相同的信息）做了科学的、高度的概括。

生物全息理论认为，每一个机体都是由若干个全息胚组成的。任何一个全息胚都是机体的一个独立的功能和结构单位，或者说，机体的一个相对完整而独立的部分可能就是一个全息胚。在每个全息胚内部镶嵌着机体各种器官（或部位）的对应点，或者说，在全息胚上可勾画出机体各器官（或部位）的定位图谱。全息胚犹如整体的缩影。这些对应点分别代表着相应的器官（或部位），甚至可以把它们看作处于滞育状态的器官或部位。因此，这些对应点内不仅含有全身的遗传信息和生理信息，而且在病理条件下，全身或局部的病理信息也相应地出现在全息胚或其对应点内。

足也具有整个机体的全部信息，足部有内脏的反射区。当内脏有病时，在足上的反射区就会感觉不适；相反，当刺激手或足上的某一穴位或区域时，如果感觉疼痛，便可预测出相对应的脏器有功能失常与病变，就像天气预报一样，唤起人们的注意。同样，刺激某一区域也可以防治相对应的脏器的疾病。

掌握这些知识，对于疾病的早发现、早治疗及防身保健都有积极意义。可以说，在正常情况下，刺激（针灸、推拿等）足部反射穴区，可调节和改善机体各器官组织功能活动，起到增强体质、提高智力、健脑抗衰、延年益寿的效果，而在患病时，刺激手部和足部反射区的病理反应点及相关的全息穴区，会收到良好的治疗功效。

足部反射区保健按摩法是一种足部保健按摩方法，是以反射区理论为指导，采取按摩（运用手法的技能或替代物，对反射区施加特定的刺激的物理行为）足部一些特定的区域（在足部存在着与人体各部分相对应的反射区），以取得保健与防病效果的一种按摩法（缓解人体内部紧张状态，引起体内的某种生理变化，起到调整人体功能状态，保持相对平衡）。

1989 年 5 月首届北美反射学者会议在美国丹佛举行，会上对反射区疗法（Reflexology）做了以下定义："足部和手部反射法的基点是，在足部和手部存在着与人体各部分相对应的反射区。在不使用油膏和液剂的情况下，运用手指与手的技巧（对反射区）施加特定压力的这种物理行为能缓解（人体内部的）紧张状态，引起人体的某种生理变化。"

一般对反射区保健按摩法定义为：

第一，反射区保健按摩法的前提是承认在人的手部与足部客观上存在着与人体各部分相对应的反射区。

第二，"反射区"是指一个区域，而不是一个点，与腧穴有所不同。

第三，手足反射区不仅是"手穴"与"足穴"，反射区分布在整个手与足部（包括手背、足背、腕关节与踝关节，甚至延伸到小腿），因此称为"手足反射区保健按摩法"，而不能单称为"足底按摩"。

第四，手足反射区保健按摩法主要通过刺激这些反射区来调整人体失常的功能，使其恢复平衡，起到强身保健的作用。

第五，手部与足部都存在着反射区，但目前刺激手部反射区不如刺激足部反射区普遍，本书重点放在足部反射区，在某种特定的情况下联系手部反射区。

第六，手足反射区保健按摩法使用的是纯粹的物理方法（经用手施加不同压力的按摩手法，包括使用按摩棒、按摩板等器械），属自然疗法中的非药物疗法。所谓不用油膏、液剂，是为了避免因化学药物的参与而产生副作用，但为了便于手法操作以及提高效果，使用润滑剂与介质也是必要的。

二、足部反射区按摩的作用

1. 足部保健按摩改善循环系统的作用

（1）足部保健按摩能促进血液的循环

两足距离心脏最远，促进足部的血液循环能够改善全身的血液循环，足部保健按摩前后各项指标对比见表 7—1。

表7—1　　足部保健按摩前后各项指标对比

按摩前后 / 对比项目	按摩前	按摩后	
		按摩 15 min	按摩 30 min
血液平均流速（cm/s）	12.5（女）和14（男）	29（女）和22（男）	—
足尖温度（℃）	20～22	26～28	34
足掌温度（℃）	28	34	37
手指温度（℃）	—	30～32	—
手掌温度（℃）	—	34	—
小腿温度（℃）	—	34	—

（2）足部保健按摩能排除堵塞物，使血液循环畅通

由于静脉系统有血液储存库的作用，人在直立时静脉充盈，整个静脉系统比卧床时多容纳约500 mL血液。双足处于末梢，若循环不良，可能有一些代谢产物（如钙盐、乳酸微晶体等）沉积下来，特别是当人体某个器官机能不正常或患病时，由于病理反射影响，使相对应的足部反射区部位末梢循环更为不良，更容易产生沉积物。当用手去按压时，常可在这些反射区敏感点的皮下触摸到圆形、条索样、颗粒状或不规则的小硬块，这些沉积物又使末梢循环进一步恶化，形成恶性循环。通过按摩，可以揉碎并驱散些沉积物，使循环畅通，再通过血液循环将这些废物带到肾，经排泄器官排出体外。所以，通过按摩若干次排除了这些沉积物之后，血液循环畅通，相关器官的机能也同时得到改善，足部反射区所呈现的病理症状也就消失了。这就是在施行足部保健按摩时必须加强泌尿系统循环，并在按摩结束后饮用数百毫升水的原因。

（3）足部保健按摩可以缓解肌肉血管的紧张状态

微血管自主节律性的舒缩运动起到了第二心脏的作用。微血管以独特的、与心率不同步的频率驱动其内的血流像海涛一样一波接一波地灌注末梢的组织细胞。实验表明，微血管受神经支配，而微动脉的收缩与扩张在更大程度上是受体液的影响，尤其是毛细血管网的舒缩与局部代谢物关系密切。这种微血管的自律运动与微血管壁的平滑肌细胞有关，它们的生理调节机制是神经调节或体液调节，但通过施行按摩的良性刺激将能影响这些调节机制，从而影响到微循环系统，改善机体的生理状况。

足部保健按摩刺激了足部的血管壁和肌肉层中的感受器，使之发出神经冲动传入心血管神经中枢，引起各种心血管反射，对整个心血管系统起调节作用。

总之，足部保健按摩促进了血液循环，而促进血液循环又改善了全身的生理机能。因此，在运用足部反射区保健按摩法进行保健时，应尽可能做“全足按摩”，即尽可能地按

摩所有的反射区，包括双足的足底、足内侧、足外侧及足背，并且一次按摩时间应在30 min以上，才能收到促进血液循环的功效。

2. 足部保健按摩神经反射调节作用

足部保健按摩实质上是对机体表面某些敏感点或敏感带所施加的一种物理刺激。通过机体的神经反射作用去启动人体内的调节机制，激发机体内各器官组织的潜能，调动人体内的各种积极因素，使人体恢复平衡。

（1）足部保健按摩神经反射原理

反射活动是指人及其他高等动物的机体在中枢神经系统的参与下，对内外环境的变化做出的有规律的适应性反应。如强光刺激角膜引起瞳孔收缩；外物刺激角膜引起眨眼；叩击膝部引起小腿的弹跳等。有些反射活动是本能的，从遗传获得，如食物反射、性反射、防御反射等称为非条件反射。还有些反射是出生后通过学习和训练形成的，称为条件反射。

反射活动包括五个环节，即感受器→传入神经→神经中枢→传出神经→效应器，这是完成反射必需的结构，生理学上称为“反射弧”，如图 7—1 所示。

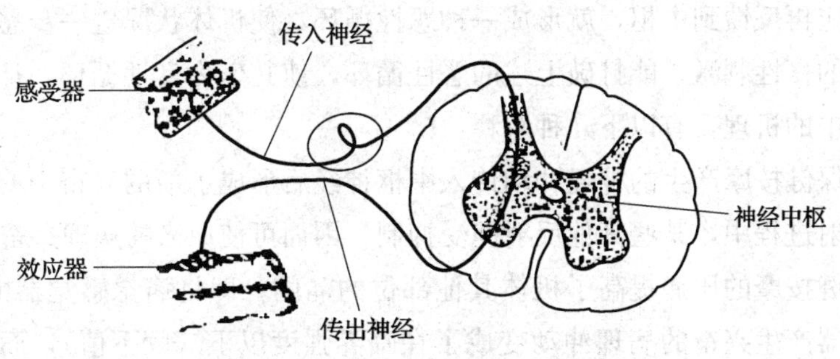

图 7—1　反射活动

对足部反射区所施加的压力作用于足部表面，影响其皮下，这里分布有许多由神经末梢构成的触觉感受器、压觉感受器、痛觉感受器，还有毛细血管和毛细淋巴管。由于施加压力进行按摩，使皮层中的结缔组织、深层的肌肉组织受挤压，使血管和淋巴管受挤压。当压力达到一个临界强度（阈值）以后，触觉及压觉感受器开始通过躯体传入神经，向神经中枢发送神经冲动。如果受压面积较大，触及的有若干个感受器，这些感受器的神经冲动同时传到神经中枢，叠加成较强烈的神经冲动；同时，由于按摩引起的强烈的压痛，痛觉感觉器也向神经中枢传送强烈的神经冲动……总之，这些传入冲动在中枢汇集，形成一种很强烈的刺激，神经中枢对这种强烈的刺激进行分析综合之后，便产生了兴奋过程，神经中枢的兴奋过程又通过传出神经将冲动传至效应器（相关的脏腑器官），使之做出相应的反应，这就是神经反射活动的过程。

（2）足部保健按摩神经反射功效

对足部反射区的按摩，实质上是对于机体表面某些敏感点或敏感带所施加的一种物理刺激（表现为各种手法技巧可使机体局部组织产生形态压力），根据神经反射理论，这种外来刺激必然会引起机体有规律性的适应性反应。

足部保健按摩对机体所起的积极作用正是以这种神经活动为基础的，许多国家医务界将这种足部保健按摩的方法称为反射疗法（reflexology），足部保健按摩师又称反射师，将足部与全身各脏腑器官相对应的敏感区域称为反射区（reflexes）。以神经反射理论为基本出发点，对足部反射区健康法的神经反射功效进行探讨，得出以下观点：

1）足部保健按摩产生强烈神经冲动传入神经中枢的同时，阻断了其他病理冲动传入神经中枢，将病理的恶性循环变为良性循环，从而起到除病保健的作用。

由于人体内外致病因子的影响，人体的某一器官机能出现不正常或存在某种病理状态，这种不正常或病理的状态刺激了内感受器，使其兴奋并向神经中枢发送冲动。这种病理冲动在神经中枢产生某种病理兴奋灶，引起某种病理反射，使效应器做出消极的反应。这种消极的反应再反馈到中枢，就形成一种恶性循环，使机体状况进一步恶化。对足部反射区施加按摩的良性刺激，能打破上述的恶性循环，使其变为良性循环，从而有利于机体康复。对于其中的机理，有以下几种解释：

①由足部保健按摩产生的神经冲动传入中枢神经后形成了新的兴奋中心，根据优势法则，在某一反射进程中，某些其他反射即受抑制，因而可使原来的病理兴奋灶被抑制。

②足部保健按摩的压痛提高了机体其他部位的痛阈，即将痛觉感觉器的阈值提高了，原来能使感受器产生兴奋的病理冲动变成了在临界强度以下（阈下值），而低于临界强度的刺激不能产生冲动传入神经中枢。

③“闸门理论”（gate theory）认为神经中枢在同一时间内只能处理有限数量的信息。足部保健按摩造成的刺激将大量信息传输到神经中枢，使神经中枢穷于应付，难以同时再处理其他信息（好比电话线路都被占满，电话打不进去）。因此“闸门”被关上了，病理冲动的传入途径被阻断。

2）施加按摩的物理刺激，通过神经反射活动，启动机体内部的调节机制，活化各血管组织的机能，释放各种治疗因子，从而起到治病防病、维护机体健康的作用。

①施行足部保健按摩，足部的肌肉组织受到挤压而紧张收缩，触觉感受器、压觉感受器将冲动传入中枢神经，经中枢分析综合、启动调节机制，通过传出神经将冲动传到支配骨骼肌的神经纤维，使肌肉放松、舒张。这有助于消除运动系统（如肌肉、关节等）的紧张状态。这就是足部保健按摩后产生一种轻松感的原因。

②按摩的压力使足部的血管、淋巴管受压缩，血液及淋巴回流不畅，管壁的压力增高，管壁上的感受器向中枢传入冲动，引起各种心血管反射，中枢通过植物神经系统传出冲动，使心血管活动得到调整，如心脏功能加强，血管舒张，循环通畅，血流量加大等。从而改善整个循环系统的状况。

3）按摩产生的痛感使痛觉感受器兴奋，将冲动传入中枢，中枢直接支配腺垂体释放镇痛物质。剧烈的痛觉刺激经过神经反射还可促使肾上腺髓质释放肾上腺素，引起下列反应：提高中枢的兴奋性，增加呼吸频率及通气量，心率加快，心输出量增加，血压升高，循环加快，提高代谢率等，起了动员体内潜力应付外环境急剧变化的作用。

4）对脾和淋巴腺等反射区进行足部保健按摩的刺激，通过神经反射启动体内调节机制，可使整个免疫系统得到加强。对足部各腺体反射区的按摩，通过神经反射，可调节各内分泌腺的机能，促使各腺体分泌各种激素，加入血液循环，运送到全身各个部位或特定的靶器官，起调节全身机能的作用。这种体液调节对全身机能可产生广泛而持久的影响。

5）对一些与脏腑器官相对应的足部反射区进行按摩，通过神经反射作用，可加强有关脏器的功能。人体的机体是一个协调运转的整体，某一脏器功能失常，而不能及时修复，则将影响到其他器官，使整体失去平衡，削弱了抗病能力，外部的病理因子乘虚而入，遂引起各种病变，相对应的反射区往往出现对压痛敏感等异常现象，当施行足部反射区按摩时，这些敏感点会受到较强的刺激，这种刺激传入神经中枢引起中枢做出修复的反应，使患病器官机能迅速得到调整，其他器官的机能也得到加强，从而使机体恢复平衡，增强整体抗病能力，使疾病缓解甚至痊愈。

3. 足部保健按摩对调整情绪的作用

（1）心理的致病因素

在内外环境的致病因素中，有不少属于“精神”因素。中医的五志就是喜、怒、忧、思、恐（喜伤心，怒伤肝，忧伤肺，思伤脾，恐伤肾）五种精神情绪的活动表现，七情就是喜、怒、忧、思、悲、惊、恐七种精神情绪的变化状况，都是属于人们的心理状态反映。有些心理致病因素是慢性的，长期郁闷、忧伤、焦虑、紧张、恐惧等造成慢性病；有的心理致病因素是突发的，如暴怒、狂喜、大悲等突如其来的精神打击，容易引起休克、精神错乱、心脏病突发、脑血管意外等。人的外部环境，包括自然环境和社会环境对人体的刺激，既有物质的，也有生理上的。精神上的、心理上的刺激经过中枢反射，将引起人体的生理变化，例如，恐惧引起心跳加快、呼吸急促、毛骨悚然、面色苍白、身出冷汗、血压升高；慢性心理刺激引起失眠、头痛、食欲不振，破坏机体的自稳态，削弱机体抵抗力而引起各种病变。

（2）足部反射区保健按摩的心理效应

“心病要靠心药治”，心理因子所致的病痛要靠心理方法来治疗。足部反射区保健按摩法不仅是一种很好的物理治疗方法，而且在心理治疗方面也能收到良好效果。其原因如下：

1）足部反射区按摩给顾客提供一个休息放松的时机。不管由别人来按摩或者自己替自己按摩，至少在几十分钟的按摩过程中，顾客必须安静地坐下来，把各种负担放在一边，将注意力集中在足部和足部保健按摩所引起的反应上。足部保健按摩之后，一般会有良好的睡眠，这便有助于放松身心、焕发精神。

2）足部反射区按摩能增强顾客向疾病斗争的信心，这是因为足部反射区按摩往往有比较明显的疗效，即使不是立竿见影，也经常可以使顾客觉察到某种进步，增强信心，感到宽慰，燃起希望，增加乐观情绪，消除焦虑不安、悲观失望等病理心态。

3）足部反射区按摩能给顾客很大的温暖和欣慰，使其精神愉快，心情舒畅，减轻所受痛苦。生病的人最希望得到别人的关怀和同情，如果在受病痛煎熬时没有人来关心和帮助，顾客会感到自己处于一种孤立无援的境地，会产生被遗弃的绝望之感，而足部保健按摩是一种直接的爱抚，是很有力度的关怀，尽心尽力按摩几十分钟，会引起顾客一种很亲切的感情，使其感受到有人在关怀他，这种愉快的心态会成为良性的心理治病因子。

足部反射区保健按摩法能取得良好的心理治疗效果，按摩师起着关键作用，他们对顾客怀有爱心和同情心，并且有认真负责的态度，有丰富的知识和熟练的技术，从而取得顾客的充分信任，在按摩几十分钟内，不仅做物理疗法，而且做心理治疗。在实事求是的基础上，要使顾客知道足部保健按摩的功效与局限，使顾客按照足部反射区保健按摩法的客观规律坚持操作，通过足部反射区按摩，帮助顾客在生理上、心理上两个方面进行调整，要使顾客认识到，健康要靠自己，坚持就是胜利，这是心理治疗取得成效的关键。

第2节　足部解剖

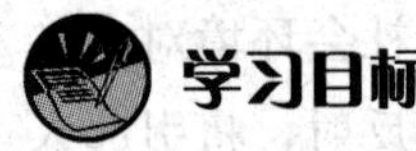

了解足骨的组成部分

了解足弓的形成

了解足背肌的构成

了解足底肌的构成

熟悉足关节的构成及功能

熟悉纵弓、横弓的构成、作用及功能

了解足部血管的位置、组成

了解足部神经的构成、功能

知识要求

一、足骨与骨连结

1. 足骨

足骨可分为跗骨、跖骨及趾骨，如图 7—2 所示，详见第 3 章。

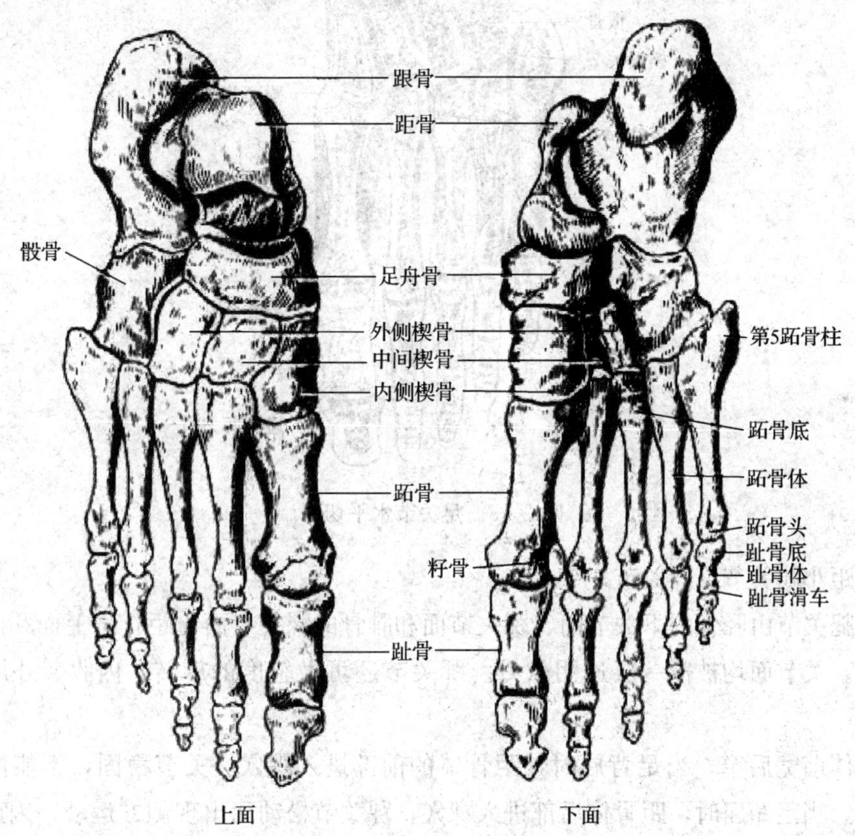

图 7—2　足骨

2. 足关节

足关节包括距小腿关节、跗骨间关节、跗跖关节、跖骨间关节、跖趾关节及趾关节等，足关节水平切面如图 7—3 所示。

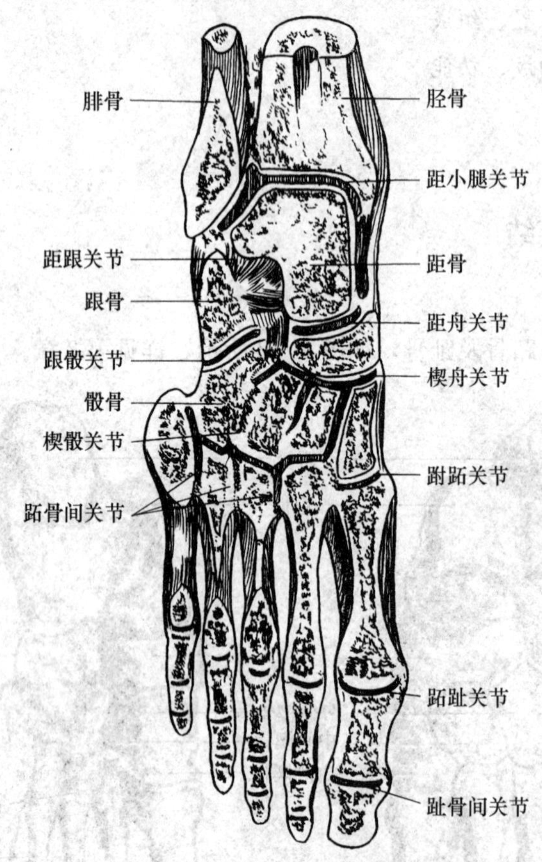

图 7—3　足关节水平切面

（1）距小腿关节（踝关节）

距小腿关节由胫骨的下关节面、踝关节面和腓骨的踝关节面与距骨的上面和内外踝关节面构成。关节面均被覆一层透明软骨。踝关节还可做轻度的旋转、内收、外展及侧方运动。

距骨体前宽后窄，当足背屈时，距骨体的前部进入踝穴，关节稳固，不能内收与外展；相反，当足跖屈时，距骨体后部进入踝穴，踝关节松动而出现侧方运动。因此，踝关节容易发生损伤，其中以内翻损伤最多见。

（2）跗骨间关节见表 7—2。

表 7—2　　跗骨间关节

跗骨间关节类型	说　明
距跟关节	由距骨下面的后关节面与跟骨的后关节面构成。关节囊薄而松弛，附着于关节面的周缘，纤维层内面衬覆一层滑膜，有独立的关节腔。距跟关节的运动与距跟舟关节有密切的关系
距跟舟关节	关节头为距骨头的舟骨关节面；关节窝由舟骨的后关节面、跟骨的前关节面、中关节面及跟舟跖侧韧带的上面构成。关节囊附着于关节软骨的周缘，后部较厚。距跟关节与距跟舟关节均可做一定范围的滑动及旋转运动，但在运动时，两个关节共同形成联合关节，沿共同的运动轴（贯穿跟骨后面与距骨颈上面和外侧面之间），跟骨与舟骨连同其他全部足骨在距骨上做内翻与外翻运动。当足的内侧缘提起，足的外侧缘降下，足的跖侧面向内侧时，称为足的内翻；当足的内侧缘降下，外侧缘提起时，称为足的外翻。内翻的运动范围为 35°～40°，在足跖屈时，可增加其运动范围；内翻主要受距跟骨间韧带外侧部的限制。外翻的运动范围为 22°～25°，主要受三角韧带的限制
跟骰关节	由跟骨的骰骨关节面与骰骨的后关节面构成。关节囊附着于关节软骨的边缘。关节腔有时与距跟舟关节相通。在足内翻、外翻时，跟骰关节可出现轻微的滑动与旋转
跗横关节或旭巴关节	由跟骰关节及距跟舟关节联合构成。关节线弯曲呈横置的 S 形，内侧部凸向前方，外侧部则凸向后方。由于两关节的关节腔互不相通，因此，在解剖学上实为两个独立的关节
楔舟关节	由舟骨的前关节面与 3 块楔骨的后关节面构成。关节囊附着于关节面的周缘。关节腔与第 2、第 3 跗跖关节及第 1、第 2 跖骨间关节相通
舟骰关节	通常为韧带联合，但形成关节的也并不少见，位于舟骨的外侧缘与骰骨的内侧缘之间。关节囊与楔舟关节相移行，两者的关节腔也互相贯通
楔骰关节与楔间关节	前者位于第三楔骨的外侧面与骰骨的内侧面之间；后者介于 3 块楔骨之间。有共同的关节囊与关节腔，并与楔舟关节相通。楔舟关节、舟骰关节、楔骰关节、楔间关节只能在起跑或起跳时做轻微的滑动

（3）跗跖关节（李斯弗朗关节）

跗跖关节由三个部分组成，分别位于第 1 跖骨底之间，第 2、3 楔骨前面与第 2、3 跖骨底之间及骰骨前面与第 4、5 跖骨底之间。第一部分有独立的关节囊与关节腔；第二和第三部分的关节囊和关节腔则与楔间关节及楔舟关节相通。跗跖关节为平面关节，可做轻微的滑动及屈伸运动，靠内侧及外侧的跗跖关节还可做轻微的内收与外展运动。

（4）跖骨间关节

跖骨间关节有 3 个，位于第 2～第 5 跖骨底之间，无独立的关节囊和关节腔，常与跗跖关节相通。

（5）趾跖关节

趾跖关节由跖骨小头与第 1 节跖骨底构成。关节囊松弛，上面较薄，下面较厚，附着于关节面的周缘。

跖趾关节为椭圆关节，可做屈伸及轻微的内收与外展运动。屈趾的运动范围较大，但受伸肌肌腱及背侧韧带的限制；伸趾的范围较小，主要受屈肌肌腱和副韧带等的限制；内收与外展则受副韧带的限制。

（6）趾关节

趾关节共有 9 个，由远位趾骨底与近位趾骨滑车构成。

趾关节为屈戎关节，可做屈伸运动，远位趾骨底运动范围较大，近位趾骨滑车则受屈肌肌腱及跖侧副韧带的限制。

二、足弓（纵弓、横弓）

足弓是足骨的跗骨、跖骨及其连结的韧带，形成凸向上方的弓称为足弓，如图 7—4 所示。足弓可分为纵弓和横弓。

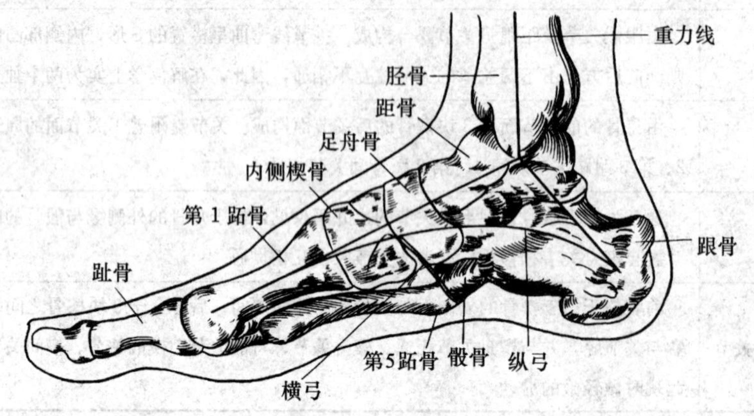

图 7—4　足弓

1. 纵弓

纵弓又分为内侧纵弓与外侧纵弓两部分。

（1）内侧纵弓

内侧纵弓由跟骨、距骨、舟骨、3 块楔骨、第 1 至第 3 跖骨及籽骨构成，其最高点位于距骨的上面。在直立姿势有前后两个支点（负重点），前支点为第 1 至第 3 跖骨小头；后支点位于跟结节的下面。内侧纵弓主要由胫骨后肌、趾长屈肌，拇长屈肌，足底的小肌、跖腱膜及跟舟跖侧韧带等结构维持。由于内侧纵弓的曲度较大，而且弹性较强，故有缓和震荡的作用。

(2) 外侧纵弓

外侧纵弓由跟骨、骰骨及第 4、5 跖骨构成，其最高点为距跟关节及跟骰关节。维持外侧纵弓的结构主要有腓骨长肌、小趾的肌群、跖长韧带及跟骰跖侧韧带等。外侧纵弓曲度较小，弹性较弱，主要与维持身体的直立姿势有关。

2. 横弓

横弓由各跖骨的后部及跗骨的前部构成，其宽度男性为 6.6～9.8 cm；女性为 6.6～8.8 cm。横弓主要由腓骨长肌及拇收肌的横头等结构维持。

足弓具有弹性作用，可缓冲行走时对身体所产生的震荡，同时还有保护足底的血管和神经避免受压迫等作用。如维持足弓的组织过度劳损、先天性软组织发育不良或骨折损伤等，均可导致足弓塌陷，形成扁平足。

三、足肌

对人类来说，足的功用主要是支持体重和行走，而前者尤为重要，故足肌的主要功用在于维持足弓，因小腿三头肌借肌腱作用于足跟，有使足弓拉平的作用，所以足肌都是跟腱的对抗肌。

1. 足背肌

足背肌由趾短伸肌和拇短伸肌两块肌肉构成。

2. 足底肌（见图 7—5）

(1) 内侧群肌

内侧群肌分为拇展肌、拇短屈肌和拇收肌。

(2) 外侧群肌

外侧群肌分为小趾展肌和小趾短屈肌。

(3) 中间群肌

中间群肌由浅入深可分为四层：第一层为趾短屈肌；第二层为足底方肌、蚓状肌和趾长屈肌腱（小腿肌后群）；第三层为拇收肌，拇收肌也有说法归入内侧群肌；第四层为足骨间肌，即骨间足底肌和骨间背侧肌。

四、足部血管与神经

1. 足部血管

足底动脉由腘动脉的终支（即分支胫前动脉和胫后动脉）分出，如图 7—6 所示。

(1) 胫前动脉

胫前动脉在平对胫骨粗隆处发自腘动脉，然后穿小腿骨间膜至小腿前面，与腓深神经

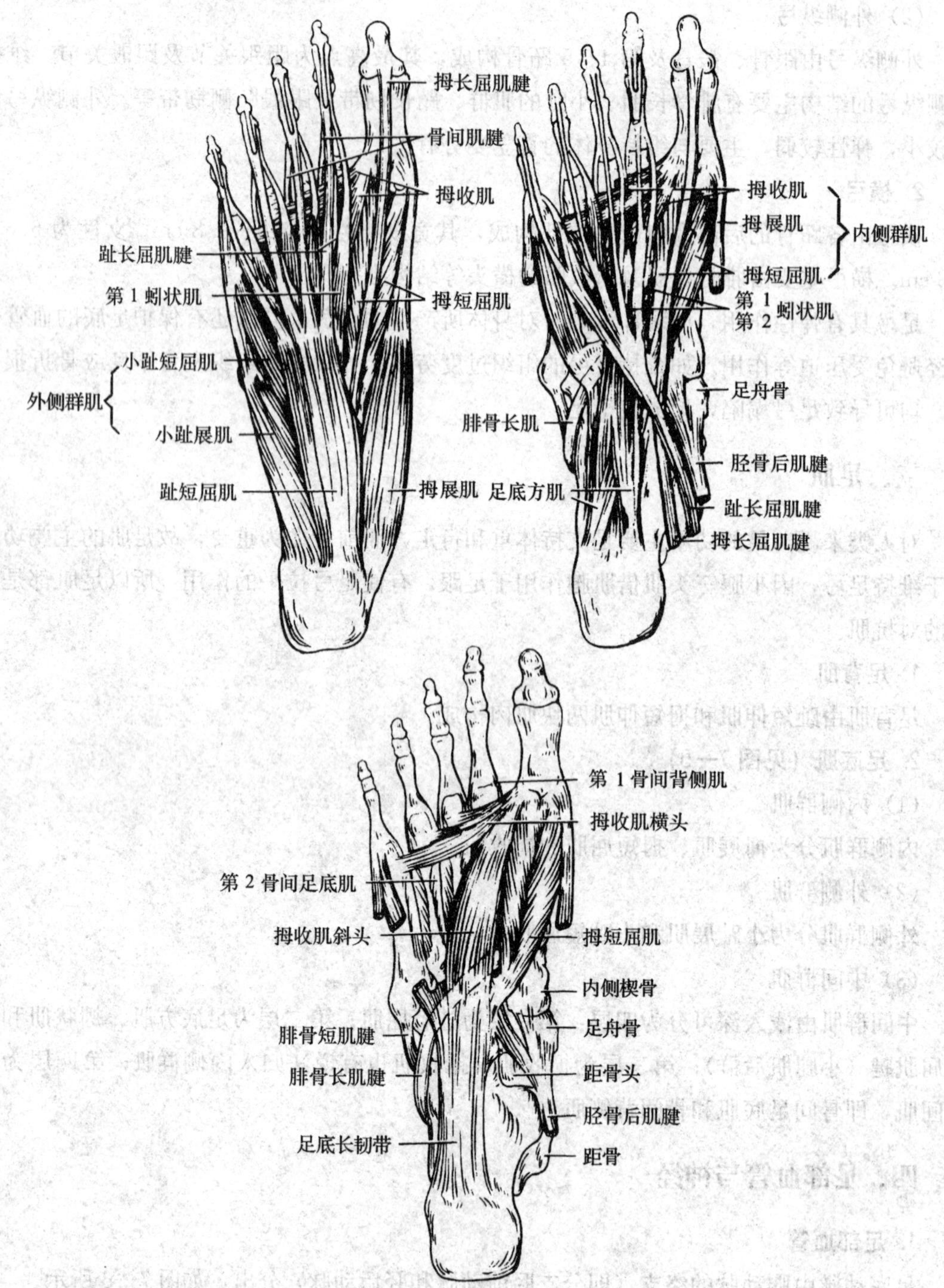

拇长屈肌腱
骨间肌腱
拇收肌
趾长屈肌腱
第 1 蚓状肌
拇短屈肌
小趾短屈肌
外侧群肌
小趾展肌
趾短屈肌
拇展肌
拇收肌
拇展肌
内侧群肌
拇短屈肌
第 1
第 2
蚓状肌
足舟骨
腓骨长肌
胫骨后肌腱
足底方肌
趾长屈肌腱
拇长屈肌腱
第 1 骨间背侧肌
拇收肌横头
第 2 骨间足底肌
拇收肌斜头
拇短屈肌
内侧楔骨
腓骨短肌腱
足舟骨
腓骨长肌腱
距骨头
胫骨后肌腱
足底长韧带
距骨

图 7—5　足底肌

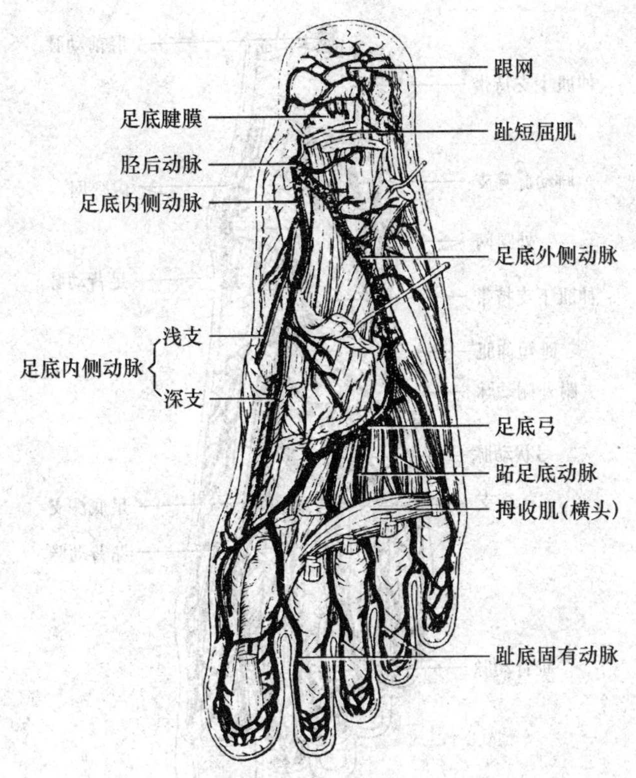

图 7—6 足底动脉

伴行，经小腿前群肌之间下降，过小腿横韧带深面至足背，移行于足背动脉。足背动脉位于足背内侧，走向第 1 跖骨间隙处分为两个终支，如图 7—7 所示。一支为足底深支，穿第 1 跖骨间隙，与足底弓吻合；另一支呈弓状向外至足背的外缘，称为弓形动脉，由弓上发支供应各趾的相对面。

(2) 胫后动脉

胫后动脉是腘动脉的延续，在小腿屈肌的浅、深两层之间，向下经内踝与跟腱之间至足底，分为足底外侧动脉和足底内侧动脉。胫后动脉沿途分支给小腿肌后群、外侧群和足底肌提供营养。

1) 足底外侧动脉。足底外侧动脉较大，在内踝与跟腱之间发自胫后动脉，斜经足底第 5 跖骨底处弯向内侧，至第 1 跖骨间隙与足背动脉的足底深支吻合，构成足底弓。自足底弓发支供应各趾的相对侧。

2) 足底内侧动脉。足底内侧动脉较小，在内踝与跟腱之间发自胫后动脉，沿足底内侧缘前行，分布于足底内侧邻近诸肌。

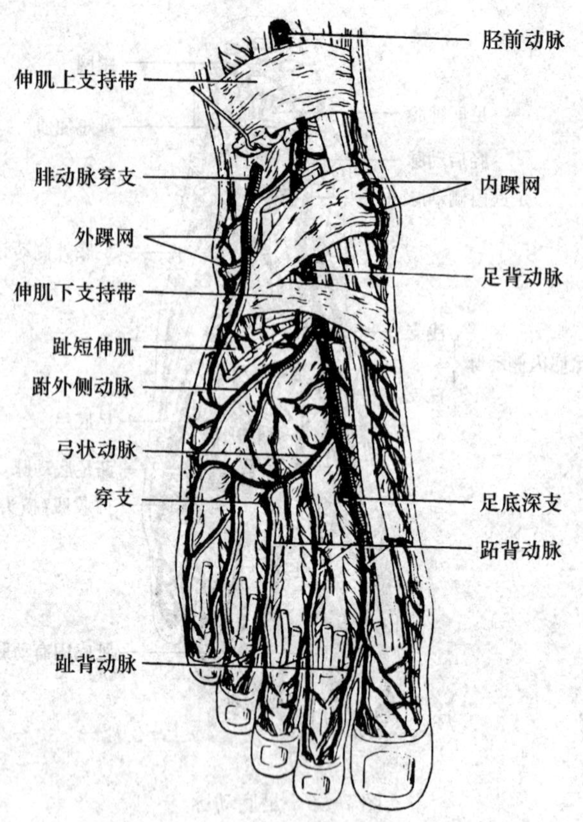

图 7—7　足背动脉

2. 足部神经

足部神经由坐骨神经分支胫神经和腓总神经分出。

(1) 胫神经

胫神经沿腘窝中线向下，在小腿后面的浅、深层肌肉间伴胫后动脉下行，通过内踝后方至足底，分成足底内侧神经和足底外侧神经，如图 7—8 所示。胫神经分支分布于小腿后群肌、足底肌和小腿后面及足底的皮肤。

胫神经损伤时，足不能跖屈，走路时足跟不能抬起，足趾不能屈曲，不能内翻足底(小腿后群肌肉瘫痪)。由于拮抗肌作用占优势，主要表现为仰趾、足底外翻；感觉丧失区主要在足底面。

(2) 腓总神经

腓总神经沿腘窝上外侧缘下降，绕腓骨颈达小腿前面，分为腓浅神经及腓深神经。

1) 腓浅神经。腓浅神经行于小腿外侧肌群内，支配腓骨长肌和短肌，并分布于小腿前外侧面下部及足背的皮肤。

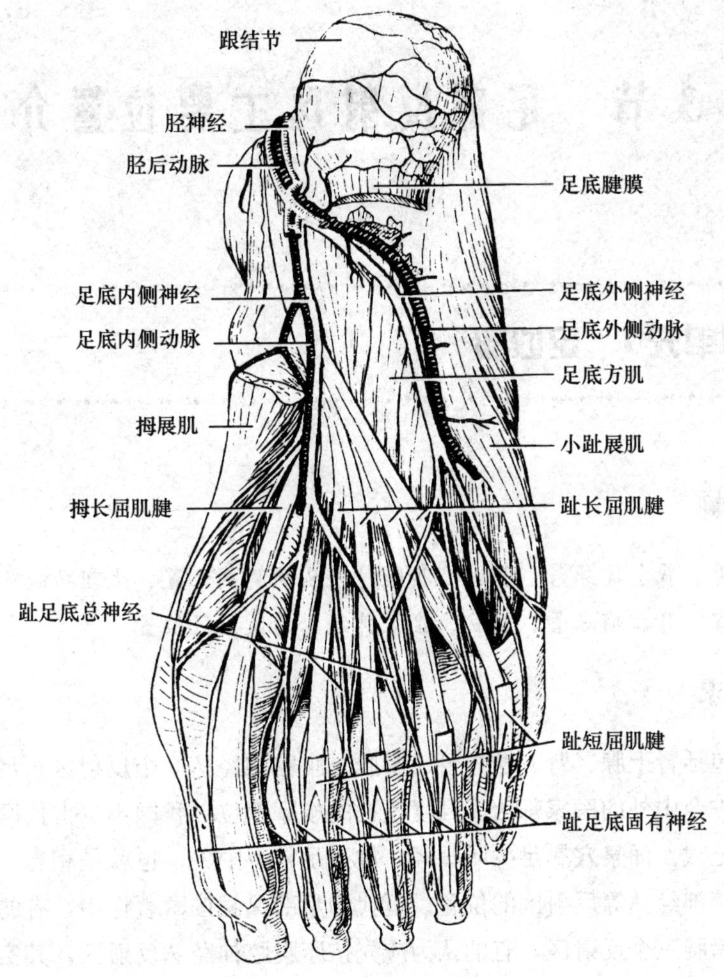

图 7—8　足底神经

2）腓深神经。腓深神经在小腿肌前群深面，伴胫前动脉下降，支配小腿前群肌及足背肌，其末支至第 1、2 趾毗邻侧背面的皮肤。

腓总神经绕腓骨颈处，位置最浅，易受损伤。损伤后，足和趾不能背屈，表现为足下垂（拇长伸肌、趾长伸肌和胫骨前肌瘫痪），不能外翻足底（腓骨长肌、腓骨短肌瘫痪）；感觉丧失区在小腿外侧面和足背。

第3节　足部反射区主要位置介绍

学习单元1　足心部

学习目标

了解肾上腺、肾、输尿管、膀胱、腹腔神经丛的解剖位置、生理功能及适应证

掌握肾上腺、肾、输尿管、膀胱、腹腔神经丛的反射区位置

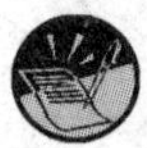

知识要求

这一单元包括肾上腺、肾、输尿管、膀胱、腹腔神经丛5个反射区，足心部是重点按摩部位。这是古今中外的医家都给予高度重视的按摩部位。我国不少古代医著中均有按摩足心涌泉穴的记载。涌泉穴属足少阴肾经，位于足掌心中央，也就是相当于现代所说的肾上腺、肾和腹腔神经丛等反射区的位置。近代的足部保健按摩著作中，有的认为应先按摩肾、输尿管、膀胱三个反射区，有的认为应先按摩腹腔神经丛反射区，其实都在大致相同的部位。因此，本单元将上述5个反射区放在一组，作为足部反射区按摩的首要部位。

一、肾上腺（adrenal gland）

1. 解剖位置

肾上腺位于两肾的上端，左右各一，呈黄色，右侧略呈三角形，与肝相连；左侧近似半月形，与胃为界，每个肾上腺的质量约为7 g，由表面的皮质和内层的髓质构成。

2. 生理功能

肾上腺皮质分泌多种激素，包括糖皮质激素和盐皮质激素。其功能是维持体内水盐代谢平衡以及糖和蛋白质代谢的平衡。此外，肾上腺皮质还有分泌性激素的功能。

肾上腺髓质是一个应急器官，分泌肾上腺素和去甲肾上腺素，但以前者为主。这两种激素平时分泌甚少，当情绪激动时则大量分泌，两者都能使小动脉收缩，血压上升，心跳加强加快，对机体起应急的作用，后者可使全身小动脉明显收缩，血压升高，具有抢救、抗休克等功效。

3. **反射区位置**

肾上腺反射区位于双足足掌第 2 跖骨与第 3 跖骨之间、足底部形成的“人”字形交叉点下凹陷处，如图 7—9 所示。

4. **适应证**

按摩肾上腺反射区的适应证有心律不齐、昏厥、过敏、哮喘、关节炎等。

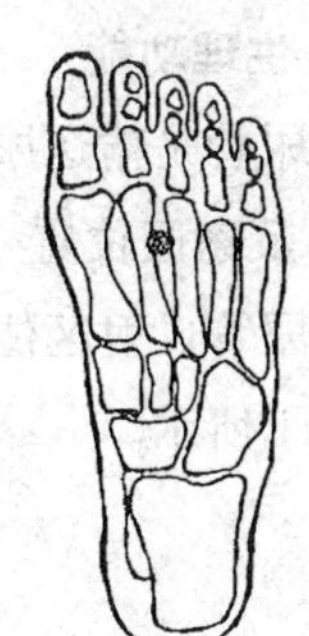

图 7—9　肾上腺反射区

二、肾（kidney）

1. **解剖位置**

肾位于脊柱两侧，紧贴腹后壁，左右各一，形如豇豆，俗称“腰子”。左肾上端平第 11 胸椎下缘，下端平第 2 腰椎下缘，右肾在肝脏下方，比左肾低 1～2 cm，上端平第 12 胸椎，下端平第 3 腰椎，第 12 肋斜过左肾的中部和右肾的上部，两肾上端距正中线较近，下端距正中线较远，约呈“八”字形排列。

2. **生理功能**

肾是产生尿液的器官，是特别重要的排泄器官，肾的泌尿活动有以下功能：

（1）排泄机体内的大部分新陈代谢尾产物及进入人体的异物；保持机体内环境的动态平衡。

（2）调解细胞外液量和血液的渗透压。

（3）保留体液中的重要电解质，如钠、钾、碳酸氢盐及氯离子等。

（4）排出过剩的电解质，尤其是氢离子。因此，肾能调控体液中大多数晶体成分的浓度，在维持机体的内环境相对稳定方面起着很重要的作用。此外，肾还有产生生物活性物质的功能，如产生促红细胞生成素和肾素等。

3. **反射区位置**

肾反射区位于双足，足掌第 2、第 3 跖骨近端所形成的“人”字形交叉后方中央凹陷处，如图 7—10 所示。

4. **适应证**

按摩肾反射区的适应证有各种肾脏疾病、肾结石、水肿、风湿症、关节炎、泌尿系统感染、高血压、游走肾、肾功能不良等。

三、输尿管（ureter）

1. 解剖位置

输尿管位于下腹腔，左右各一，为细长略扁的肌性管道，成人的输尿管长 25～30 cm，管径为 4～7 mm，自肾盂下行经腹腔和盆腔进入膀胱。

2. 生理功能

输尿管是输送尿液至膀胱的管道。

3. 反射区位置

输尿管反射区位于双足足掌自肾脏反射区至膀胱反射区之间，呈弧形线状的区域，如图 7—11 所示。

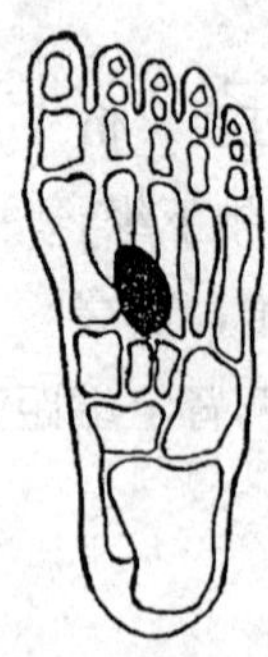

图 7—10　肾反射区

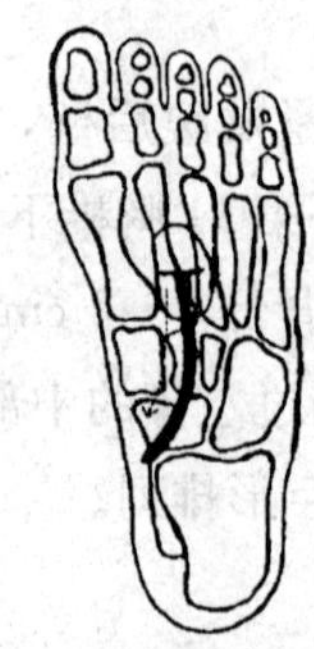

图 7—11　输尿管反射区

4. 适应证

按摩输尿管反射区的适应证有输尿管结石、排尿困难、泌尿系统感染等。

四、膀胱（bladder）

1. 解剖位置

膀胱位于盆腔内耻骨联合后方，上接输尿管，下连尿道，是储尿的肌性囊状器官，膀胱的外形、大小、位置均随尿量的多少而不同，伸缩性很大，正常人膀胱容积为 350～500 mL，最大可达 800 mL。空虚膀胱略呈锥体形，尖朝前上方，后下方为膀胱底，呈三角形。

2. 生理功能

膀胱用于暂时储存尿液。

3. 反射区位置

膀胱反射区位于内踝前下方双足足掌内侧舟骨下方，拇展肌侧旁，如图 7—12 所示。

4. 适应证

按摩膀胱反射区的适应证有肾、输尿管及膀胱结石，泌尿系统失调等。

五、腹腔神经丛（solar plexus）

1. 解剖位置

腹腔神经丛又称太阳丛，分布于腹腔器官周围，是交感神经及副交感神经的分支，是最大的植物神经丛。

2. 生理功能

腹腔神经丛可以调节胃肠等脏器功能以及心肌、平滑肌和腺体的活动。

3. 反射区位置

腹腔神经丛反射区位于双足足掌中心，分布于肾反射区的四周，大致呈圆形区域，如图 7—13 所示。

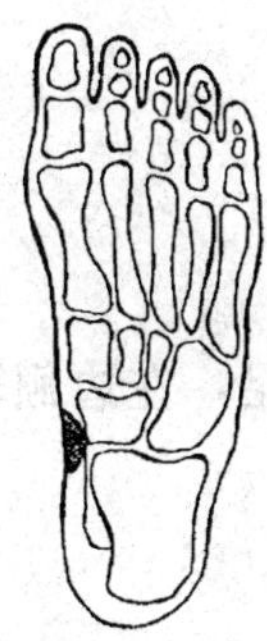

图 7—12　膀胱反射区

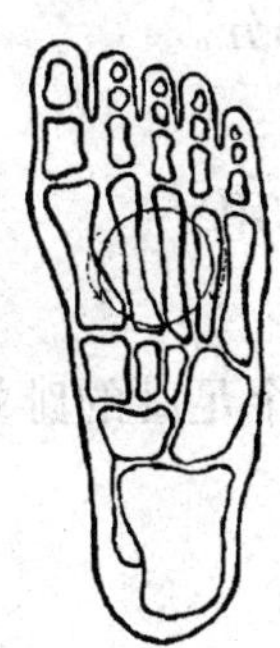

图 7—13　腹腔神经丛反射区

4. 适应证

按摩腹腔神经丛反射区的适应证有腹胀、腹痛、胃痉挛、胸闷、腹泻、打嗝等。

学习单元 2　足趾部

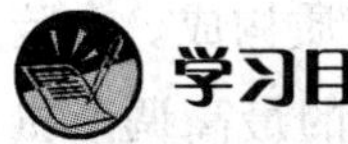

学习目标

了解额窦、头部（大脑）、脑垂体、小脑及脑干、鼻、三叉神经、颈项部、眼、耳的解剖位置、生理功能及适应证

掌握额窦、头部（大脑）、脑垂体、小脑及脑干、鼻、三叉神经、颈项部、眼、耳的反射区位置

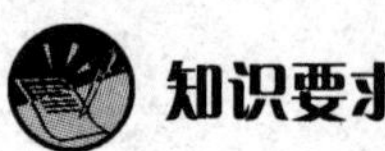

知识要求

这一单元包括额窦、头部（大脑）、脑垂体、小脑及脑干、鼻、三叉神经、颈项部、眼、耳 9 个反射区，与人体头部各器官相对应。头部是人体的神经中枢和颜面五官所在，是非常重要的部位。由于神经的交叉走向，左侧头部器官的反射区在右足，右侧头部器官的反射区在左足。

一、额窦（sinus）

1. 解剖位置

额窦位于前额，额骨内在眉弓和眉目的深面，开口于中鼻道，是与鼻腔相通的含气腔隙，以中隔分为左右两部分。

2. 生理功能

额窦对发音起共鸣作用。

3. 反射区位置

额窦反射区位于 10 个足趾的趾端，右边额窦在左足，左边额窦在右足，如图 7—14 所示。

4. 适应证

按摩额窦反射区的适应证有脑血管意外、脑震荡、鼻窦炎、头痛、头晕、失眠以及眼、耳、鼻、口腔的疾患等。

二、头部（大脑）（brain）

1. 解剖位置

头部最重要的器官是人的大脑。包括左右两个大脑半球。大脑位于颅腔之中，一般质量为 1 200～1 500 g，约构成人体质量的 1/50，包括大脑皮质、基底神经核、白质（又称髓质）、侧脑室四部分。

2. 生理功能

人的大脑皮质高度发达，由大约 140 亿种不同类型的神经细胞和神经胶质构成。大脑是中枢神经系统最高部位，是高级神经活动的物质基础，是身体各种机能的最高调节机构，具有感觉分析功能、调节躯体运动及内脏活动功能、调节体温和生殖机能以及语言、学习、记忆、思维等高级功能。

3. 反射区位置

大脑反射区位于双足拇趾趾腹全部，右半球大脑的反射区在左足上，左半球大脑的反射区在右足上，如图 7—15 所示。

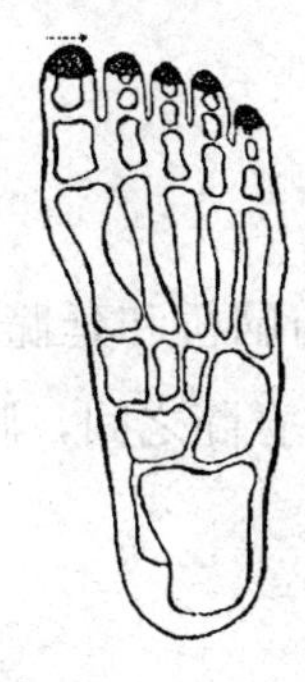

图 7—14　额窦反射区

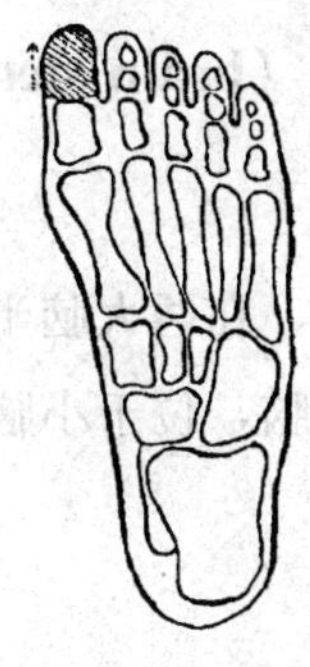

图 7—15　大脑反射区

4. 适应证

按摩大脑反射区的适应证有高血压、低血压、脑血管意外、脑震荡、头痛、头晕、失眠、神经衰弱、神志不清等。

三、脑垂体（pituitary gland）

1. 解剖位置

脑垂体又称脑下垂体，是促进生长和物质代谢的重要内分泌腺，质量为 0.5 ～0.7 g，位于大脑半球下蝶骨的垂体窝内，与间脑相连，呈椭圆形，呈淡红色，可分为腺垂体与神经垂体两部分。

2. 生理功能

脑垂体是人体内最重要的内分泌腺，并借一蒂与大脑相连接，它与下丘脑构成一个紧密联系的功能单位，起到上连中枢神经系统，下接其他内分泌腺的桥梁作用。所以，脑垂体在神经系统和内分泌器相互作用中处于关键的位置。它分泌生长素、甲状腺刺激素、肾上腺皮质刺激素及性腺刺激素，能促使肌体生长，并能影响其他内分泌腺的活动。

神经垂体不具有分泌功能，只能储存来自下丘脑的激素，其功能是使血压上升、尿量减少和子宫收缩。

3. 反射区位置

脑垂体反射区位于双足拇趾趾腹中央部位，在大脑反射区深部，如图 7—16 所示。

4. 适应证

按摩脑垂体反射区的适应证有内分泌失调（如甲状腺、甲状旁腺、肾上腺、生殖腺、脾、胰等功能失调）、小儿发育不良、遗尿、更年期综合征等。

四、小脑及脑干（brain stem）

1. 解剖位置

小脑位于后颅腔内，在两大脑半球枕叶的前下方与脑桥和延髓相连。脑干自上而下，依次为延髓、脑桥、中脑，位于小脑前方，大脑半球和脊髓之间，脑干表面有第3对～第12对脑神经出入。

2. 生理功能

小脑有三种主要功能，即参与维持身体平衡，调节肌肉张度，保证运动中各肌肉的协调。

脑干位于大脑与脊髓之间，是上、下行神经束的必经之处。脑干与脊髓一样具有反射机能和传导机能，反射机能是指由躯体或内脏传入引起身体和内脏的效应。传导机能是指承上启下地传导各上行或下行神经冲动。在脑干中有许多重要的神经中枢（如心血管运动中枢、呼吸中枢、呕吐中枢）。

3. 反射区位置

小脑及脑干反射区位于双足拇趾趾腹根部靠近第二趾骨处。右半部小脑及脑干的反射区在左足，左半部小脑及脑干的反射区在右足，如图7—17所示。

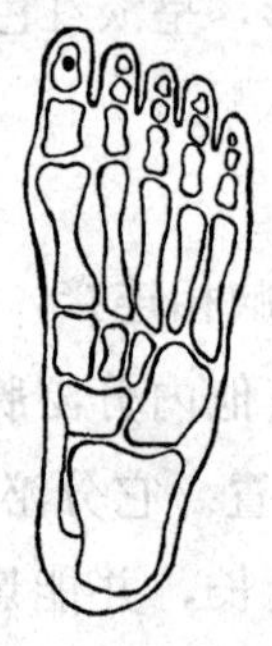

图7—16　脑垂体反射区

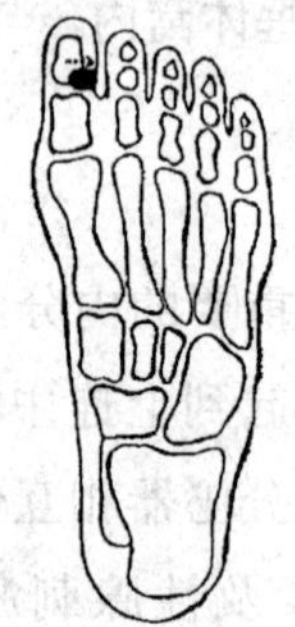

图7—17　小脑及脑干反射区

4. 适应证

按摩小脑及脑干反射区的适应证有脑震荡、高血压、失眠、头痛、头晕、共济失调等。

五、鼻（nose）

1. 解剖位置

鼻是呼吸道的起始部分，同时又是嗅觉器官，分为外鼻、鼻腔及副鼻窦三部分。

2. 生理功能

鼻是嗅觉器官，能感受嗅觉的刺激。鼻也是呼吸器官，可过滤空气，调节吸入空气的温度和湿度，使吸入的空气暖化、湿润，并滤去其中的细菌和灰尘。

3. 反射区位置

鼻反射区位于双足趾拇趾腹内侧延伸到拇趾趾甲的根部，第1趾间关节前。右鼻的反射区在左足上，左鼻的反射区在右足上，如图 7—18 所示。

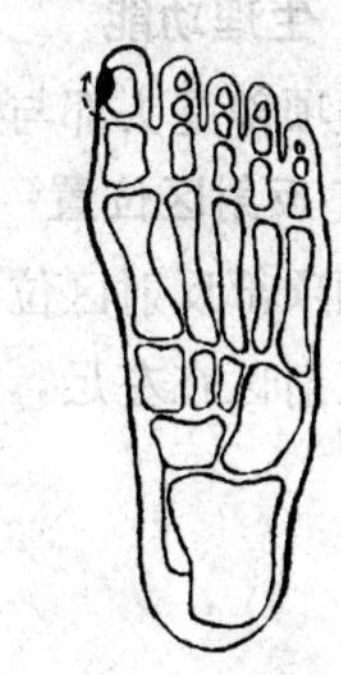

图 7—18　鼻反射区

4. 适应证

按摩鼻反射区的适应证有鼻塞、流鼻涕、急性和慢性鼻炎、过敏性鼻炎、鼻窦炎以及上呼吸道感染等。

六、三叉神经（trigeminal nerve）

1. 解剖位置

三叉神经位于头颅两侧，为最粗大的混合脑神经，是 12 对脑神经的第 5 对，连于脑桥外侧部。三叉神经包括眼神经、上颌神经、下颌神经，分布于脑腔、鼻腔、口腔各器官，其末梢神经分布于面部皮肤。

2. 生理功能

三叉神经、面部感觉神经及咀嚼肌的运动神经，支配眼部、上下颌、口腔及颜面部皮肤肌肉运动及感觉。

3. 反射区位置

三叉神经反射区位于双足拇趾的末节外侧中上段。右侧三叉神经反射区位于左足，左侧三叉神经反射区位于右足，如图 7—19 所示。

4. 适应证

按摩三叉神经反射区的适应证有偏头痛、三叉神经痛、失眠、颜面神经麻痹及眼、耳、鼻的疾患等。

七、颈项部（neck）

1. 解剖位置

颈项部位于头与胸部之间，前部称为颈部，后部称为项部。

2. 生理功能

颈项部是头部与躯体的联系要道，能协调头部各个方位的运动。

3. 反射区位置

颈项部反射区位于双足拇趾根部横纹处，呈带状区域，敏感点在趾面内侧。右侧颈项部的反射区在左足，左侧颈项部的反射区在右足，如图 7—20 所示。

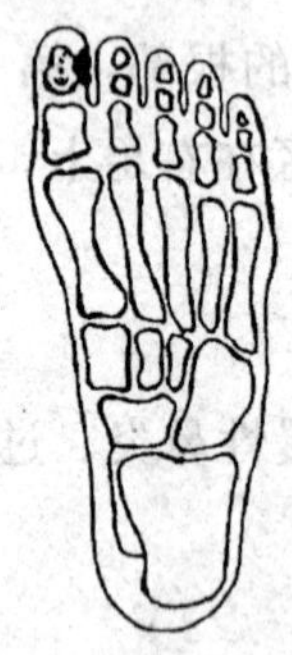

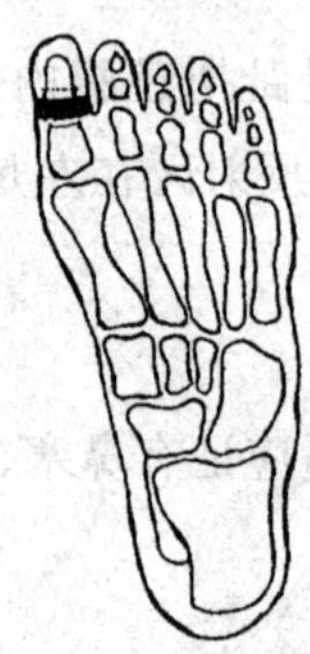

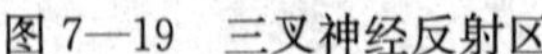

图 7—19　三叉神经反射区　　图 7—20　颈项部反射区

4. 适应证

按摩颈项部反射区的适应证有颈项僵硬、颈项酸痛、各种颈椎病、软组织损伤及高血压、落枕等。

八、眼（eye）

1. 反射区位置

眼的反射区位于双足第 2 趾与第 3 趾根部（包括足趾底与足趾两侧的位置）。右眼反射区在左足上，左眼反射区在右足上，如图 7—21 所示。

2. 适应证

按摩眼反射区的适应证有眼部各种疾病的保健，如近视、老花、远视、白内障、眼底出血、结膜炎、角膜炎等。

九、耳（ear）

1. 反射区位置

耳的反射区位于双足第 4 趾与第 5 趾根部（包括足底和足趾两侧的位置）。右耳反射区在左足上，左耳反射区在右足上，如图 7—22 所示。

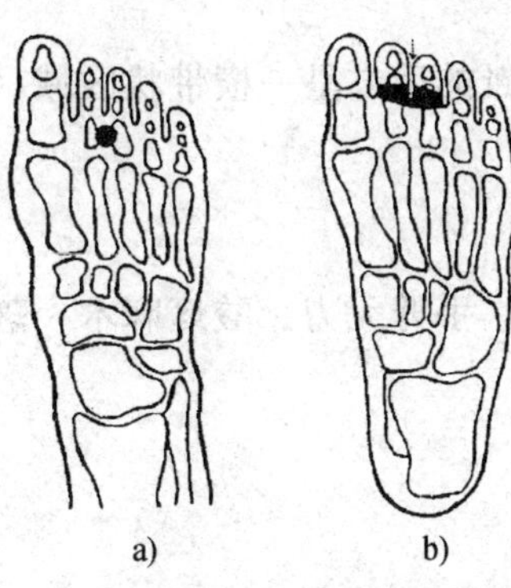

a)　　b)

图 7—21　眼反射区

a）足底位置　b）足趾位置

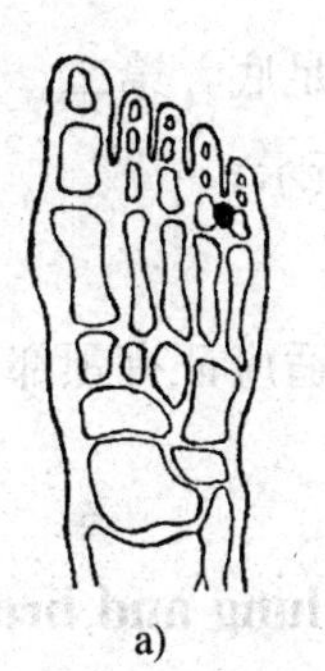

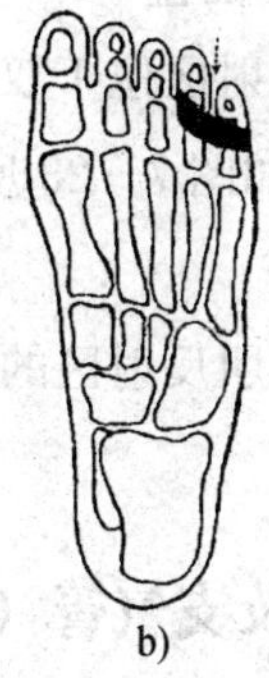

a)　　b)

图 7—22　耳反射区

a）足底位置　b）足趾位置

2. 适应证

按摩耳反射区的适应证有各种耳疾（如耳炎、耳鸣、重听）及鼻咽部疾病等。

学习单元 3　左足掌前部

学习目标

了解斜方肌、肺及支气管、甲状腺、甲状旁腺、心的解剖位置、生理功能及适应证

掌握斜方肌、肺及支气管、甲状腺、甲状旁腺、心的反射区位置

知识要求

这一单元包括斜方肌、肺及支气管、甲状腺、甲状旁腺、心共五个反射区，大体上与人体的左侧胸背部相对应。

一、斜方肌（rhombic）

1. 解剖位置

斜方肌位于项部和背部的浅层，为三角形的阔肌，左右二肌合成斜方形，故称斜方肌。全肌收缩可牵引肩胛骨向脊柱靠拢，上部肌束可上提肩胛骨，下部肌束可使肩胛骨下降。

2. 反射区位置

斜方肌反射区位于双足底，第二、三、四、五趾的后方呈一横带状区域（在眼、耳反射区后方），如图7—23所示。

3. 适应证

按摩斜方肌反射区的适应证有颈部及肩背疼痛、手臂无力、酸疼麻木、落枕、颈项部劳损等。

二、肺及支气管（lung and bronchi）

1. 解剖位置

肺位于胸腔间，纵膈两侧，左右各一，中间为心脏，质软而有弹性，似海绵状。

气管分左右两支，气管入肺后经过反复分支，越分越细，成为支气管树。

2. 生理功能

为了维持人体的新陈代谢和功能活动，必须不断从外界摄取氧气并将二氧化碳排出体外，肺是进行气体交换的重要场所。

3. 反射区位置

肺及支气管反射区位于双足斜方肌反射区后方（向足跟方向），自甲状腺反射区向外至肩反射区处约一横指宽的带状区域。自横带中部向第3趾延伸呈一竖条状区域是支气管敏感带，如图7—24所示。

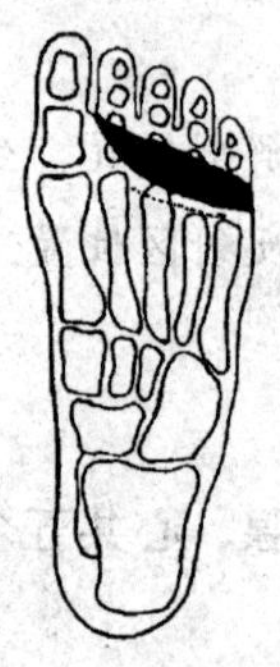

图7—23　斜方肌反射区

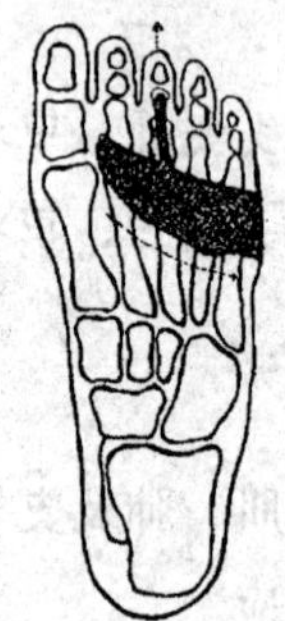

图7—24　肺及支气管反射区

4. 适应证

按摩肺及支气管反射区的适应证有支气管过敏疾患、支气管炎、哮喘、肺结核、肺气肿、胸闷等。

三、甲状腺（thyroid gland）

1. 解剖位置

甲状腺位于颈前部，是成年人最大的一个内分泌腺，一般与第 5～7 颈椎及第 1 胸椎相对，它被颈深筋膜固定在喉软骨上，呈棕红色，质柔软，其质量：男子平均为 26.71 g，女子为 25.34 g。甲状腺由两个侧叶和一个甲状腺峡组成。

2. 生理功能

甲状腺是碘的储存处并分泌甲状腺激素，促进细胞氧化和机体的新陈代谢，促进机体的正常生长发育，尤其对骨骼和神经系统的发育十分重要。

3. 反射区位置

甲状腺反射区位于双足足底第 1 跖骨与第 2 跖骨缝处，向下延伸至第 1 跖骨 1/2 处，再向内呈弯带状区域，如图 7—25 所示。

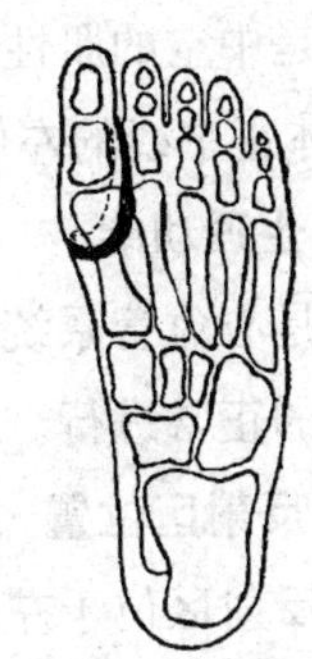

图 7—25　甲状腺反射区

4. 适应证

按摩甲状腺反射区的适应证有甲状腺功能亢进或低下、甲状腺炎、甲状腺肿大及肥胖症等。

四、甲状旁腺（parathyroid）

1. 解剖位置

甲状旁腺又称副甲状腺，位于甲状腺侧叶后面，一般有上下两对，为淡黄棕色的扁椭圆形小体，每个质量为 0.05～0.3 g。

2. 生理功能

甲状旁腺分泌的甲状旁腺激素是维持正常钙代谢的重要物质，可保持血钙的正常含量，同时也可抑制肾小管对磷的重吸收，从而增加磷的排出。有调节体内钙、磷代谢的作用。若该腺全部被切除，血钙的浓度降低，会出现手足抽搐的现象，严重时可致死亡。

3. 反射区位置

甲状旁腺反射区位于双足足掌内缘第 1 跖趾关节凹陷处，如图 7—26 所示。

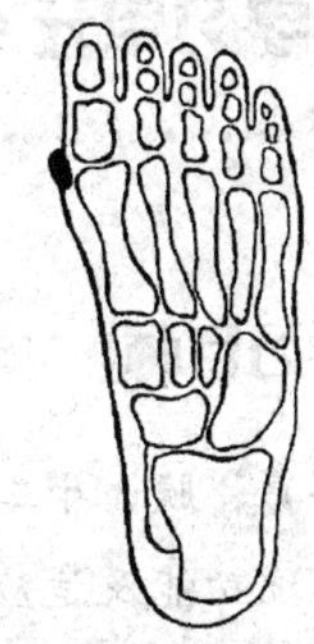

图 7—26　甲状旁腺反射区

4. 适应证

按摩甲状旁腺反射区的适应证有甲状旁腺功能低下引起的缺钙症状，如筋骨疼痛、抽筋、手足麻痹或痉挛、指甲脆弱、骨质疏松等，按摩该反射区还可加强胃肠蠕动。

五、心（heart）

1. 解剖位置

心是中空的肌性器官，位于胸腔内纵隔的前下部、左右肺之间，为心包所包裹。心约 2/3 在体正中线的左侧，1/3 在体正中线的右侧。

2. 生理功能

心是心血管系统的中枢，它不断做有节律的搏动，以推动血液循环的正常进行。

3. 反射区位置

心反射区位于左足足掌第 4 跖骨与第 5 跖骨间，在肺反射区后方（向足跟方向），如图 7—27 所示。

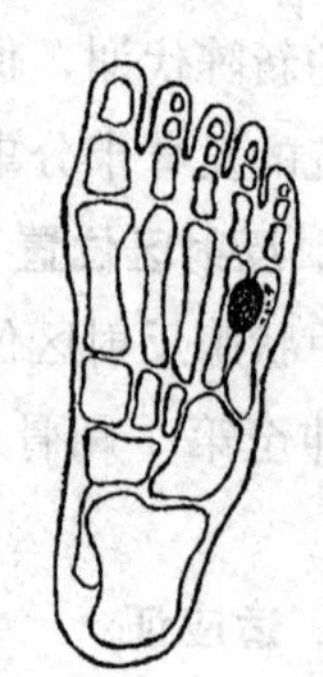

图 7—27　心反射区

4. 适应证

按摩心反射区的适应证有心血管系统的疾患、心绞痛、心肌梗死的恢复期、心力衰竭的恢复期、心律不齐、心肌炎、动脉硬化、血脂偏高等心脏缺损及循环系统的疾病。

以上 5 个反射区连贯起来进行按摩，可归纳为一点（甲状旁腺）、一圆弧（甲状腺）、两横一竖（斜方肌、肺与支气管）、心脏在左侧深处。

学习单元 4　左足掌中部

学习目标

了解胃、胰、十二指肠、横结肠、降结肠、乙状结肠及直肠、小肠、肛门、脾的解剖位置、生理功能及适应证

掌握胃、胰、十二指肠、横结肠、降结肠、乙状结肠及直肠、小肠、肛门、脾的反射区位置

知识要求

这一单元包括胃、胰、十二指肠、横结肠、降结肠、乙状结肠及直肠、小肠、肛门、脾共九个反射区，基本上与人体左腹部相对应。

一、胃（stomach）

1. 解剖位置

胃是消化管的最膨大部分，胃大部分位于左季肋区，小部分位于腹上部，入口叫贲门（第 11 胸椎左侧），与食道相接，出口为幽门（第 1 腰椎右侧），下连十二指肠。

2. 生理功能

胃具有容纳食物、分泌胃液、初步消化食物的功能。

3. 反射区位置

胃反射区位于双足足掌底面内侧，第 1 跖骨小头的后方（向足跟方向），约一横指宽，如图 7—28 所示。

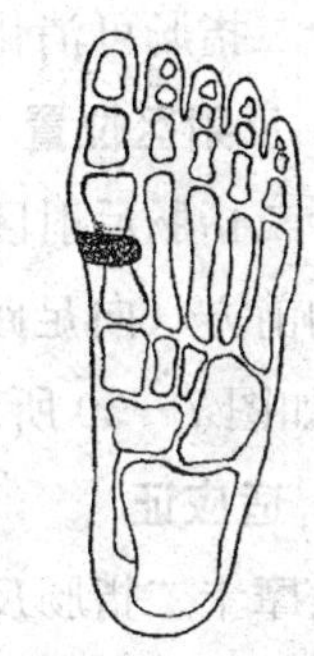

图 7—28　胃反射区

4. 适应证

按摩胃反射区的适应证有胃部疾患，如恶心、呕吐、胃痛、胃胀、胃酸过多、消化不良、胃下垂、急慢性胃炎等，以及消化系统疾病。

二、胰（pancreas）

1. 解剖位置

胰位于胃的后方，横贴于腹后壁，平第 1、第 2 腰椎处，外形狭长，呈三棱形，质量约为 70 g。

2. 生理功能

胰分为外分泌部和内分泌部，外分泌部分泌胰液，可分解蛋白、糖类和脂肪，帮助消化。内分泌部分泌胰岛素，可调节血糖的代谢。

3. 反射区位置

胰反射区位于双足足掌底面内侧、第 1 跖骨体中下段，胃反射区的后方（足跟方向），如图 7—29 所示。

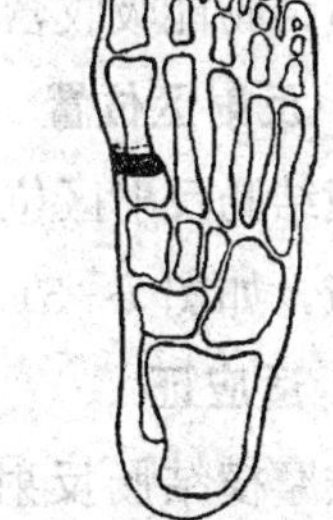

图 7—29　胰反射区

4. 适应证

按摩胰反射区的适应证有胰腺功能不良引起的消化系统疾病，如糖尿病、胰腺炎等。

三、十二指肠（pancreas）

1. 解剖位置

十二指肠位于右上腹，是小肠的起始部分，全长为25～30 cm，上接胃的幽门，下连空肠，呈C字形，包围着胰头。

2. 生理功能

十二指肠可消化及吸收营养物质。

3. 反射区位置

十二指肠反射区位于双足足掌底面内侧第1跖骨与楔骨关节的前方（向足趾方向）及胰脏反射区的后方（向足跟方向），如图7—30所示。

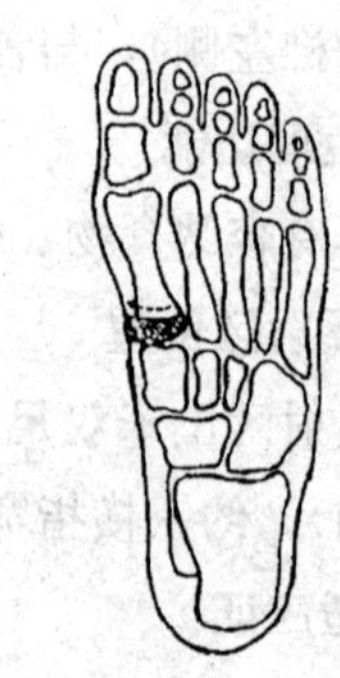
图7—30　十二指肠反射区

4. 适应证

按摩十二指肠反射区的适应证有胃与十二指肠疾患，如腹胀、消化不良、十二指肠溃疡、食欲不振等。

四、横结肠（transverse colon）

1. 解剖位置

横结肠位于腹腔，全部被腹膜所包囊，起自上腹结肠右曲，接升结肠向左腹部至脾脏下方转向接降结肠。后方借横结肠系膜附着于右肾、十二指肠与胰腺的前面。

2. 生理功能

横结肠能吸收营养物质，运送废料。

3. 反射区位置

横结肠反射区位于双足足掌中间，横越足掌，呈一横带状区域，如图7—31所示。

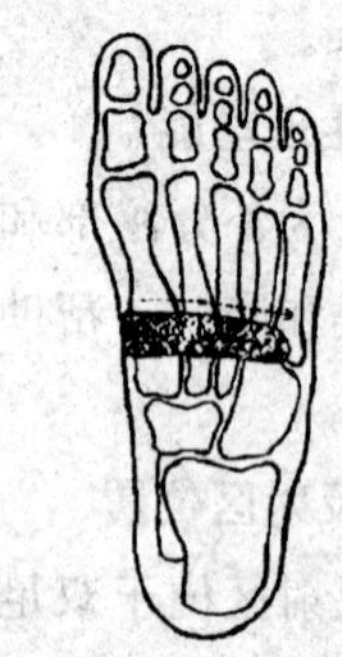
图7—31　横结肠反射区

4. 适应证

按摩横结肠反射区的适应证有消化系统疾患，如腹泻、腹痛、肠炎等。

五、降结肠（descending colon）

1. 解剖位置

降结肠位于腹后壁左侧，始于结肠左曲与横结肠相接，沿腹后壁左侧下降至左髂嵴处，移行于乙状结肠。

2. 生理功能

降结肠能吸收营养物质，运送废料。

3. 反射区位置

降结肠反射区位于左足足掌底面外侧，上接横结肠，与足外侧线平行，呈竖条状区域，止于足跟前沿，如图 7—32 所示。

4. 适应证

按摩降结肠反射区的适应证有消化系统疾病，如腹痛、腹泻、肠炎等。

六、乙状结肠及直肠（rectum）

1. 解剖位置

乙状结肠位于左下腹髂窝内，呈乙字形弯曲，上接降结肠，下进盆腔至第 3 腰椎水平与直肠相连。后方借乙状结肠系膜连于腹后壁。

直肠位于左下腹盆腔内，骶尾骨的前方，长为 12～15 cm，上端接乙状结肠，下端终于肛门。

2. 生理功能

乙状结肠及直肠运送大便至肛门排出。

3. 反射区位置

乙状结肠及直肠反射区位于左足足掌跟骨前缘，呈一横带状区域，如图 7—33 所示。

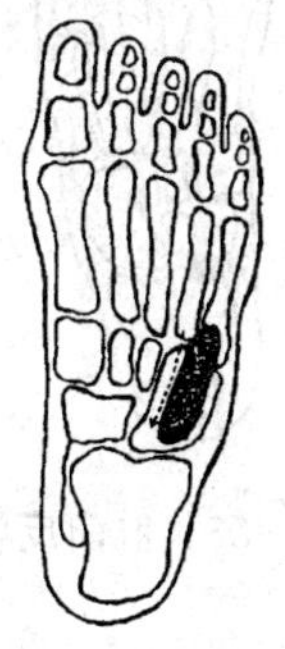

图 7—32　降结肠反射区

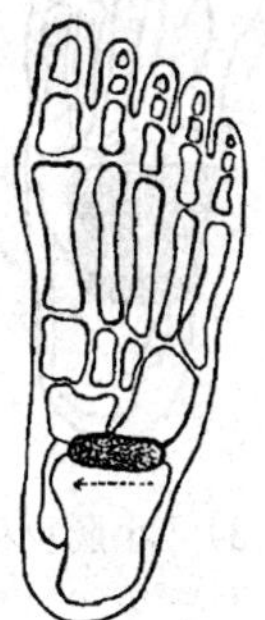

图 7—33　乙状结肠及直肠反射区

4. 适应证

按摩乙状结肠及直肠反射区的适应证有乙状结肠及直肠疾患，如乙状结肠及直肠炎引起的便秘、腹泻等。

七、小肠（small intestine）

1. 解剖位置

小肠位于腹腔中下部，上起自胃的幽门，下至盲肠，与大肠相连接，长 5～7 m。

2. 生理功能

小肠是食物消化和吸收的重要场所，能不断蠕动使内容物向前推进；同时，小肠能分泌肠液消化并吸收营养成分。小肠有淋巴组织，可消灭有害细菌。

3. 反射区位置

小肠反射区位于两足掌底面中部凹入区域，被升结肠、横结肠、降结肠、乙状结肠及直肠反射区所包围，如图 7—34 所示。

4. 适应证

按摩小肠反射区的适应证有消化系统疾患，如胃肠胀气、腹泻、腹痛、急性及慢性肠炎等。

八、肛门（anus）

1. 反射区位置

肛门反射区位于左足底面内侧，足跟的前缘，乙状结肠及直肠反射区的末端，如图 7—35 所示。

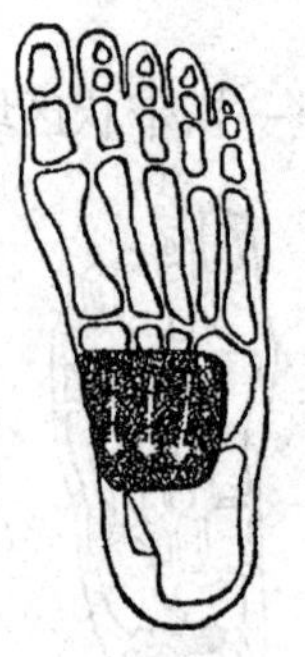

图 7—34　小肠反射区

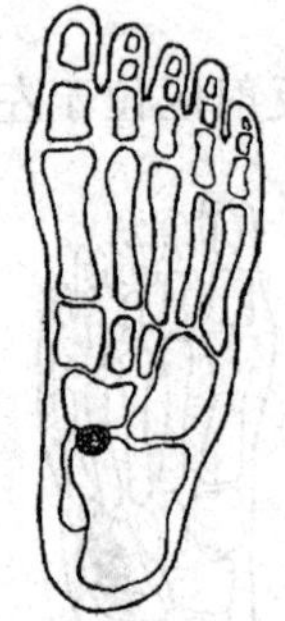

图 7—35　肛门反射区

2. 适应证

按摩肛门反射区的适应证有便秘、痔疮、瘘管等。

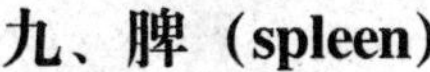

九、脾（spleen）

1. 解剖位置

脾是腹膜内器官，位于左季肋区的后外侧，胃底与膈之间，与第 9～11 肋骨相对，其长度与第 10 肋相一致。脾是略呈长扁椭圆形的器官，质软而脆，呈暗红色，受暴力打击易破裂，造成致命性出血，质量为 100～200 g。

2. 生理功能

脾有储血机能，能储血 200 mL 左右，储有约 30％血小板，是体内重要的淋巴器官，能产生淋巴细胞，并产生抗体参与体内免疫反应。脾能吞噬死亡和衰老的红细胞，为红细胞“修整”结构，吞噬细菌及清除血液中的其他异物。

3. 反射区位置

脾反射区位于左足掌底面第 4、第 5 趾间缝垂直延长线上，心脏反射区向足跟方向约一横指处，如图 7—36 所示。

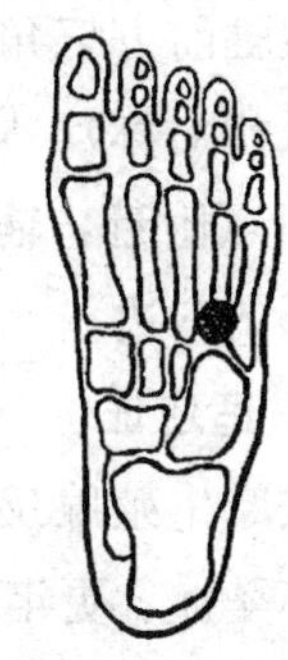

图 7—36　脾反射区

4. 适应证

按摩脾反射区的适应证有贫血、皮肤病、食欲不振、消化不良、发热、炎症等，并能增强免疫抗癌能力。

以上 9 个反射区可概括为三点一线（胃、胰、十二指肠反射区）、三线一面（横结肠、降结肠、乙状结肠及直肠和小肠反射区）、两个对角点（左上角脾反射区、右下角肛门反射区）。

学习单元 5　足跟部

学习目标

了解生殖腺、前列腺或子宫、尿道或阴道的解剖位置、生理功能及适应证

掌握生殖腺、前列腺或子宫、尿道或阴道的反射区位置

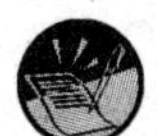

知识要求

这一单元包括生殖腺、前列腺或子宫、尿道或阴道 3 个反射区，基本上与人体盆腔部器官相对应。

一、生殖腺（sex glands）

1. 解剖位置及生理功能

男性生殖腺是睾丸，睾丸位于阴囊内，左右各一，呈卵圆形，是产生精子和分泌雄性激素的器官。女性生殖腺是卵巢，位于骨盆内，左右各一，呈扁椭圆形，是产生卵子和分泌雌性激素的器官。

2. 反射区位置（见图 7—37）

位置一：位于双足足掌底面，足跟中央处。

位置二：位于双足足后跟外侧，外踝后下方跟腱前方三角形区域（与前列腺或子宫反射区相对称），睾丸、卵巢的敏感点在三角形的顶点附近，输精管、输卵管的敏感点在三角形的斜边。

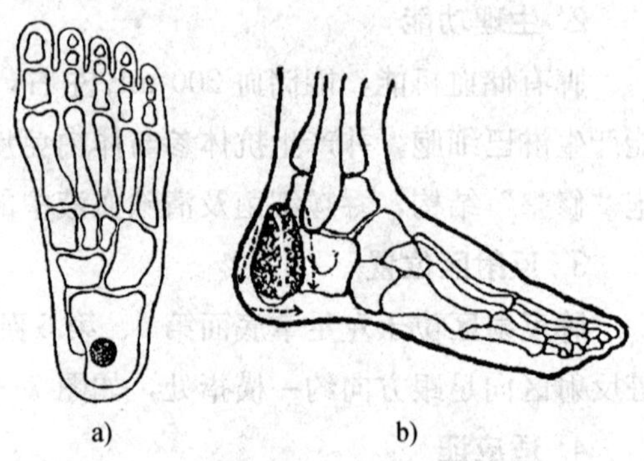

图 7—37 生殖腺反射区

a）位置一 b）位置二

3. 适应证

按摩生殖腺反射区的适应证有性功能低下、不孕症、更年期综合征、月经不调、痛经等生殖系统疾患。

二、前列腺或子宫（prostate/uterus）

1. 解剖位置及生理功能

（1）男性

前列腺位于膀胱下方，围绕膀胱颈和尿道起始部，被尿道和输精管贯穿，后面与直肠相邻。

前列腺分泌黏稠的乳白色的弱碱性液体，参与精液的组成，有营养精子、稀释精液的作用，有利于精子活动。老年人可能因前列腺结缔组织增生而导致前列腺肥大，压迫尿道，引起排尿困难。

（2）女性

子宫是一中空的肌性器官，位于盆腔中央，前邻膀胱，后依直肠，是受精卵发育成长为胎儿的场所。

2. 反射区位置

前列腺或子宫反射区位于双足足跟骨内侧，内踝后下方的三角形区域，前列腺或子宫的敏感点在三角形斜边的上段，在尿道或阴道反射区尽头处，如图 7—38 所示。

3. 适应证

男性：按摩前列腺反射区的适应证有前列腺肥大、前列腺炎、尿频、排尿困难、尿血、尿道疼痛等。

女性：按摩子宫反射区的适应证有子宫肌瘤、痛经、月经不调，子宫下垂及其他子宫疾患。

三、尿道或阴道（penis and vagina）

1. 解剖位置及生理功能

（1）男性

男性的尿道起自膀胱，终于阴茎头，全长为 16～20 cm，除了排尿外兼有排精的功能。

（2）女性

女性的尿道从膀胱到阴道全长 3～5 cm，仅有排尿功能。女性的阴道与子宫连接，是女性的性交器官，也是导入精液、排出月经和分娩胎儿的通道。

2. 反射区位置

尿道或阴道反射区位于双足足跟内侧，自膀胱反射区斜向上延伸至距骨与舟骨之间缝隙处，如图 7—39 所示。

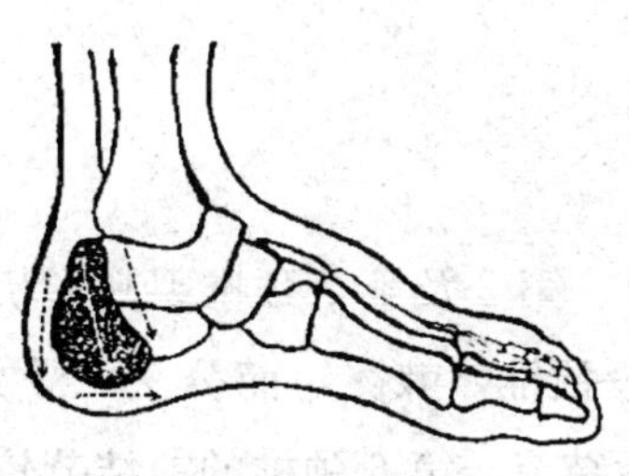

图 7—38　前列腺或子宫反射区

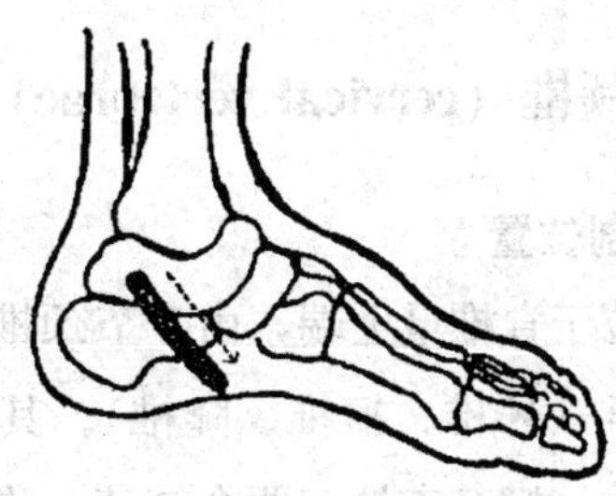

图 7—39　尿道或阴道反射区

3. 适应证

按摩尿道或阴道反射区的适应证有尿道发炎、阴道炎、尿路感染、排尿困难、尿频、尿失禁、遗尿等。

以上 3 个反射区可概括为一圆（生殖腺反射区）、一面（前列腺或子宫、生殖腺反射区）、一斜线（尿道或阴道反射区）。

学习单元 6　左足内侧部

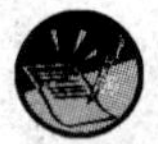

学习目标

了解颈椎、胸椎、腰椎、骶骨、尾骨、坐骨神经、髋关节、直肠及肛门、腹股沟的解剖位置、生理功能及适应证

掌握颈椎、胸椎、腰椎、骶骨、尾骨、坐骨神经、髋关节、直肠及肛门、腹股沟的反射区位置

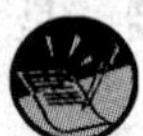

知识要求

这一单元包括颈椎、胸椎、腰椎、骶骨、尾骨及臀部、坐骨神经、髋关节、直肠及肛门、腹股沟 9 个反射区，基本上与人体的正中线（脊椎）及正中线附近的盆腔部器官相对应。

一、颈椎（cervical vertebrae）

1. 解剖位置

颈椎位于脊椎最上端，由 7 节颈椎体构成，第 1、第 2 及第 7 颈椎因其形状特殊，列为特殊颈椎（环椎、枢椎、隆椎）。其余 4 个为一般颈椎，棘突短而分叉，横突上有孔，称为横突孔，横突末端有两个结节，称为前结节和后结节。第 6 颈椎的前结节较大，颈总动脉经其前面上行，头部受伤严重出血时，可在此压迫颈总动脉，暂时止血进行急救，故又称颈动脉结节。

2. 生理功能

颈椎支持头部各种运动，容纳脊髓，保护颈部脊髓，有脊神经通过。

3. 反射区位置

颈椎反射区位于双足拇趾根部内侧横纹尽头处，如图 7—40 所示。

4. 适应证

按摩颈椎反射区的适应证有颈项僵硬，颈项疼痛，各种类型的颈椎病所产生的颈项酸痛、手臂麻木以及落枕等。

二、胸椎（dorsal vertebrae）

1. 解剖位置

胸椎位于脊椎的上中段，其椎体从上向下逐渐增大，上接颈椎，下连腰椎，由 12 节胸椎骨构成。

2. 生理功能

胸椎是脊椎的一段，脊椎作为人身体的支柱，在活动时保持全身的平衡，脊椎椎管内的脊髓既有神经传导机能，又有神经反射机能。

3. 反射区位置

胸椎反射区位于双足足弓内侧缘，第 1 跖骨下方，从跖趾关节直到楔骨关节止（位于两足内侧缘从第 1 跖骨小头到第 1 跖骨骨粗隆处），如图 7—41 所示。

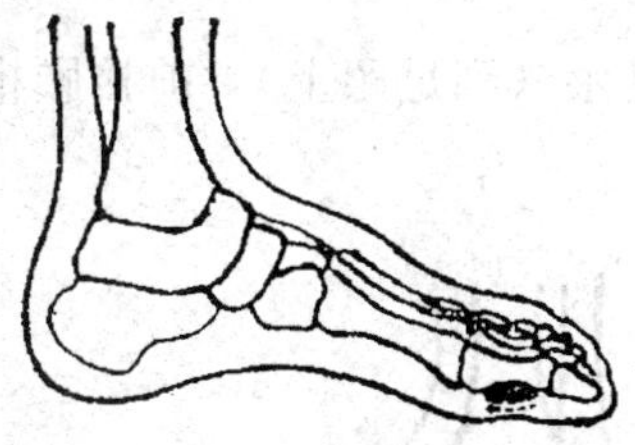

图 7—40　颈椎反射区

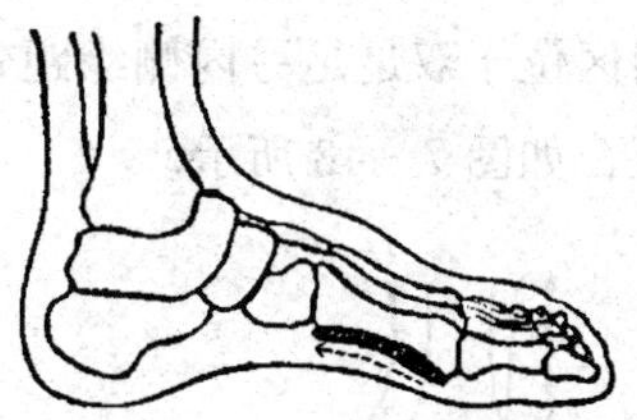

图 7—41　胸椎反射区

4. 适应证

按摩胸椎反射区的适应证有肩背疼痛，胸椎骨刺以及胸椎疾患等。

三、腰椎（lumbar vertebrae）

1. 解剖位置

腰椎位于脊椎中下段，为椎骨中最大者，由于承受体重压力较大，故椎体肥厚上接胸椎，下连骶骨，由 5 节腰椎骨构成。

2. 生理功能

腰椎是脊椎的一段。脊椎是人身体的支柱，在活动时保持身体平衡，腰椎内的腰段脊髓既有神经传导机能，又有神经反射功效。

3. 反射区位置

腰椎反射区位于双足足弓内侧缘楔骨至舟骨下方，上接胸椎反射区，下连骶骨反射区，如图 7—42 所示。

4. 适应证

按摩腰椎反射区的适应证有腰背部疼痛、腰突症、腰椎慢性骨关节炎、退行性脊椎炎、腰肌劳损等。

四、骶骨（sacrum）

1. 解剖位置

骶骨位于脊椎的末段，上接腰椎，下接尾骨，由 5 块骶骨（椎）融合而成，呈扁平三角形，底向上，略带弯曲。

2. 生理功能

骶骨是脊椎的一段，脊柱是人身体的支柱，在活动中保持全身平衡。骶骨内有马尾神经，既有神经传导功能，又有神经反射机能。

3. 反射区位置

骶骨反射区位于双足足弓内侧缘距骨下方至足跟（到足跟上），前接腰椎反射区，后连尾骨反射区，如图 7—43 所示。

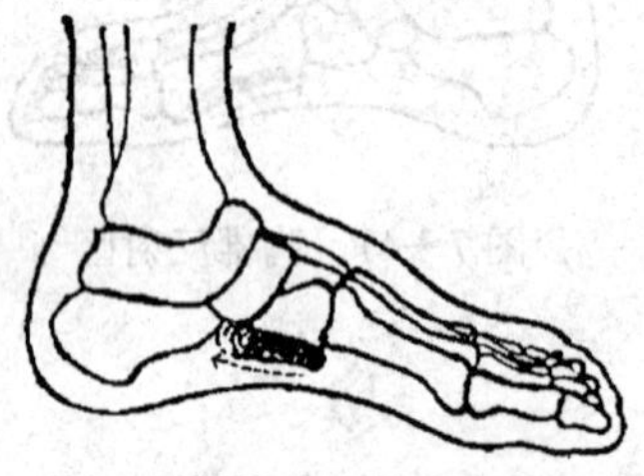

图 7—42　腰椎反射区

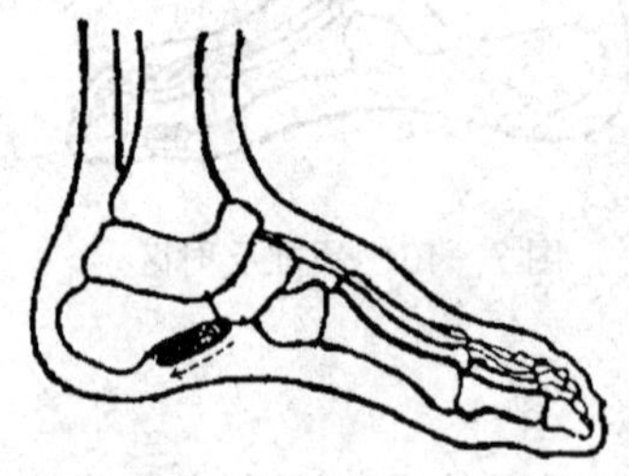

图 7—43　骶骨反射区

4. 适应证

按摩骶骨反射区的适应证有骶椎受伤、腰骶部疼痛、坐骨神经痛等。

五、尾骨（尾骨及臀部）（coccyx）

1. 解剖位置

尾骨是脊柱的尾部，由 4～5 块退化尾椎愈合而成，尾骨甚小，呈三角形，底朝上，尖朝下，借软骨和韧带上部与骶骨相接，下端游离。

2. 生理功能

尾骨是脊椎的尾部，脊椎作为人身体的支柱，在活动时保持全身平衡。尾骨内的神经既有神经传导功能，又有脊神经反射功能。

3. 反射区位置（见图 7—44）

位置一（内尾骨）：位于双足足掌内侧，沿跟骨结节后方内侧，呈一带状区域。

位置二（外尾骨）：位于双足足掌内侧，沿跟骨结节后方外侧，呈一带状区域。

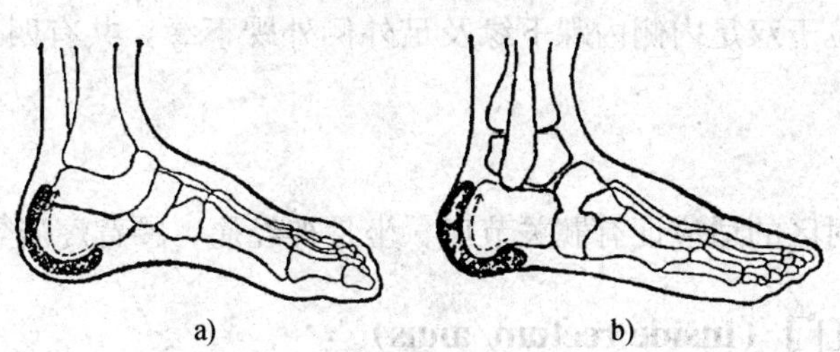

图 7—44　尾骨反射区

a）位置一　b）位置二

4. 适应证

按摩尾骨反射区的适应证有坐骨神经疼痛、尾骨骨折后遗症等。

六、坐骨神经

1. 解剖位置

坐骨神经是全身最粗大的神经，从盆腔经大转子与坐骨结节之间达股后，下降至腘窝上方分为胫神经与腓总神经。坐骨神经在股后分支，分布于股肌后群。

2. 生理功能

坐骨神经支配肌肉运动及感觉。

3. 反射区位置（见图 7—45）

位置一：位于双腿内踝关节后上方起，沿胫骨后缘上行至胫骨内侧髁下。

位置二：位于双腿外踝前缘沿腓骨前侧上至腓骨小头处。

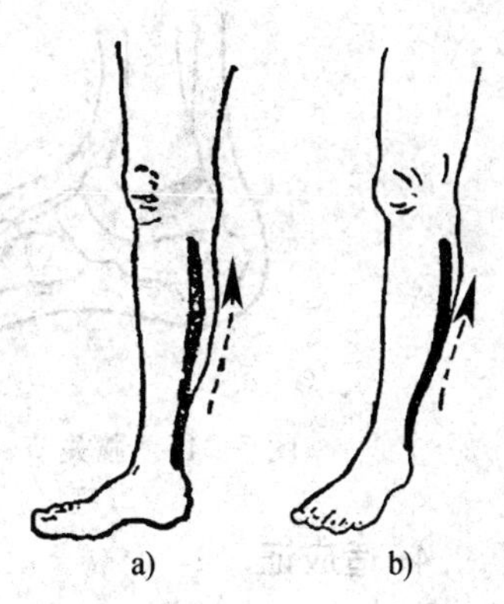

图 7—45　坐骨神经反射区

a）位置一　b）位置二

4. 适应证

按摩坐骨神经反射区的适应证有坐骨神经痛、坐骨神经炎等。

七、髋关节（内侧）（external hip joint）

1. 解剖位置

髋关节由股骨头和髋臼构成，是躯体与下肢的连接部。

可做髋关节的运动以及与肩关节类似的前屈、后伸、内收、外展和内外旋转运动，此外，还可做环转运动。

2. 反射区位置

髋关节反射区位于双足内侧内踝下缘及足外侧外踝下缘，共有四个位置，如图 7—46 所示。

3. 适应证

按摩髋关节反射区的适应证有髋关节痛、坐骨神经痛、腰背疼痛等。

八、直肠及肛门（inside rectum/anus）

1. 解剖位置

直肠是大肠的末段，长 12～15 cm，位于盆腔内，上接乙状结肠，至骶骨、尾骨前面下降，穿过盆膈而终于肛门。

2. 生理功能

直肠是暂时储存粪便的器官，肛门是排出粪便的器官。

3. 反射区位置

直肠及肛门反射区位于两足内侧，内踝后方向上延伸四横指的一带状区域，如图 7—47 所示。

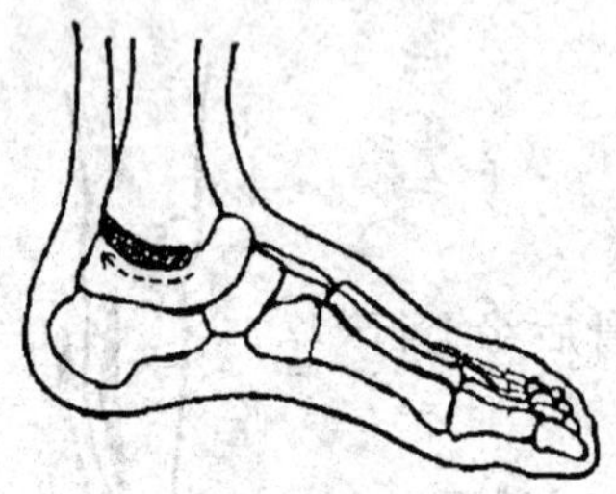

图 7—46　髋关节（内侧）反射区

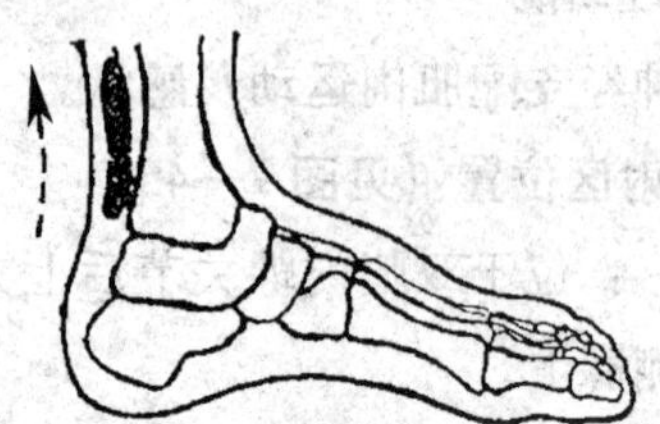

图 7—47　直肠及肛门反射区

4. 适应证

按摩直肠及肛门反射区的适应证有痔疮、便秘、脱肛、直肠炎等直肠及肛门疾患。

九、腹股沟（groin）

1. 解剖位置

腹股沟是指下腹部两侧的三角区域。男性的精索、女性的子宫圆韧带通过腹股沟管。腹壁在此形成一条裂隙。当站立时，该区承担的腹内压力比平卧时高 3 倍，故疝多发生于

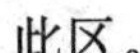

此区。

2. 反射区位置

腹股沟反射区位于双足内侧，内踝尖上方二横指，胫骨内侧凹陷处，如图 7—48 所示。

3. 适应证

按摩腹股沟反射区的适应证有腹股沟疝及生殖系统疾患等。

以上除坐骨神经外的 8 个反射区在按摩时为了避免遗漏，可用以下口诀来帮助记忆：足弓弯弯一条线（足内侧缘，颈椎、胸椎、腰椎、骶骨、尾骨 5 个反射区连成一线，通称为足弓，与人体的脊椎相对应），一弧线（髋关节反射区），一延长线（直肠及肛门反射区），内踝上方点一点（腹股沟反射区）。

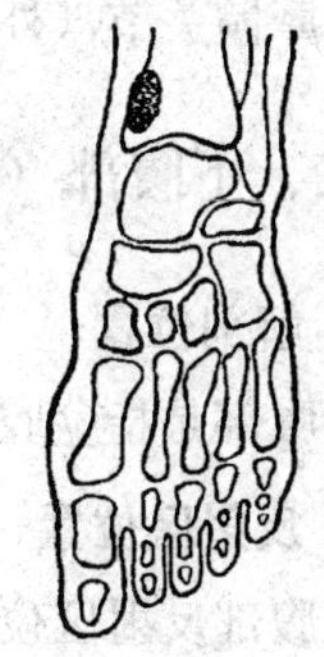

图 7—48　腹股沟反射区

学习单元 7　左足外侧部

学习目标

了解髋关节（外侧）、下腹部、膝关节、肘关节、肩关节、肩胛骨的解剖位置、生理功能及适应证

掌握髋关节（外侧）、下腹部、膝关节、肘关节、肩关节、肩胛骨的反射区位置

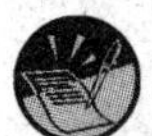

知识要求

这一单元包括髋关节（外侧）、下腹部、膝关节、肘关节、肩关节、肩胛骨共六个反射区，与人体外侧（离人体正中线较远处）的器官相对应。

一、髋关节（外侧）(external hip joint)

1. 解剖位置及生理功能

髋关节由股骨头和髋臼构成，是躯体与下肢的连接部，可做髋关节的运动以及与肩关节类似的前屈、后伸、内收、外展、内旋及外旋运动。此外，还可做环转运动。

2. 反射区位置

髋关节（外侧）反射区位于双足外侧外踝下缘，如图 7—49 所示。

3. 适应证

按摩髋关节（外侧）反射区的适应证有髋关节痛、坐骨神经痛、腰背痛等。

二、下腹部（lower abdomen）

1. 解剖位置

下腹部是指盆腔，有膀胱、前列腺、子宫、阴道、直肠等器官。

2. 反射区位置

下腹部反射区位于双足腓骨外侧后方，是自足踝骨后方向上延伸四横指的一带状区域，如图7—50所示。

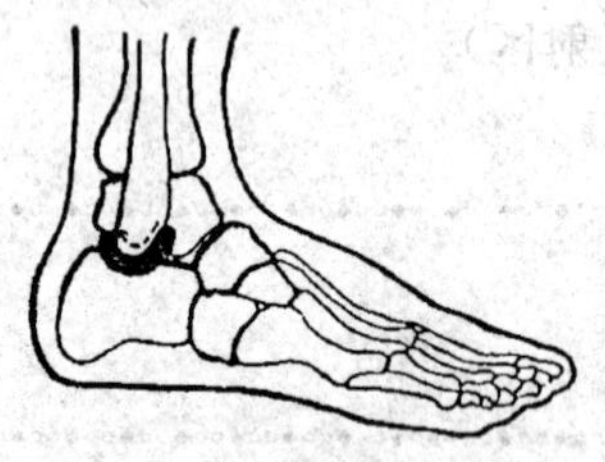

图7—49　髋关节（外侧）反射区

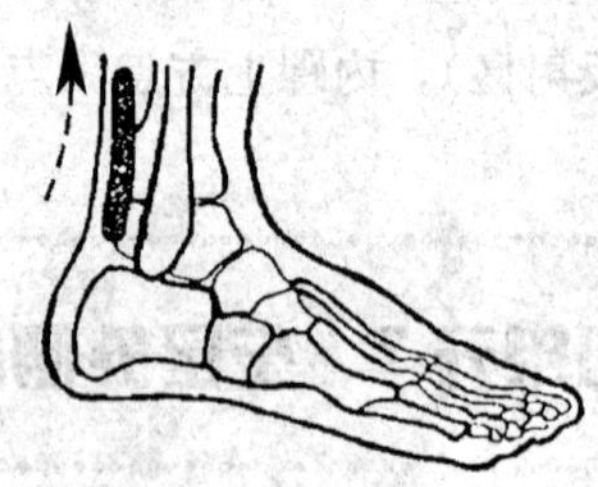

图7—50　下腹部反射区

3. 适应证

按摩下腹部反射区的适应证主要有妇科疾患，如月经不调、经期腹部疼痛等。

三、膝关节（knee）

1. 解剖位置及生理功能

膝关节为人体最大、最复杂的关节，由股骨内、外侧踝，胫骨内、外侧踝及髌骨构成，膝关节主要进行屈伸运动，当屈膝时，在垂直轴上，小腿可做轻度的内旋、外旋运动。

2. 反射区位置

膝关节反射区位于双足外侧，跟骨前缘与骰骨下方所形成的凹陷处，呈一半月形区域，如图7—51所示。

3. 适应证

按摩膝关节反射区的适应证有膝关节挫伤、慢性膝关节骨关节炎以及膝关节肿胀疼痛、伸屈不利等。

四、肘关节（elbow joint）

1. 解剖位置及生理功能

肘关节由肱骨下端和桡骨、尺骨上端构成，属于复合关节，包括三个关节（即肱尺关节、肱桡关节、桡尺近端关节），三个关节在一个关节囊内，有一个共同的关节腔，可做屈、伸肘关节运动，肘关节还有旋转前臂功能。

2. 反射区位置

肘关节反射区位于双足外侧第 5 跖骨与骰骨关节突起部前后两侧，如图 7—52 所示。

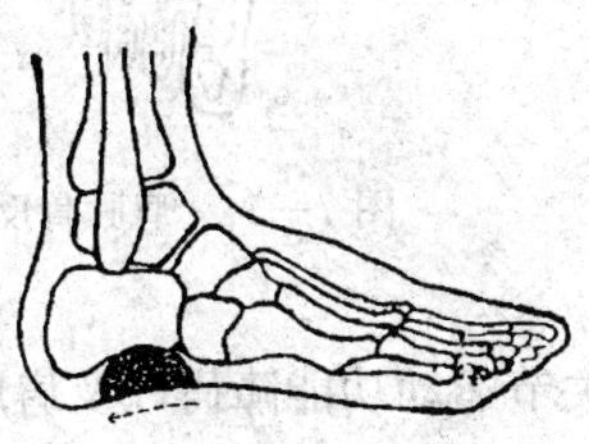

图 7—51　膝关节反射区

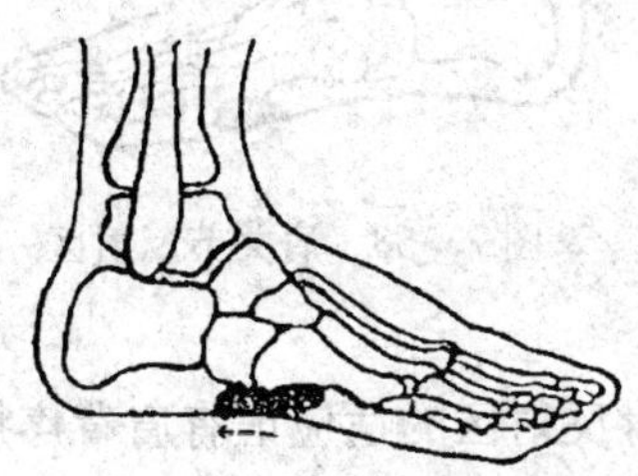

图 7—52　肘关节反射区

3. 适应证

按摩肘关节反射区的适应证有肘关节挫伤、疼痛、肿胀以及上肢疾患等。

五、肩关节（shoulder）

1. 解剖位置及生理功能

肩关节为人体运动幅度最大、最灵活的关节，由肱骨头与肩胛骨关节盂构成。可做前屈、后伸、内收、外展、旋前、旋后以及环转运动。

2. 反射区位置

肩关节反射区位于双足足掌外侧第 5 跖趾关节处，如图 7—53 所示。

3. 适应证

按摩肩关节反射区的适应证有肩周炎、手臂无力以及上肢疼痛麻木等。

六、肩胛骨（scapula）

1. 解剖位置及生理功能

肩胛骨位于胸廓的后外侧上方，介于第 2 至第 7 肋骨之间，是三角形的扁骨，有保护胸廓后壁与协助肩关节运动的功能。

2. 反射区位置

肩胛骨反射区位于双足足背，沿第 4 跖骨与第 5 跖骨之间延伸到骰骨，呈一带状区域，如图 7—54 所示。

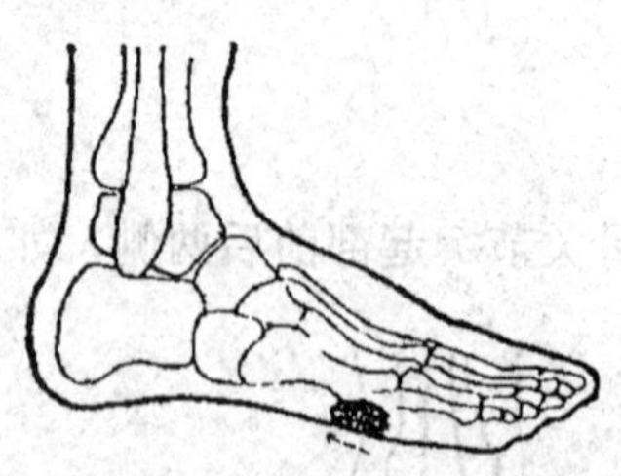

图 7—53　肩关节反射区

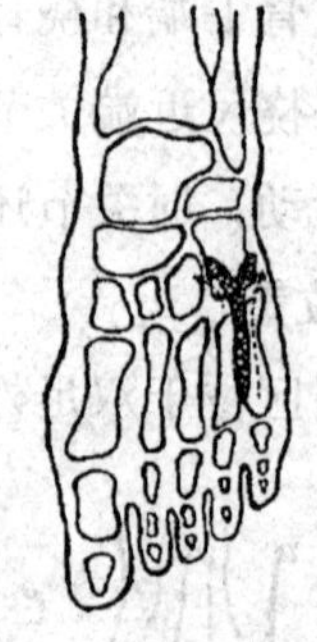

图 7—54　肩胛骨反射区

3. 适应证

按摩肩胛骨反射区的适应证有肩背疼痛、肩关节运动功能障碍以及肩周炎等。

学习单元 8　足背部

学习目标

了解上颌、下颌、扁桃腺、喉与气管及食管、胸部淋巴腺、内耳迷路、胸、膈、肋骨、上身淋巴腺、下身淋巴腺的解剖位置、生理功能及适应证

掌握上颌、下颌、扁桃腺、喉与气管及食管、胸部淋巴腺、内耳迷路、胸、膈、肋骨、上身淋巴腺、下身淋巴腺的反射区位置

知识要求

这一单元包括上颌、下颌、扁桃腺、喉与气管及食管、胸部淋巴腺、内耳迷路、胸、膈、肋骨、上身淋巴腺、下身淋巴腺共 11 个反射区。

一、上颌（upper joint）

1. 解剖位置

上颌位于上牙齿的根部，腭骨与上颌骨的连接处。

2. 反射区位置

上颌反射区位于双足足背拇趾趾间关节横纹前方，呈一条横带状区域，如图 7—55 所示。

3. 适应证

按摩上颌反射区的适应证有牙痛、牙周炎、口腔炎、味觉障碍、打鼾等。

二、下颌（lower jam）

1. 解剖位置

下颌位于下牙齿的根部，腭骨与下颌骨连接处。

2. 反射区位置

下颌反射区位于双足足背拇趾趾间关节横纹后方，呈一条横带状区域，如图 7—56 所示。

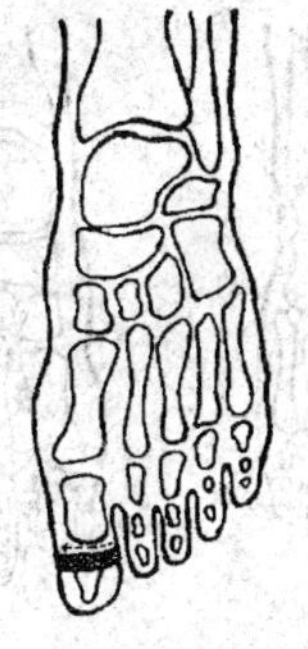
图 7—55　上颌反射区

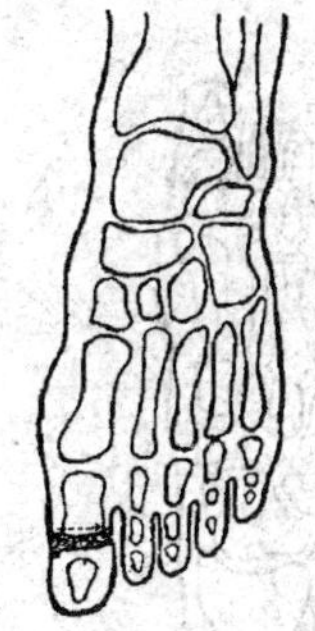
图 7—56　下颌反射区

3. 适应证

按摩下颌反射区的适应证有牙痛、牙周炎、口腔炎、牙龈炎等。

三、扁桃腺（tonsils）

1. 解剖位置及生理功能

扁桃腺位于口与咽喉之间，由淋巴组织构成，是口腔通向咽喉的门户。扁桃腺的主要功能是产生淋巴细胞和抗体，增加机体免疫机能。

2. 反射区位置

扁桃腺反射区位于双足足背拇趾第 1 趾骨背上，肌腱的左右两边，如图 7—57 所示。

3. 适应证

按摩扁桃腺反射区的适应证有上呼吸道感染，咽喉、声带、气管、食管的保健与抗炎以及增强免疫能力等。

四、喉与气管及食管（Throat，the trachea and Esophagus）

1. 解剖位置及生理功能

喉位于颈前部正中皮下，既是呼吸道，又是发音器官。成年人的喉上界正对第4、第5颈椎之间，下界正对第6颈椎下缘。喉上通咽腔，下通气管。当发生急性炎症时会引起水肿，影响发声，并可造成呼吸急促。气管位于喉的下方，向下进入胸腔入肺部，是略扁平的圆筒状管道，具有弹性，是人体呼吸时气体进出的通道。食管（食道）上起于咽，下连于胃，长约25 cm，是输送食物的肌性管道。

2. 反射区位置

喉与气管及食管反射区位于双足足背第1、第2趾骨间并延伸至第1、第2跖骨间，如图7—58所示。

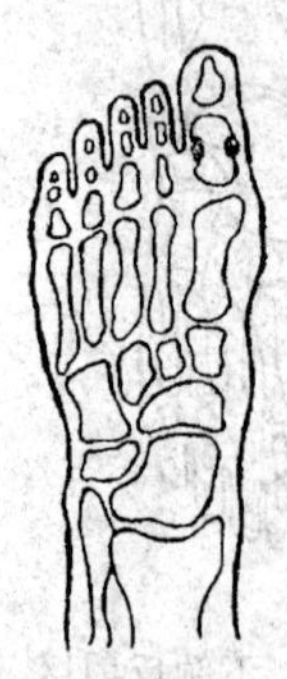

图7—57　扁桃腺反射区

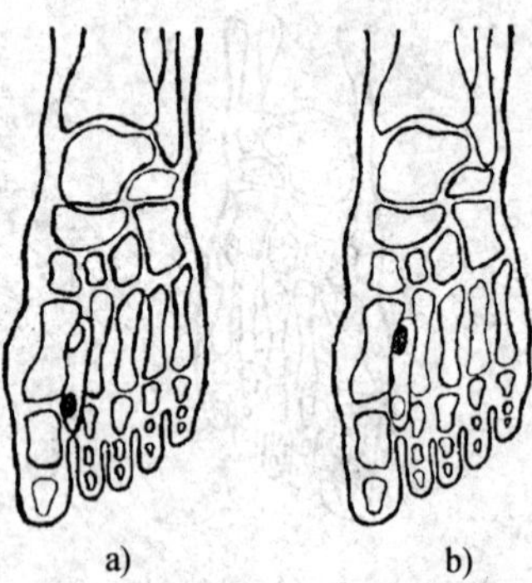

图7—58　喉与气管及食管反射区

a）喉　b）气管及食管

3. 适应证

按摩喉与气管及食管反射区的适应证有上呼吸道感染，咽喉、声带、气管、食管的保健与抗炎以及增强免疫能力。

五、胸部淋巴腺

1. 解剖位置及生理功能

胸部淋巴腺包括胸导管和胸腺管。胸导管是全身最大的淋巴管。胸腺位于胸腔前纵隔上部，胸骨柄后方，是淋巴器官，兼有内分泌的功能。胸腺的网状上皮细胞分泌胸腺素，能使来自骨髓等处的原始淋巴细胞从无免疫能力转化为具有免疫能力的T细胞。

2. 反射区位置

胸部淋巴腺反射区位于双足足背第 1 趾骨及第 2 趾骨间缝隙处，如图 7—59 所示。

3. 适应证

按摩胸部淋巴腺反射区的适应证有各种炎症，按摩此区可以增强免疫力和抗癌能力。

六、内耳迷路（in house ear）

1. 解剖位置及生理功能

内耳位于颞骨岩部内，介于鼓室与内耳道之间。内耳由构造复杂的弯曲管道组成，故称迷路，内耳迷路有前庭神经，具有传导平衡感觉冲动的功能。

2. 反射区位置

内耳迷路反射区位于双足足背第 4 跖骨和第 5 跖骨骨缝的前端，止于第 4、第 5 跖趾关节，如图 7—60 所示。

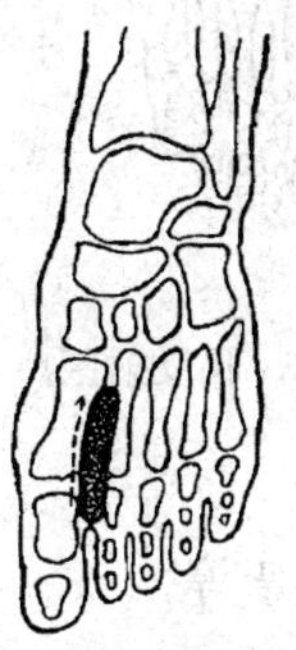
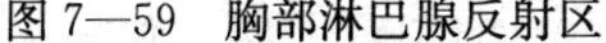

图 7—59　胸部淋巴腺反射区

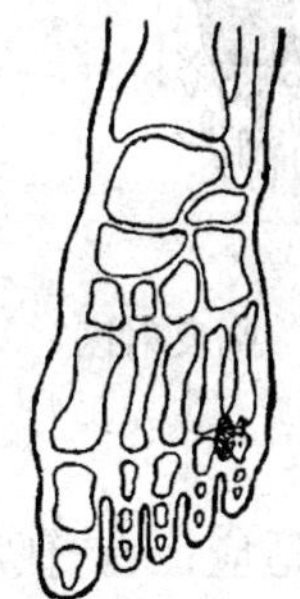

图 7—60　内耳迷路反射区

3. 适应证

按摩内耳迷路反射区的适应证有头晕、眼花、晕车、晕船、耳鸣、平衡失调、高血压等。

七、胸（chest and breast）

1. 解剖位置

胸部的上界以胸骨颈脉切迹、锁骨、第 7 颈椎棘突连线为界，下界相当于胸廓下口。

2. 反射区位置

胸反射区位于双足足背第 2、第 3、第 4 跖骨所形成的圆形区域，如图 7—61 所示。

3. 适应证

按摩胸反射区的适应证有乳腺炎、乳腺增生、食道疾患等。

八、膈（横膈膜）(diaphragm)

1. 解剖位置及生理功能

膈是肌肉性的构造，呈穹隆状，凸向上，封闭胸廓下口，将胸腔与腹腔隔为两部分。膈是重要的呼吸肌，通过收缩与松弛帮助呼吸，还通过收缩增加腹压，促进排便与分娩。

2. 反射区位置

膈反射区位于双足足背跖骨、楔骨、骰骨关节处，横跨足背形成一带状区域，如图 7—62 所示。

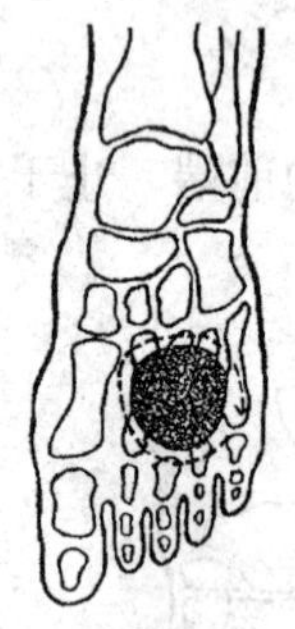

图 7—61　胸反射区

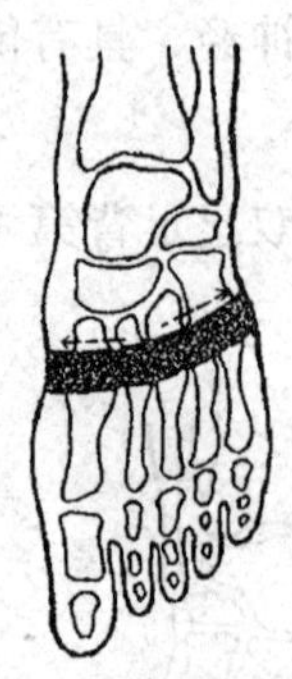

图 7—62　膈反射区

3. 适应证

按摩膈反射区的适应证有打嗝、腹胀、腹痛、膈肌痉挛等。

九、肋骨（side ribs）

1. 解剖位置

此处的肋骨主要是指第 11、第 12 对肋骨，它们游离于腹腔后壁肌层中，称为浮肋。

2. 反射区位置

内侧肋骨反射区位于双足足背第 1 楔与舟骨间；外侧肋骨反射区位于骰骨、舟骨和跖骨间，如图 7—63 所示。

3. 适应证

按摩肋骨反射区的适应证有胸闷、胸痛、肋膜炎等。

十、上身和下身淋巴腺（upper and lower lymph gland）

1. 解剖位置及生理功能

上身淋巴腺位于肚脐以上，颈部以下，包括胸部与上肢的淋巴系统（淋巴管与淋巴结），上身淋巴腺对维持人体正常生命活动有重要意义；下身淋巴腺位于肚脐以下，包括腹部、盆腔部及下肢的淋巴系统（淋巴管与淋巴结）。淋巴有重要的免疫功能。

2. 反射区位置

上身淋巴腺反射区位于双足外侧外踝前方凹陷中（由距骨与外踝构成的凹陷部位）；下身淋巴腺反射区位于双足内侧，由距骨与内踝构成的凹陷部位（内踝的前方凹陷中）。上身与下身淋巴腺反射区如图 7—64 所示。

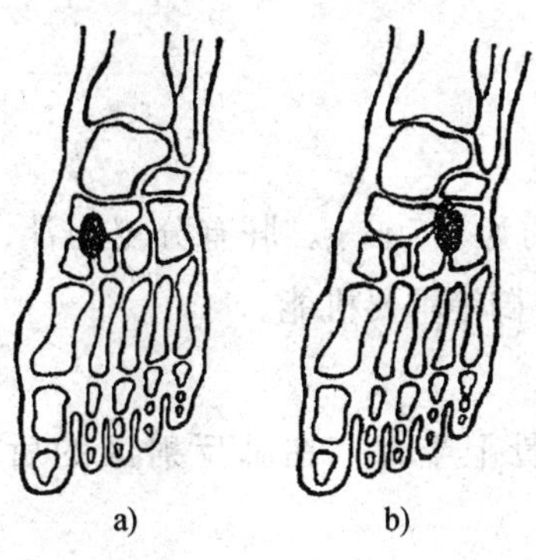

图 7—63　肋骨反射区

a）内侧肋骨反射区　b）外侧肋骨反射区

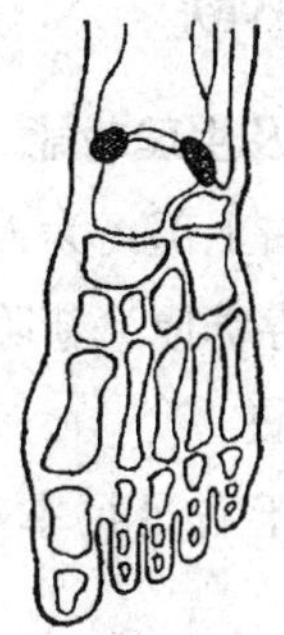

图 7—64　上身和下身淋巴腺反射区

3. 适应证

按摩上身和下身淋巴腺反射区的适应证有各种炎症、发热，按摩此区可以增强机体免疫能力和提高机体抗癌能力。

以上 10 个反射区可以概括为两线、两点、两条沟（上颌、下颌、扁桃腺、胸、淋巴腺、内耳迷路），胸、膈层中用双手（胸、膈反射区用双手操作），肋间、足背高骨处（肋骨反射区），淋巴足踝陷中揉（上身和下身淋巴反射区）。

学习单元 9　右足底部

学习目标

了解肝、胆囊、盲肠及阑尾、回盲瓣、升结肠的解剖位置、生理功能及适应证

掌握肝、胆囊、盲肠及阑尾、回盲瓣、升结肠的反射区位置

知识要求

右足底面的反射区与左足底面基本相同，左右对称。但是，有 5 个反射区只在左足才有，右足没有，即心、脾、降结肠、乙状结肠及直肠、肛门反射区。另有 5 个反射区只在右足才有，左足没有，即肝、胆囊、盲肠及阑尾、回盲瓣、升结肠 5 个反射区。这 5 个反射区与人体腹部右侧相对应。

一、肝（liver）

1. 解剖位置及生理功能

肝位于腹腔右上部，为人体最大腺体，质量约为 1 500 g。肝有分泌胆汁、参与及帮助消化活动、储存糖原、新陈代谢、解毒、吞噬防御等重要机能。

2. 反射区位置

肝反射区位于右足足掌第 3、第 4、第 5 跖骨上半部（在肺反射区的后方），如图 7—65所示。

3. 适应证

按摩肝反射区的适应证有肝炎、脂肪肝、肝硬化、肝肿大、肝功能失调等。

二、胆囊（gall bladder）

1. 解剖位置及生理功能

胆囊位于肝右叶下方，容量为 40～60 mL。胆囊有储存和浓缩胆汁的功能，胆汁排入十二指肠有助消化功能。

2. 反射区位置

胆囊反射区位于右足第 3、第 4、第 5 跖骨上部，肝脏反射区右下方，如图 7—66 所示。

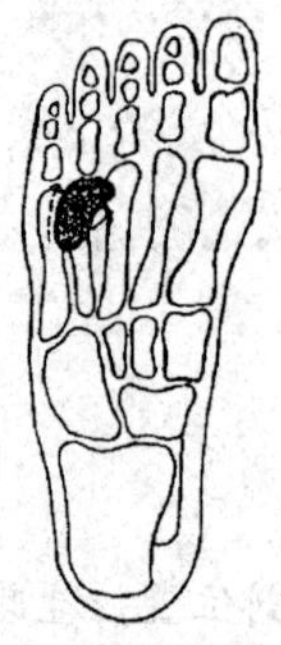

图 7—65　肝反射区

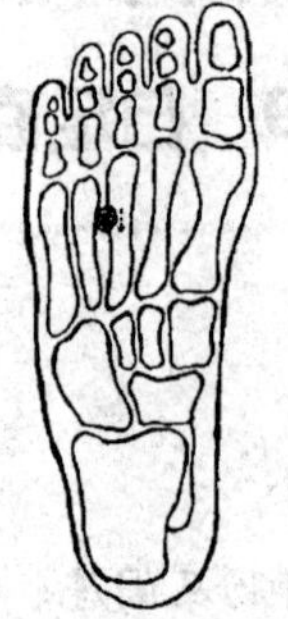

图 7—66　胆囊反射区

3. 适应证

按摩胆囊反射区的适应证有胆囊炎、胆结石等。

三、盲肠及阑尾（caecum and vermiform appendix）

1. 解剖位置及生理功能

盲肠位于右下腹，是大肠的起始部，上接小肠，下连升结肠。盲肠内下方是阑尾，位于右髂窝内。

2. 反射区位置

盲肠及阑尾反射区位于右足足掌跟骨前缘靠近外侧，与小肠及升结肠的反射区连接，如图 7—67 所示。

3. 适应证

按摩盲肠及阑尾反射区的适应证有腹胀、阑尾炎等。

四、回盲瓣（olepcecal valve）

1. 解剖位置及生理功能

回盲瓣位于回肠通入盲肠入口处。回盲瓣有延缓小肠内食物进入大肠，使之得到充分消化吸收，并防止大肠内容物逆流入回肠的作用。

2. 反射区位置

回盲瓣反射区位于右足足掌跟骨前缘近外侧，在盲肠反射区的前方（向足趾方向），如图 7—68 所示。

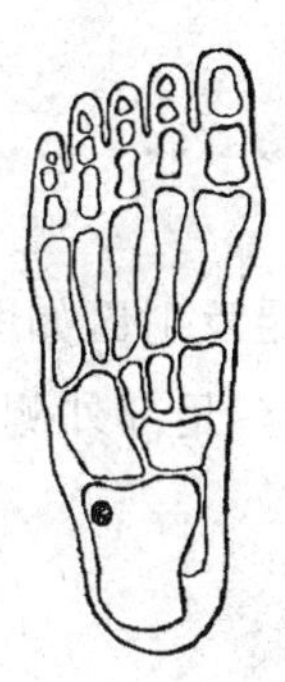

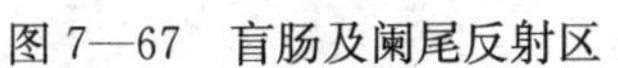

图 7—67　盲肠及阑尾反射区

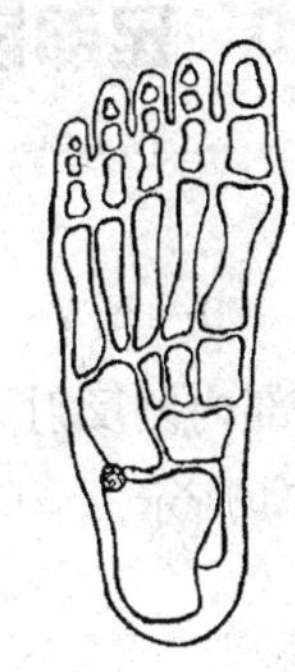

图 7—68　回盲瓣反射区

3. 适应证

按摩回盲瓣反射区的适应证有消化系统吸收障碍性的疾病，并可增强回盲瓣的功能。

五、升结肠（ascending colon）

1. 解剖位置及生理功能

升结肠位于右腹部，连接盲肠，沿腹后壁右侧上升，到肝右叶下面转向左，形成结肠右曲，转入横结肠。升结肠具有吸收营养物质、运送废料的功能。

2. 反射区位置

升结肠反射区位于右足足掌小肠反射区外侧，是与足外侧平行的带状区域，从跟骨前缘外侧上行至第 5 跖骨底部，如图 7—69 所示。

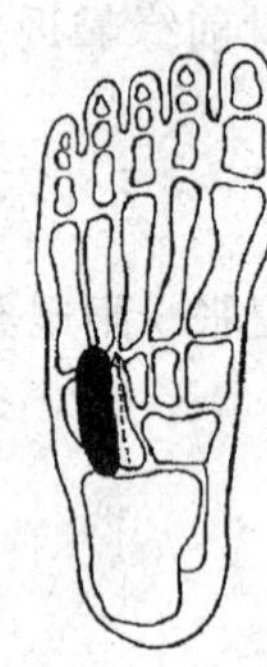

图 7—69　升结肠反射区

3. 适应证

按摩升结肠反射区的适应证有消化系统疾患，如腹泻、腹痛、肠炎、便秘等。

学习单元 10　足部反射区

足部反射区如图 7—70～图 7—74 所示，其中左足反射区如图 7—70 所示，右足反射区如图 7—71 所示，足部内侧反射区如图 7—72 所示，足部外侧反射区如图 7—73 所示，足背部反射区如图 7—74 所示。

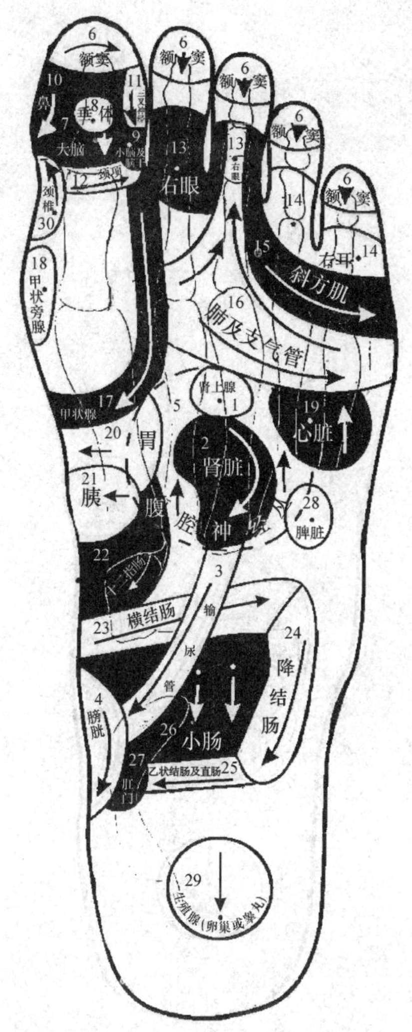

图 7—70　左足反射区

1. 肾上腺　2. 肾脏　3. 输尿管　4. 膀胱　5. 腹腔神经丛　6. 额窦（右半边）　7. 大脑（右半边）　8. 垂体　9. 小脑及脑干（右半边）　10. 鼻　11. 三叉神经（右半边）　12. 颈项　13. 右眼　14. 右耳　15. 斜方肌　16. 肺及支气管　17. 甲状腺　18. 甲状旁腺　19. 心脏　20. 胃　21. 胰　22. 十二指肠　23. 横结肠　24. 降结肠　25. 乙状结肠及直肠　26. 小肠　27. 肛门　28. 脾脏　29. 生殖腺　30. 颈椎

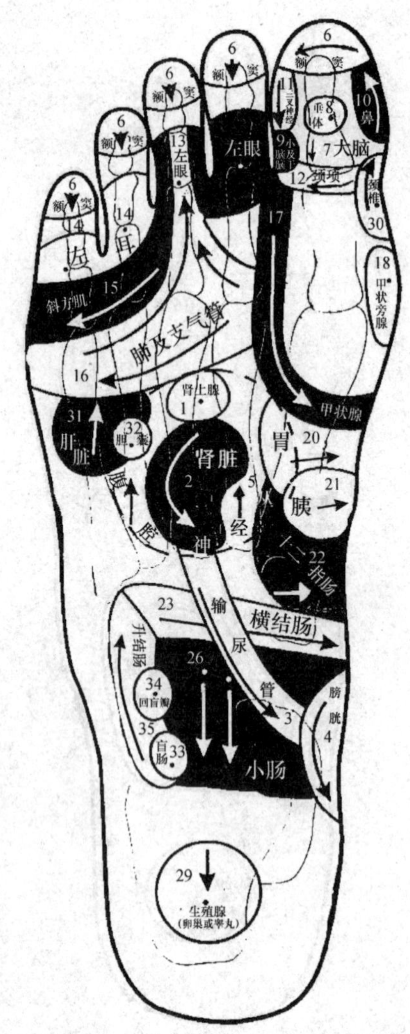

图 7—71　右足反射区

1. 肾上腺　2. 肾脏　3. 输尿管　4. 膀胱　5. 腹腔神经丛　6. 额窦（左半边）
7. 大脑（左半边）　8. 垂体　9. 小脑及脑干（左半边）　10. 鼻
11. 三叉神经（左半边）　12. 颈项　13. 左眼　14. 左耳
15. 斜方肌　16. 肺及支气管　17. 甲状腺　18. 甲状旁腺
20. 胃　21. 胰　22. 十二指肠　23. 横结肠　26. 小肠
29. 生殖腺　30. 颈椎　31. 肝脏　32. 胆囊
33. 盲肠　34. 回盲瓣　35. 升结肠

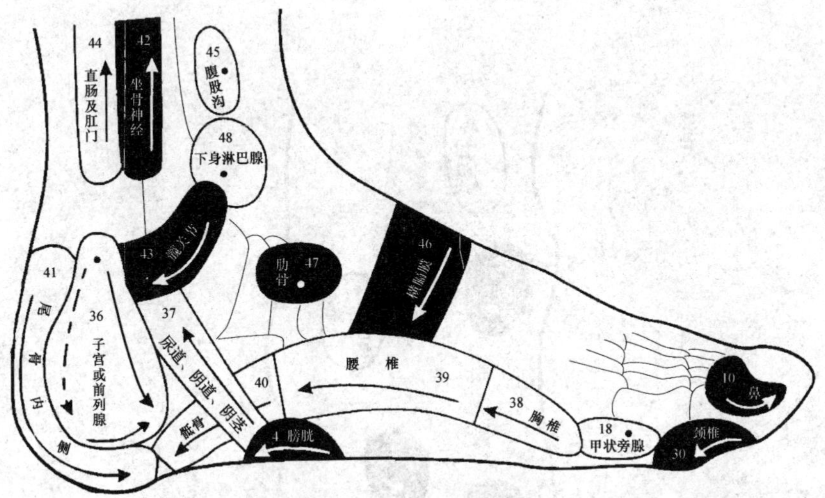

图 7—72　足部内侧反射区

4. 膀胱　10. 鼻　18. 甲状旁腺　30. 颈椎　36. 子宫或前列腺　37. 尿道、阴道、阴茎
38. 胸椎　39. 腰椎　40. 骶骨　41. 尾骨内侧　42. 坐骨神经　43. 髋关节
44. 直肠及肛门　45. 腹股沟　46. 横膈膜　47. 肋骨　48. 下身淋巴腺

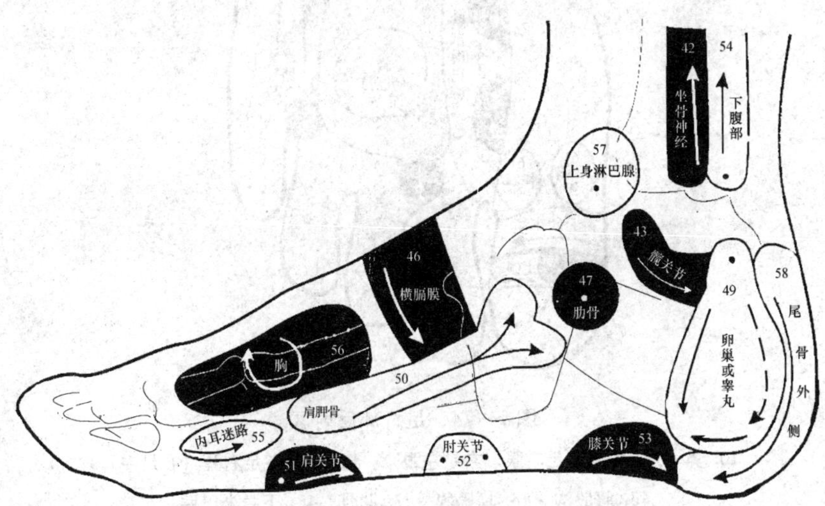

图 7—73　足部外侧反射区

42. 坐骨神经　43. 髋关节　46. 横膈膜　47. 肋骨　49. 卵巢或睾丸　50. 肩胛骨
51. 肩关节　52. 肘关节　53. 膝关节　54. 下腹部　55. 内耳迷路
56. 胸　57. 上身淋巴腺　58. 尾骨外侧

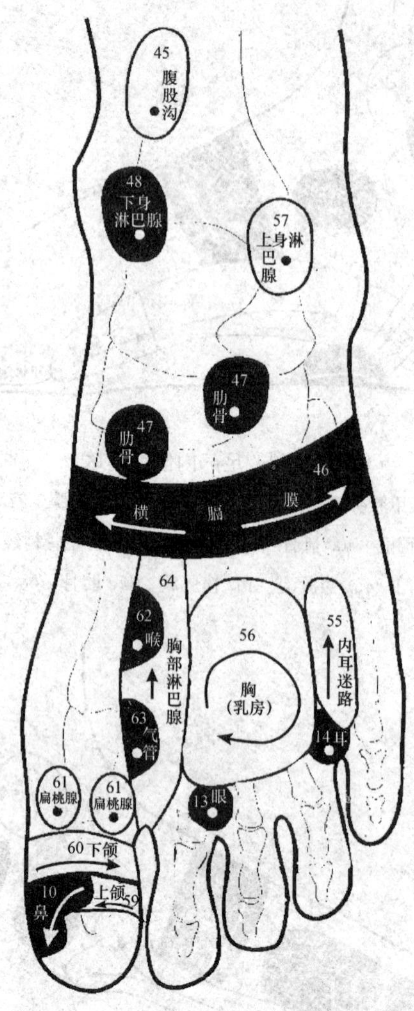

图 7—74　足背部反射区

10. 鼻　13. 眼（左足右眼、右足左眼）　14. 耳（左足右耳、右足左耳）

45. 腹股沟　46. 横膈膜　47. 肋骨　48. 下身淋巴腺

55. 内耳迷路　56. 胸（乳房）　57. 上身淋巴腺

59. 上颌　60. 下颌　61. 扁桃腺　62. 喉

63. 气管　64. 胸部淋巴腺

第 4 节　足部保健按摩特色手法

足部保健按摩特色手法见表 7—3。

表 7—3　　足部保健按摩特色手法

按摩图示	操作方法
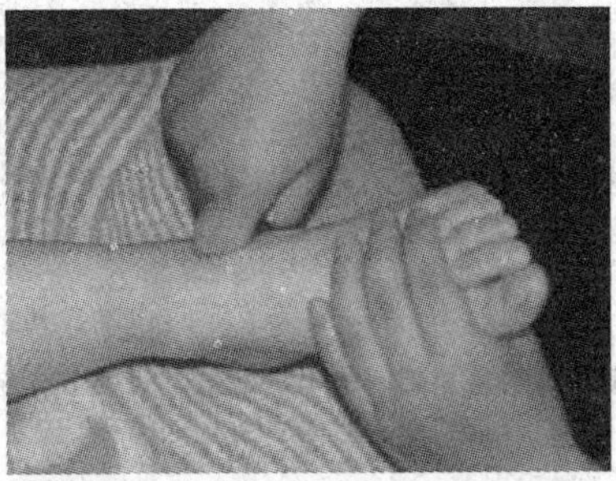	单食指扣拳法（屈食指点法或屈食指推法） 操作方法：食指、拇指张开，其余三指呈拳状，用食指内侧施力，拇指固定，定点按压或推按
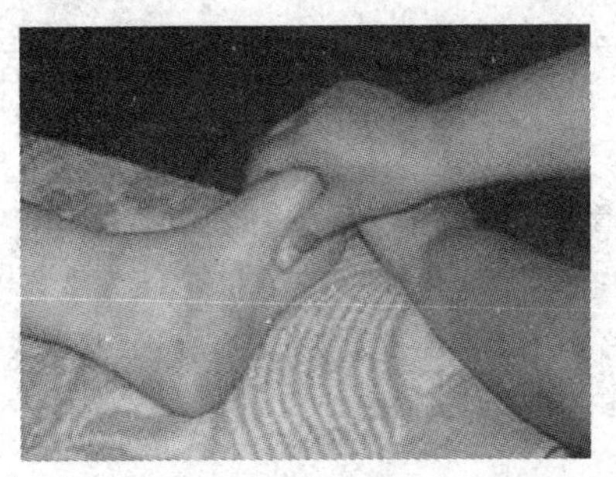	拇指推掌法（拇指指腹推法或拇指指腹按法） 操作方法：拇指与四指分开约 60°，用拇指指腹处着力，定点按压或推按
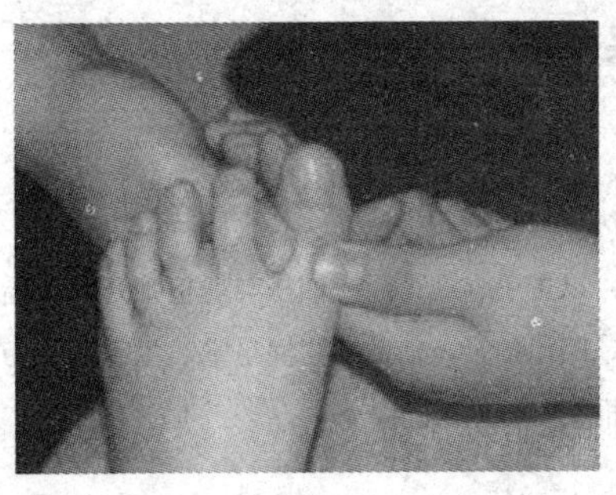	扣指法（拇指指端推法或拇指指端点法） 操作方法：拇指与四指分开呈圆弧状，四指为固定点，用拇指指尖着力，定点按压或推按

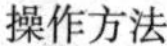

续表

按摩图示	操作方法
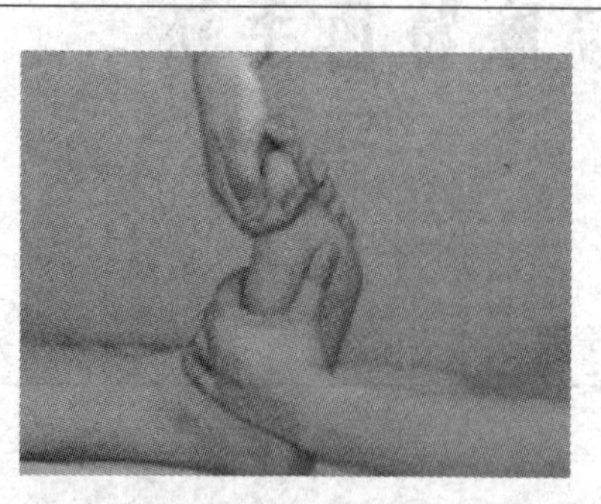	双指钳法（屈食指用食指第1指间关节尺侧定点按压法） 操作方法：食指、中指弯曲呈钳状，用食指第1节指骨内侧着力，拇指指腹辅助加压，定点按压或推按
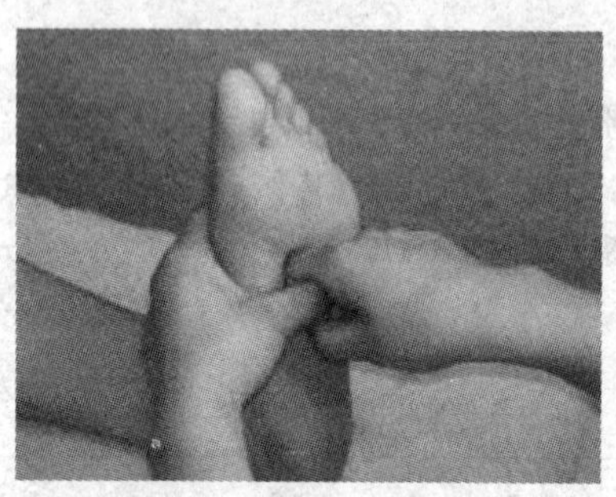	握足扣指法（屈食指用第1指间关节桡侧定点按压或推抹） 操作方法：以食指第1、第2指关节弯曲扣紧，其余四指握拳、以中指及拇指为基础，垫于食指第1间关节，定点按压或推按
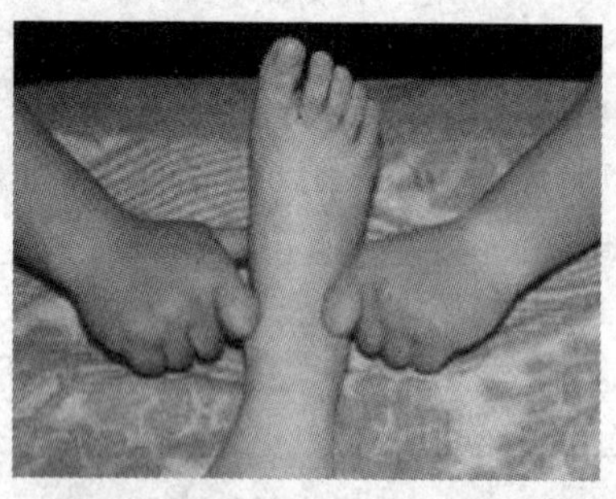	拇食指扣拳法（屈食指揉点法） 操作方法：双手拇、食指张开，食指第1、第2节弯曲，另三指握拳，用食指第1指关节处着力，定点按压或揉点（上身淋巴腺、下身淋巴腺）
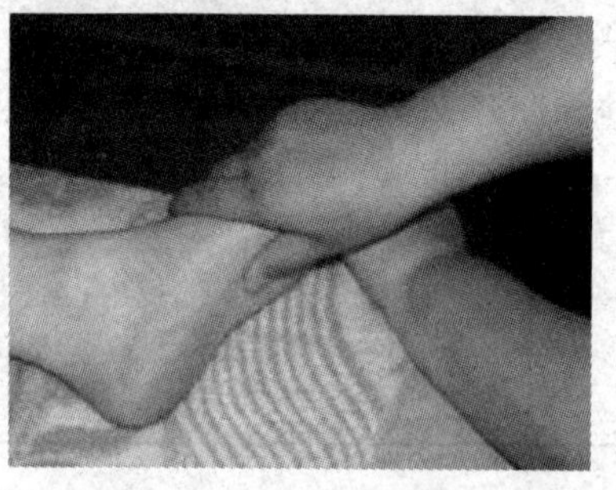	双掌握推法（拇指指腹推法） 操作方法：以主手（施力手）四指与拇指张开，拇指之指腹为着力点，四指扣紧，辅助手紧握足掌，主手顺施力方向定点按压或推按

续表

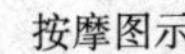 按摩图示	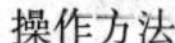 操作方法
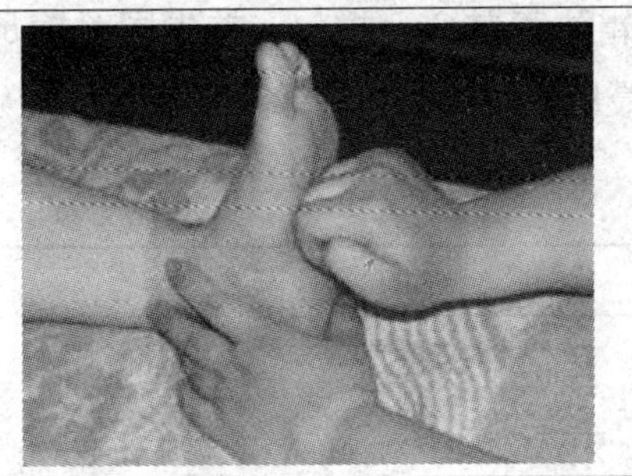	双指拳法（主要屈食指、中指点或推法，叠指按法或推法，加压拇指按法或推法） 操作方法：以手握拳，中指、食指弯曲，均以第 1 指关节凸出处为着力点，拇指与其余二指握拳固定推按

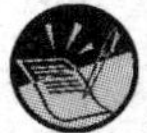

技能要求

足部保健按摩操作

操作准备

1. 消毒

用 75％酒精擦拭或用药液浸泡双足。

2. 包足

用毛巾包裹脚，包足要求：整齐、平整、美观、松紧适宜。包足步骤如图 7—75 所示。

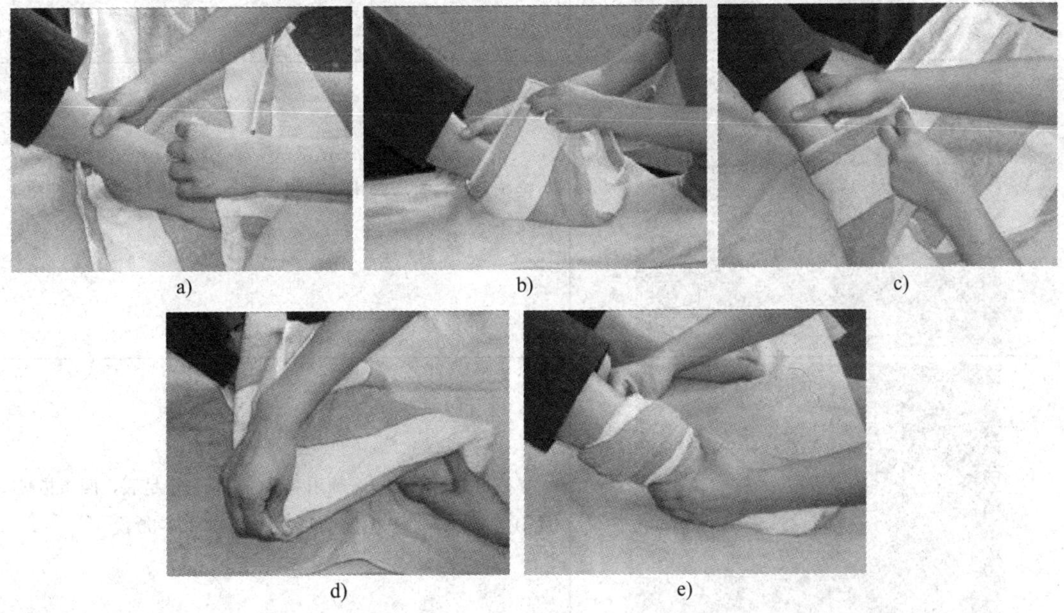

a) b) c) d) e)

图 7—75　包足步骤

操作步骤

步骤1　上油

双足上油要均匀适中。按摩师将按摩油、按摩霜放于掌心，揉匀。首先同时擦足心、足背；其次，足部两侧；次之，足跟及小腿后侧；最后，脚趾。操作手法见表7—4。

表7—4　　操作手法

操作图示	说　明
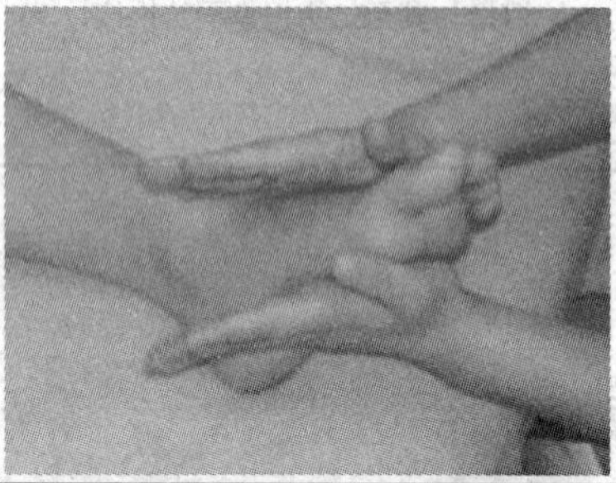	擦足心足背：按摩师用双手掌相对，同时或交替擦足心足背，以热为度
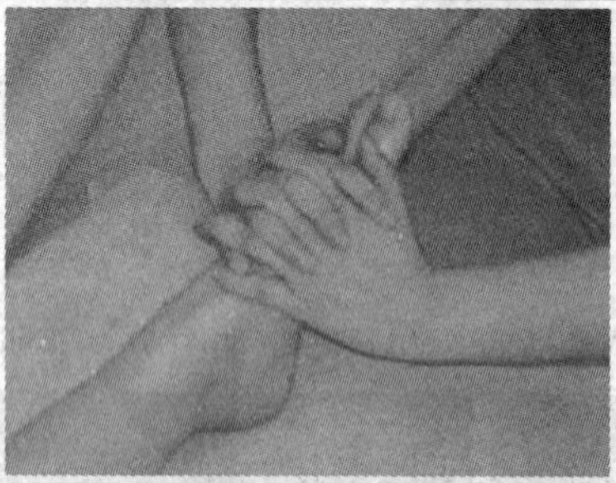	擦推抹足背：按摩师用双手交叉以双掌推抹足背，以热为度
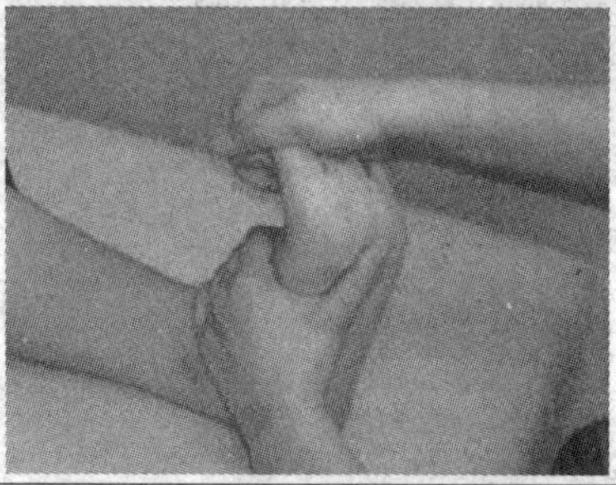	推抹足趾：按摩师用单掌根由足趾根向足趾尖方向推抹，以热为度
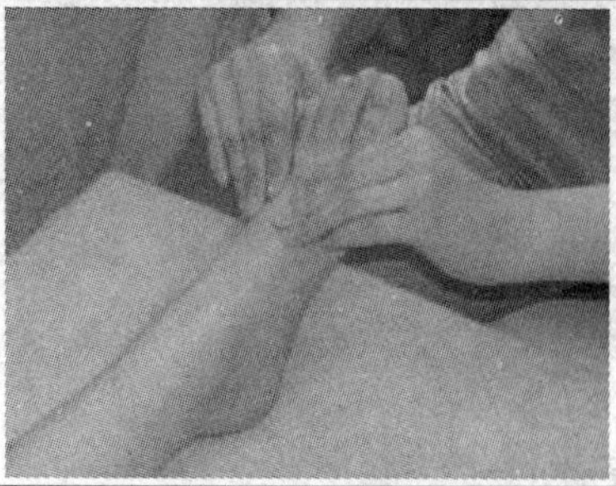	提抹足背足心：按摩师用双手的拇指置于足底，四指指腹置于足背，同时由足跟向足趾方向提抹30～50次

续表

操作图示	说　明
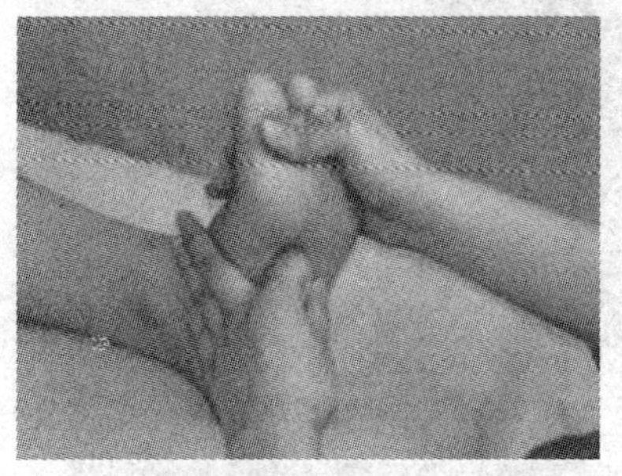	开弓：按摩师屈拇指或屈食指，用第 1 指间关节背侧着力，由肾反射区至膀胱反射区推，约 50 次

步骤 2　足心部

足心部操作程序为点压肾上腺反射区→点压肾反射区→推输尿管反射区→点按膀胱反射区→推摩腹腔神经丛反射区，如图 7—76 所示。

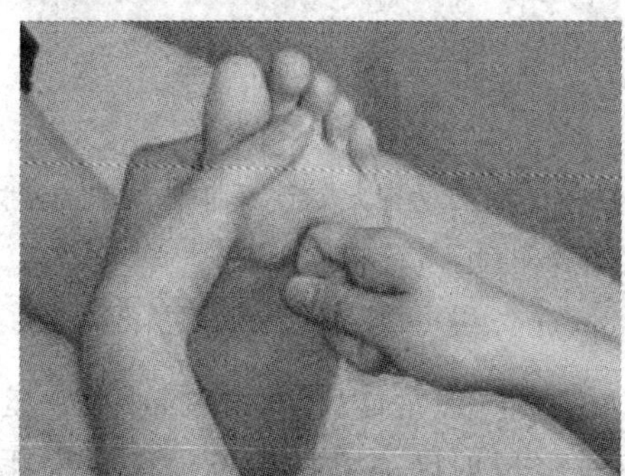

（1）屈食指定点点压肾上腺反射区

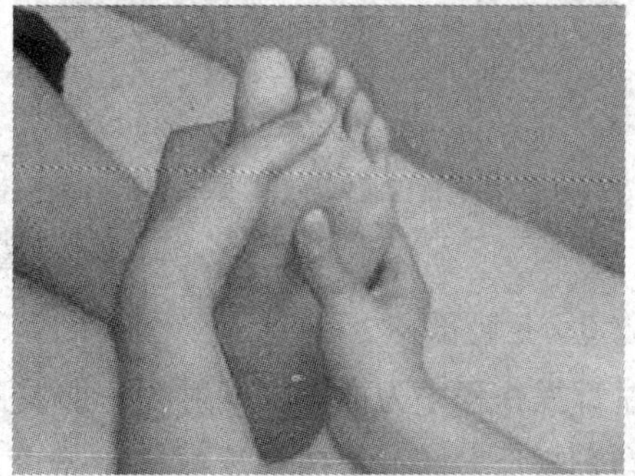

（2）用拇指指端或指腹按压肾反射区，3～5 次，以顾客感到酸痛为度

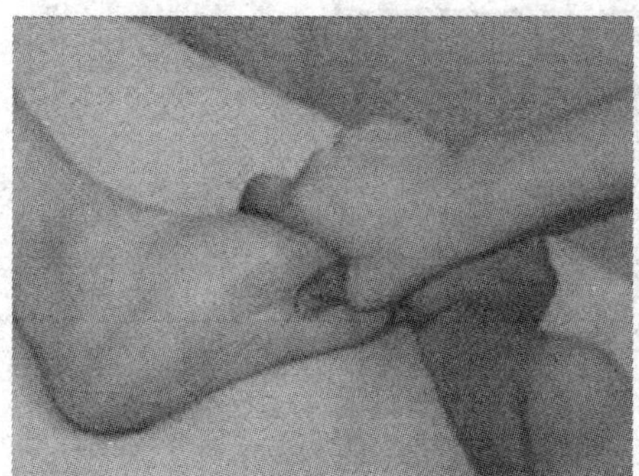

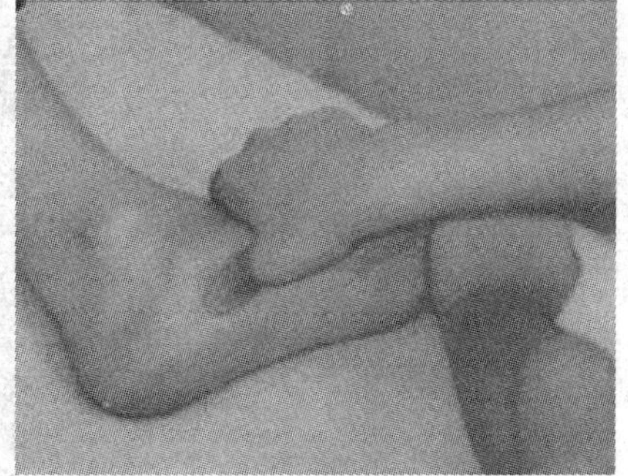

（3）屈拇指，用指关节桡侧或用拇指螺纹面着力由上（肾反射区）向下推至膀胱反射区，约 10 次

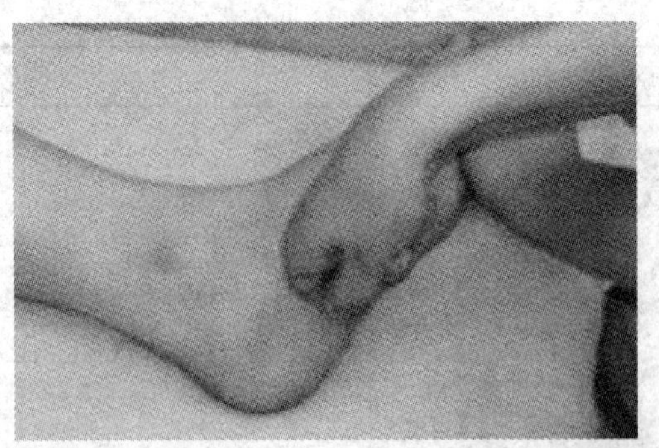

（4）按摩师屈食指定点按压膀胱反射区，3～5次，以顾客感到酸痛为度

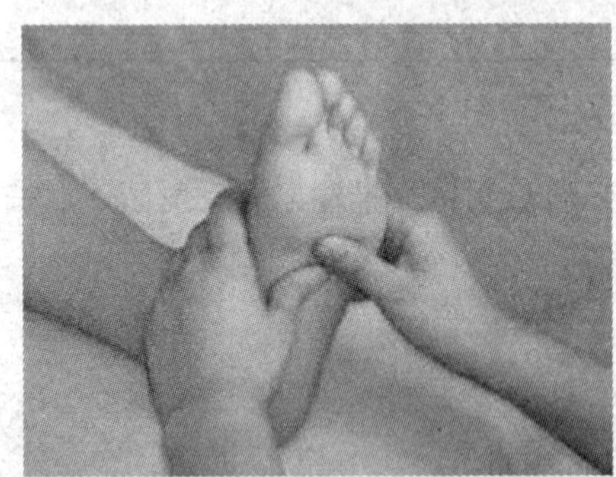

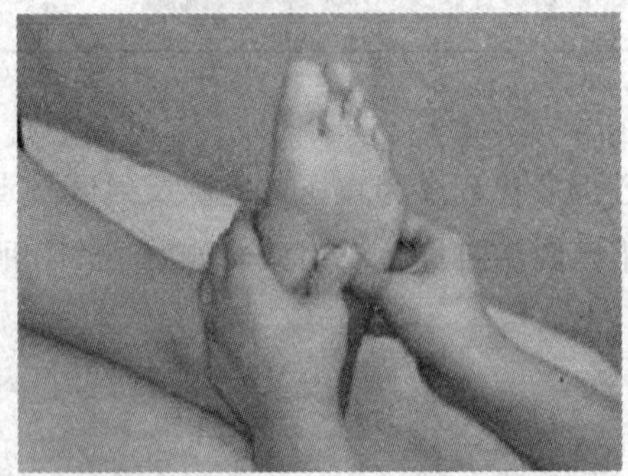

（5）按摩师用双手拇指指腹做环转推摩或叠指推摩腹腔神经丛反射区，左图为双手拇指推摩，右图为叠指推摩

图7—76　足心部操作程序

步骤3　足趾部

足趾部操作程序为推额窦反射区→推大脑反射区→点垂体反射区→推小脑、脑干反射区→钳转颈部反射区→推抹鼻反射区→推三叉神经反射区→推抹眼反射区→推抹耳反射区，如图7—77所示。

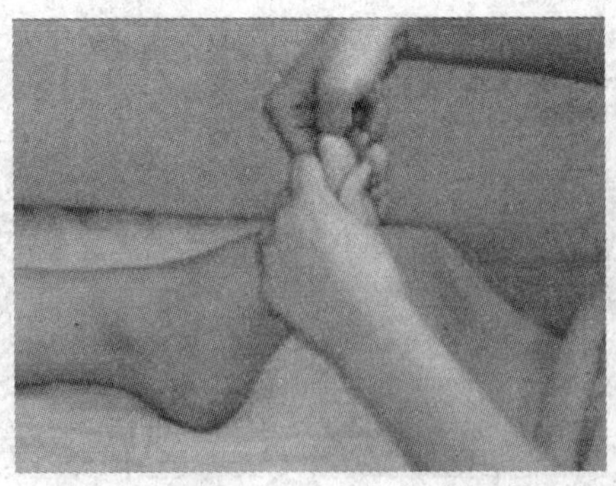

（1）屈拇指，用指间关节背部桡侧着力于各趾端由内向外分别由趾推至小趾的额窦反射区，各3～5次

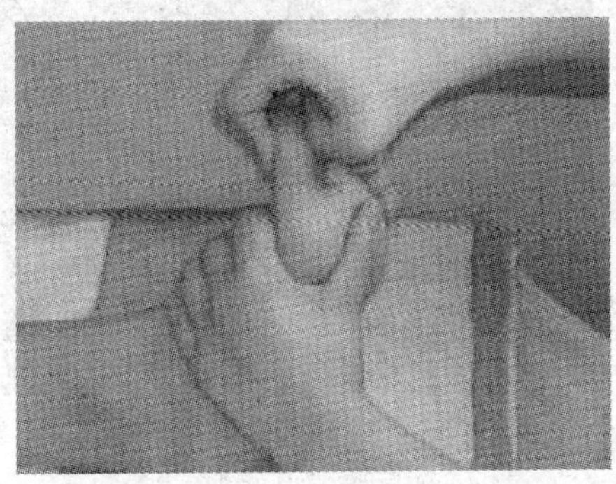
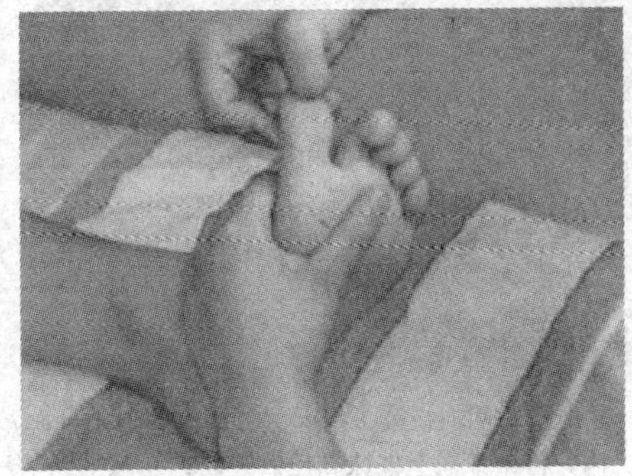

（2）用屈拇指或拇指螺纹面着力从趾根（左图）向趾端（右图）推大脑反射区，约 10 次

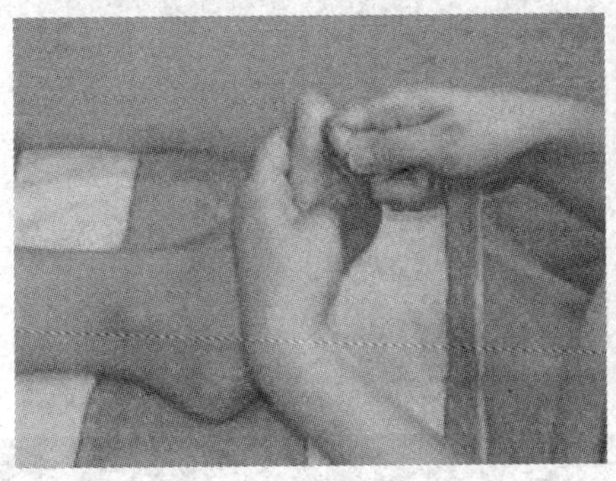

（3）屈拇指或屈食指，用指关节桡侧定点点压垂体反射区，3～5 次，以顾客感到酸痛为度

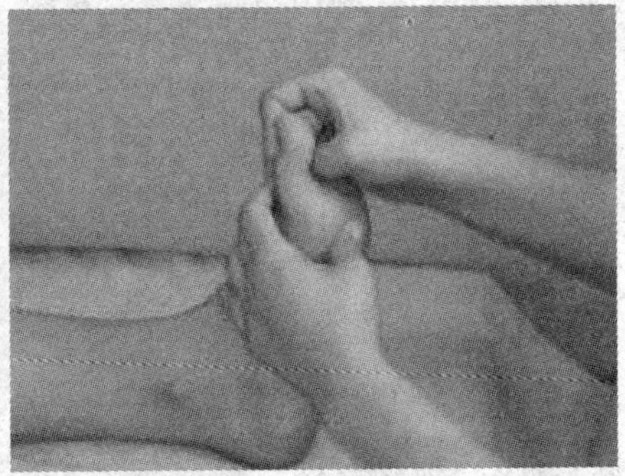

（4）屈拇指或拇指偏峰着力于拇趾趾腹跟部由内向外推按数次，以顾客感到酸痛为度

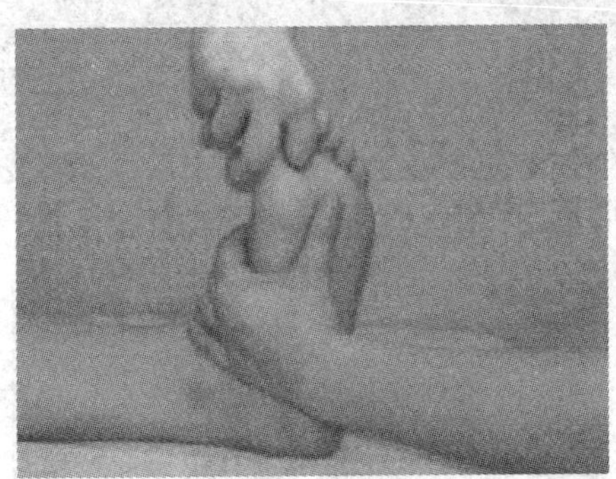
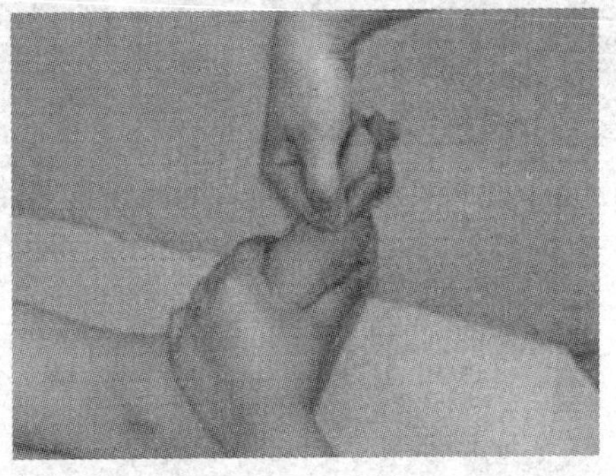

（5）屈食指和中指，将两指分开，分别用两指第 1 指间关节钳住拇趾内侧（左图）和外侧（右侧），顺时钳转 180°，钳转颈部反射区 3～5 次

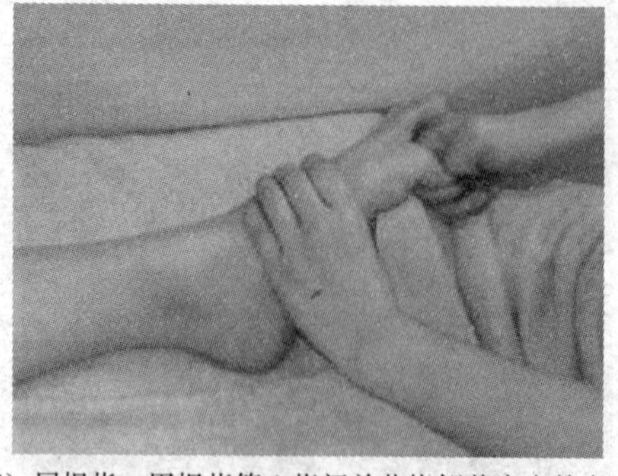

（6）屈拇指，用拇指第 1 指间关节桡侧着力由外向内，再由下向上推抹鼻反射区，3～5 次，以顾客感到酸痛为度

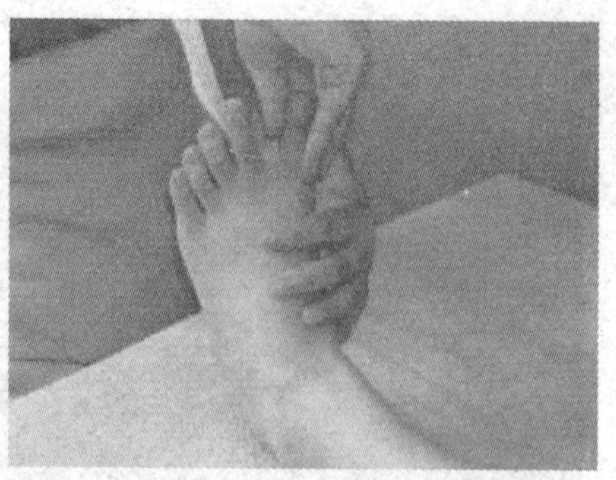

（7）用拇指或偏峰着力由趾尖向趾根方向推抹三叉神经反射区

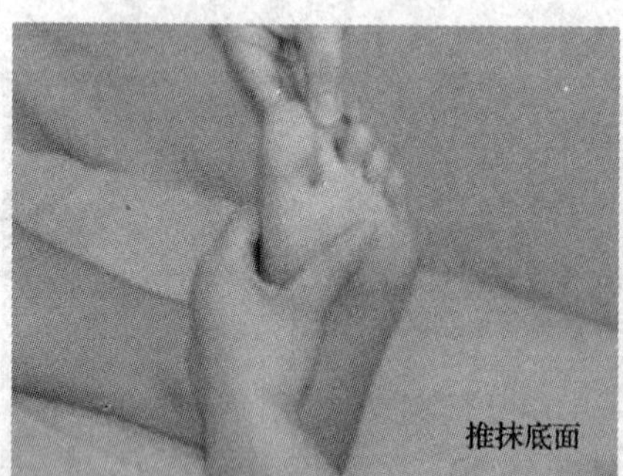

推抹底面

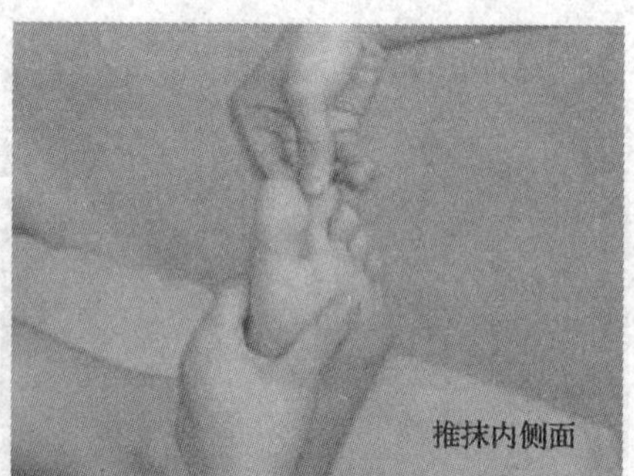

推抹内侧面

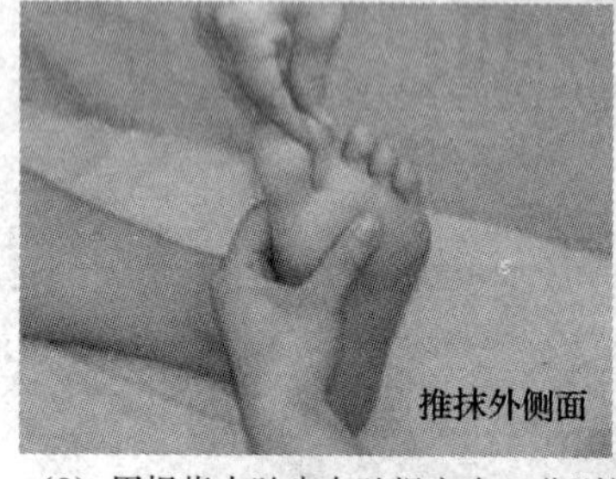

推抹外侧面

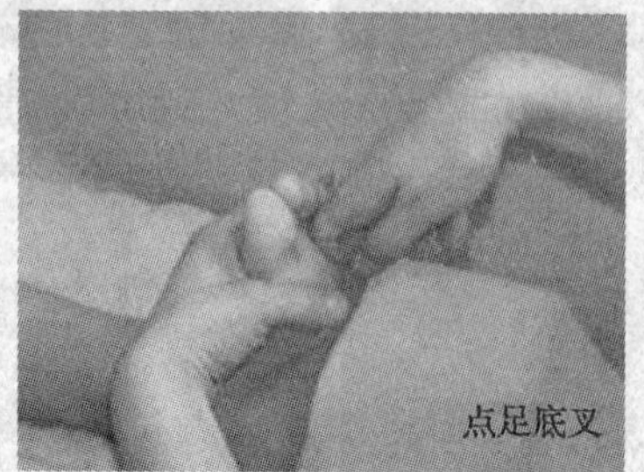

点足底叉

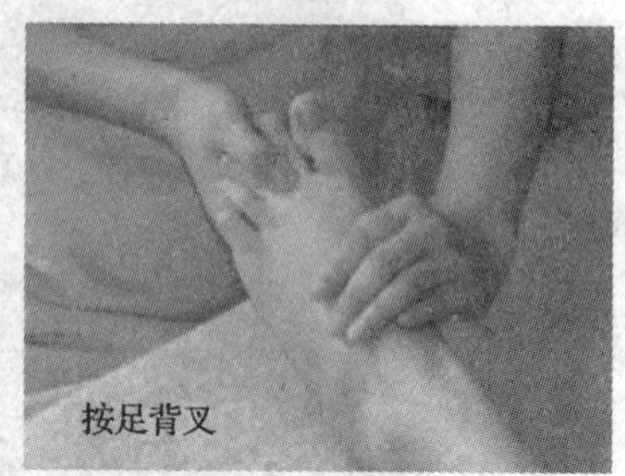

按足背叉

（8）用拇指由趾尖向趾根方向，分别推抹第 2 趾和第 3 趾的底面和两侧面，再点按第 2、第 3 趾足叉上下，各 3～5 次

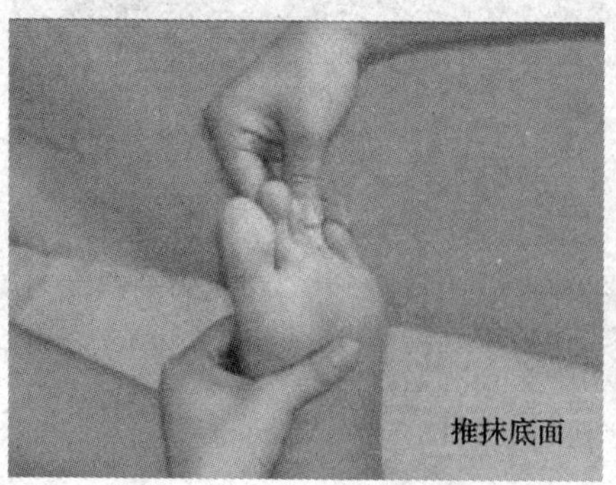

推抹底面

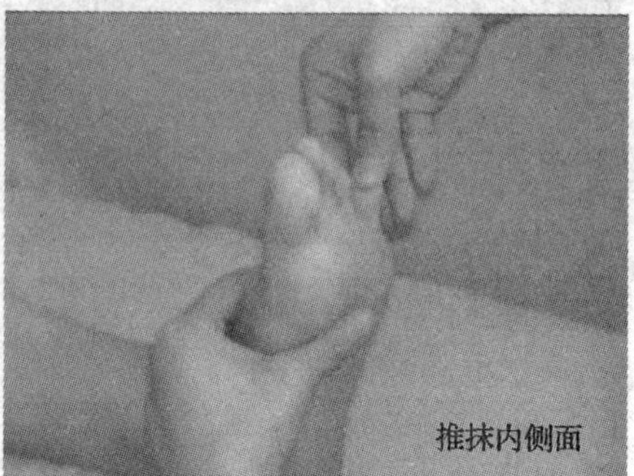

推抹内侧面

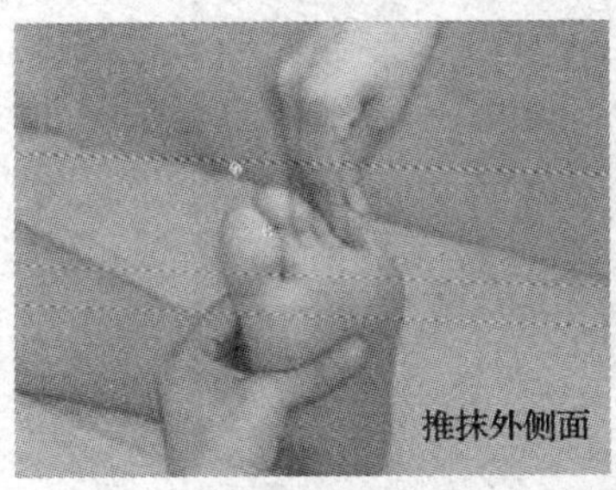

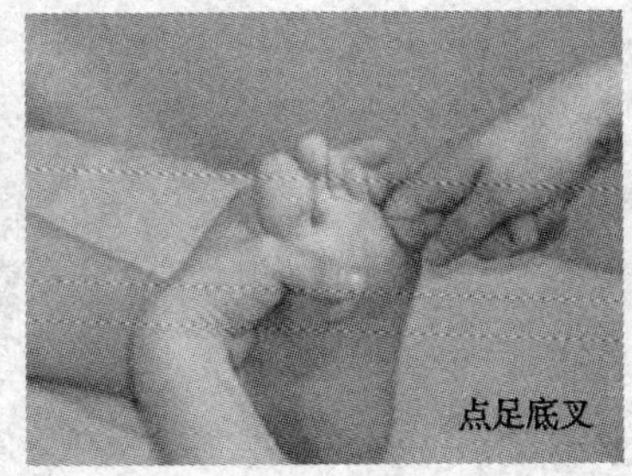

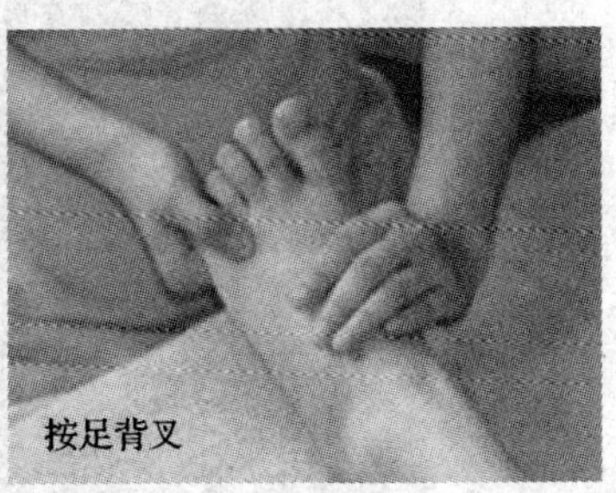

(9) 用拇指螺纹面由趾尖向趾根方向，分别推抹第 4、第 5 趾的底面和两侧面，再点按第 4、第 5 趾足叉上下

图 7—77　足趾部操作程序

步骤 4　足掌前部操作程序

足掌前部操作程序为推斜方肌反射区→推肺反射区→支气管反射区→推食管反射区→推抹甲状腺反射区→点按甲状旁腺反射区→点按心脏反射区，如图 7—78 所示。

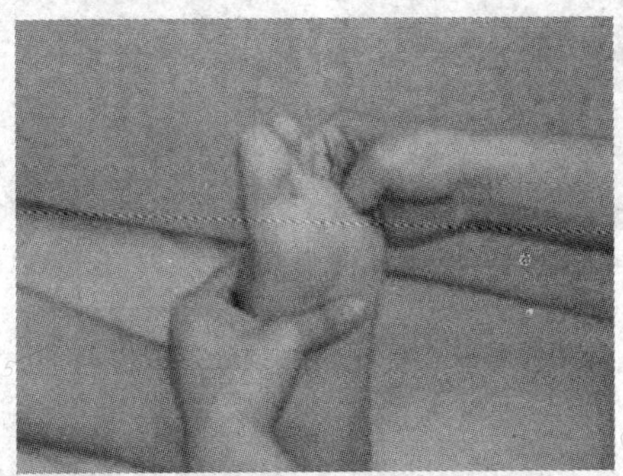

(1) 按摩师屈拇指，用桡侧由内向外推斜方肌反射区，约 10 次

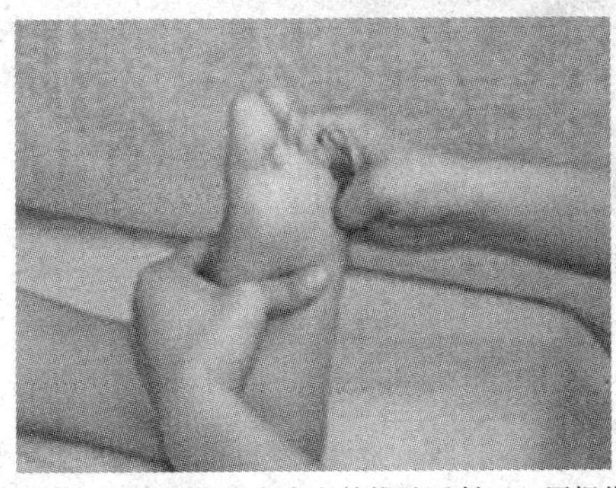
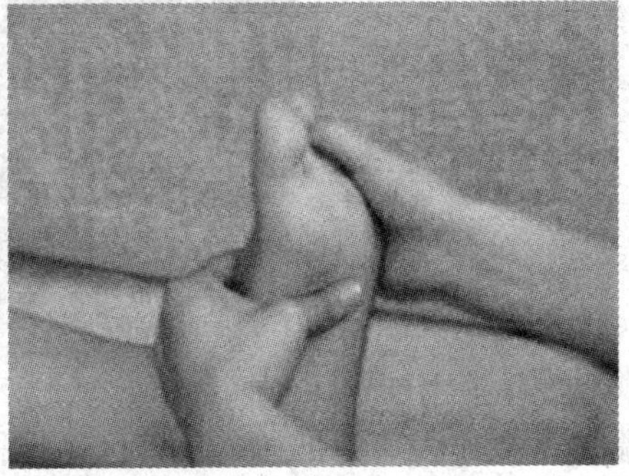

(2) 屈拇指由内向外推肺反射区，用拇指指腹由肺反射区（左图）向第 3 趾尖方向推支气管反射区（右图），约 10 次

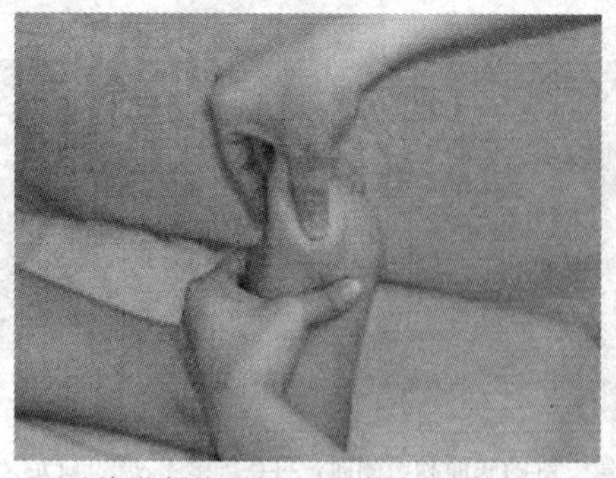

（3）用拇指螺纹面由上向下推食管反射区，约10次

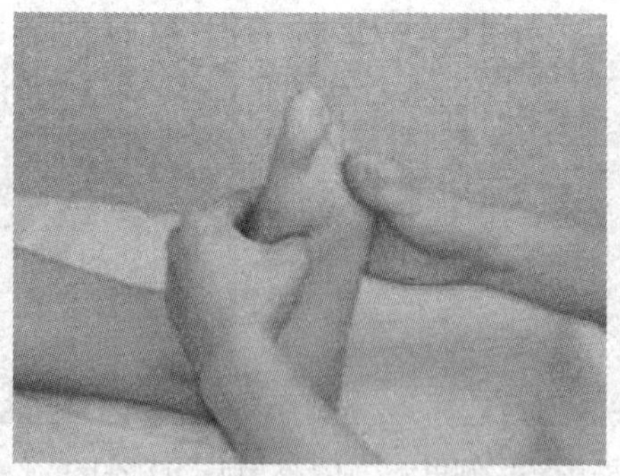

（4）屈拇指由上向下，再由外向内推抹甲状腺反射区，约10次

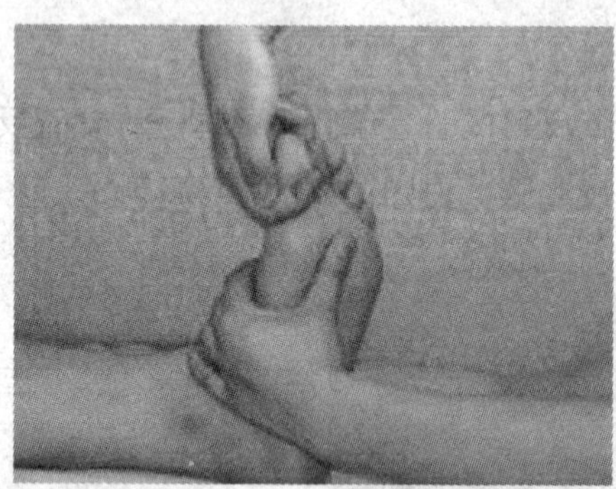

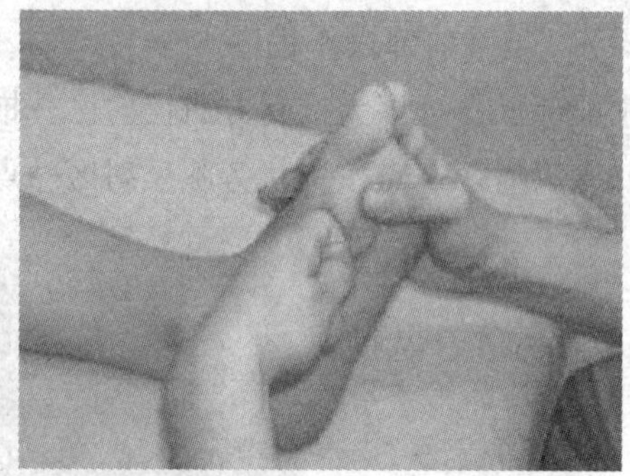

（5）屈食、中指，用食指第1指间关节尺侧定点钳压甲状旁腺反射区（左图）或屈食指点按甲状旁腺反射区（右图）

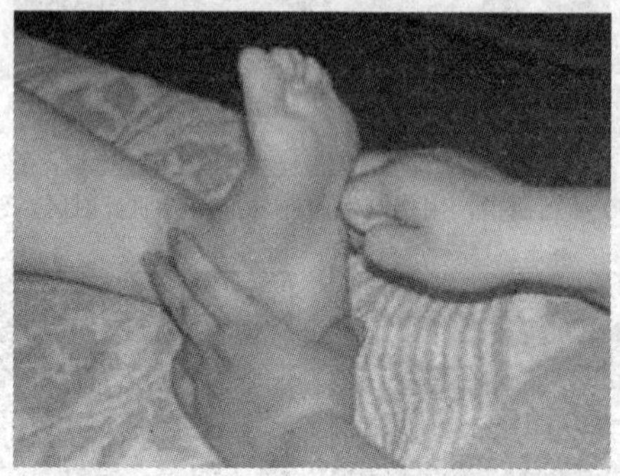

（6）屈食指定点按压心脏反射区3～5次

图7—78　足掌前部操作程序

步骤5　足掌中部操作程序

足掌中部操作程序为推抹胃反射区→推抹胰腺反射区→推抹十二指肠反射区→推横结肠反射区→推降结肠反射区→推乙状结肠反射区→点按直肠、肛门反射区→推小肠反射区→点按脾反射区（左足），具体操作如图7—79所示。右足反射区的手法操作与左足基本上一致，不同之处在于将降结肠、乙状结肠、点按直肠、肛门反射区改为点按回盲瓣、阑尾、推升结肠反射区，右足无脾反射区。

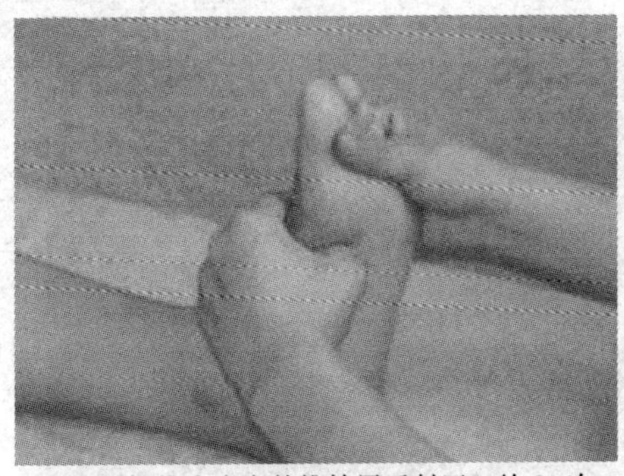
（1）屈拇指由内向外推抹胃反射区，约 10 次

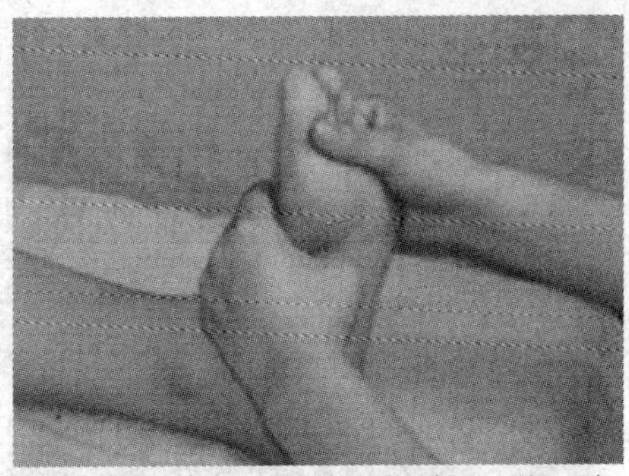
（2）屈拇指由内向外推抹胰腺反射区，约 10 次

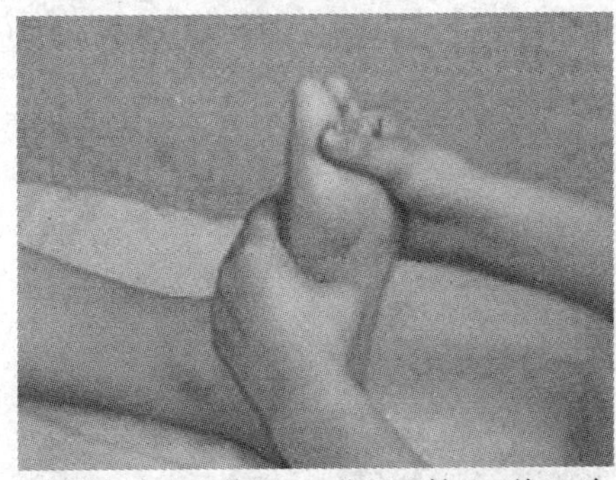
（3）屈拇指由内向外推十二指肠反射区，约 10 次

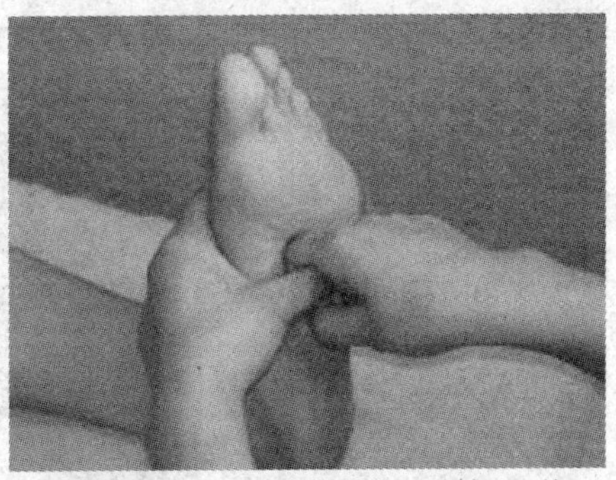
（4）屈食指由内向外直推横结肠反射区，约 10 次

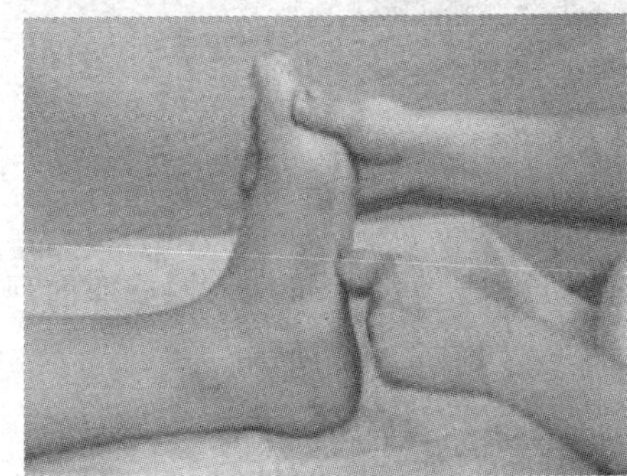
（5）屈食指由上向下直推降结肠反射区，约 10 次

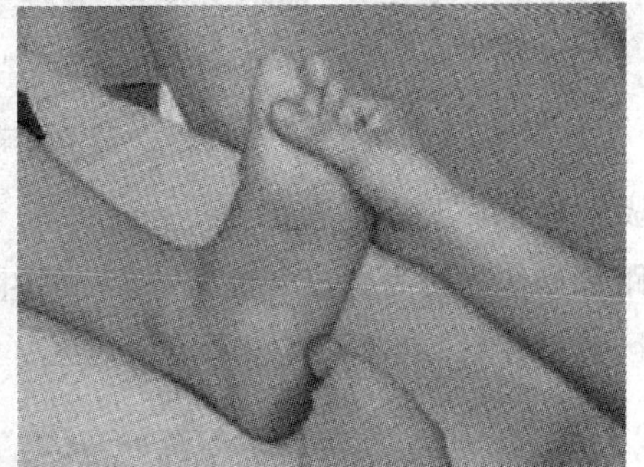
（6）屈食指由外向内直推乙状结肠反射区，约 10 次

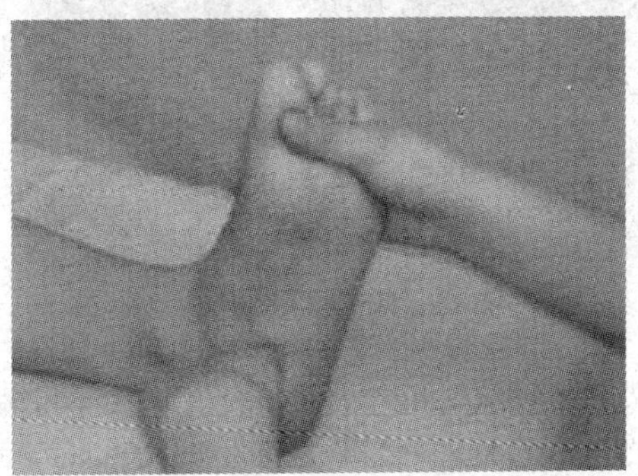
（7）按摩师屈食指定点按压直肠、肛门反射区，约 10 次

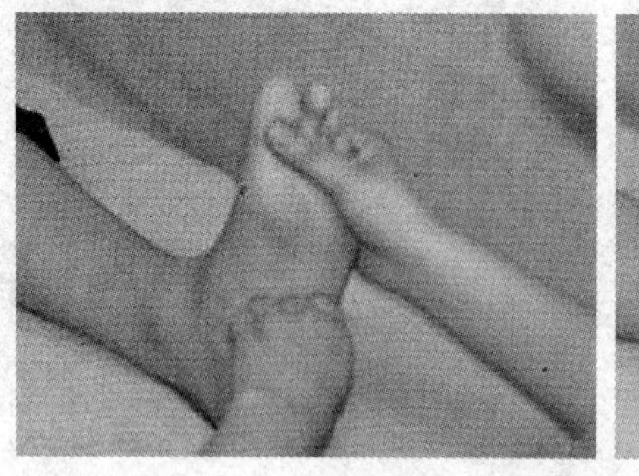
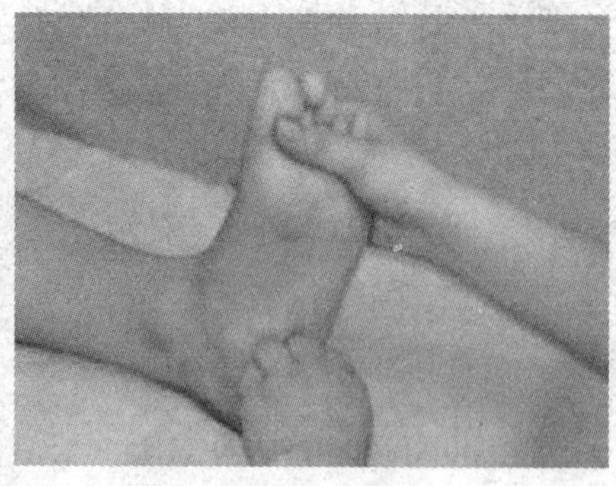

（8）按摩师握拳用第 2～5 近侧指间关节背侧，由趾尖（上）→趾根（下）方向直推小肠反射区，约 10 次

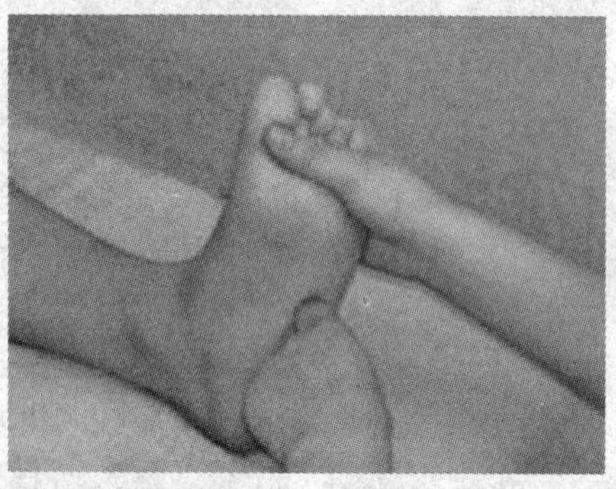

（9）按摩师屈食指定点按压脾反射区，以顾客感到酸痛为度

图 7—79　足掌中部操作程序

步骤 6　足跟部操作程序

足跟部操作程序为点按→推抹→擦→叩生殖腺反射区，然后推抹→擦→叩前列腺、尿道反射区（男性）；或者子宫、阴道反射区（女性），如图 7—80 所示。

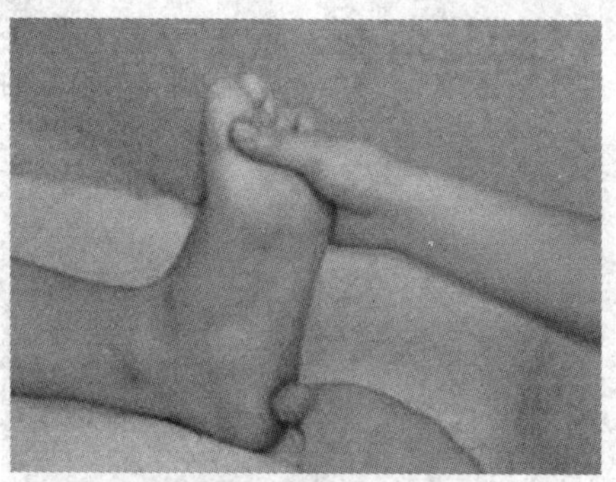

（1）屈食指或中指定点按压生殖腺反射区，3～5 次

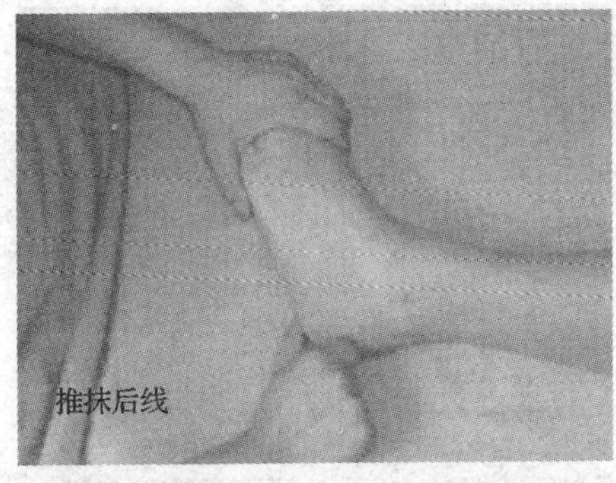

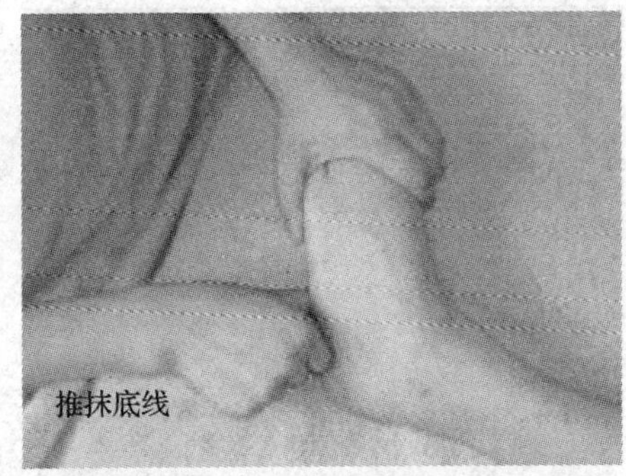

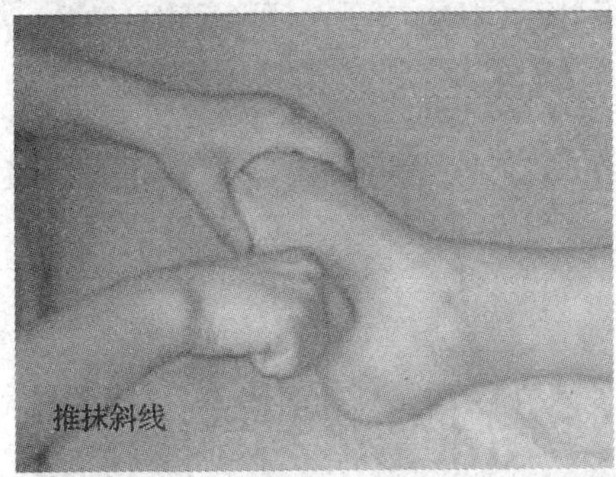

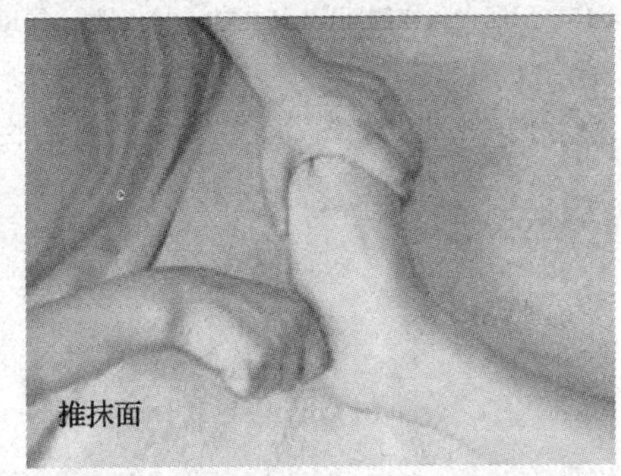

（2）按摩师屈食指，用食指第 1 指间关节桡侧着力推生殖腺反射区，各 5 次

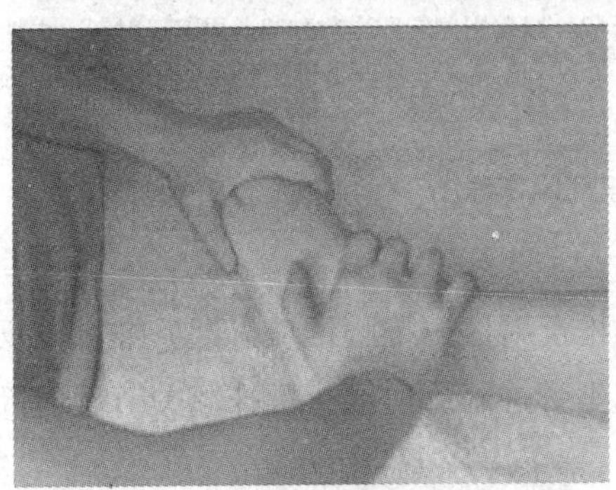

（3）用掌根由后向前着力擦生殖腺反射区，以热为度

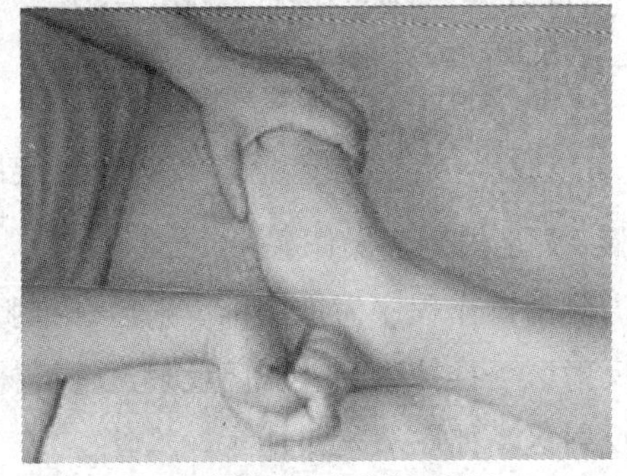

（4）用侧拳叩击生殖腺反射区

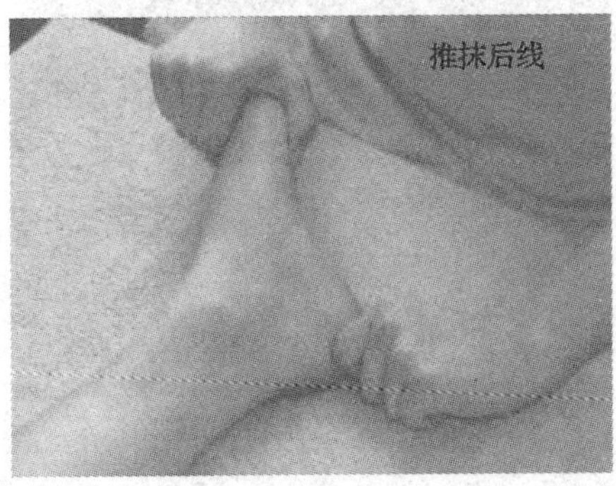

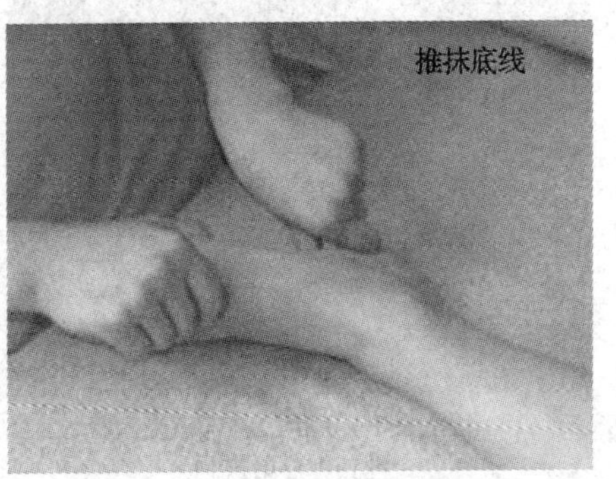

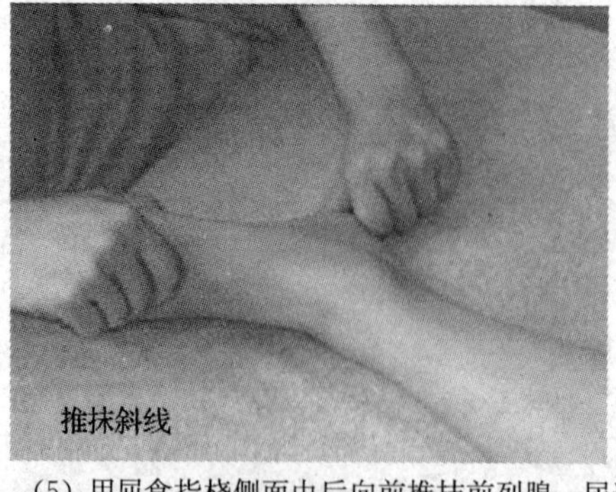

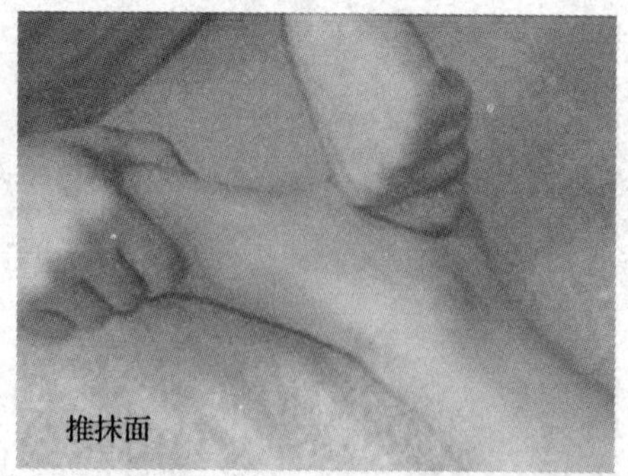

（5）用屈食指桡侧面由后向前推抹前列腺、尿道反射区（男性）；或子宫、阴道反射区（女性）

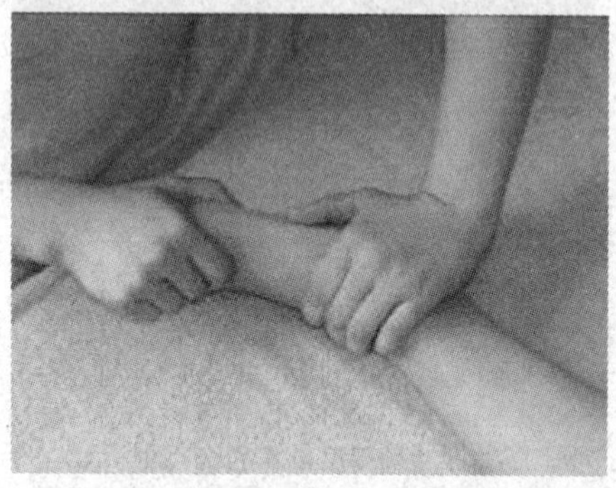

（6）用大鱼际、掌根或小鱼际来回擦抹前列腺、尿道反射区（男性）；或子宫、阴道反射区（女性），以热为度

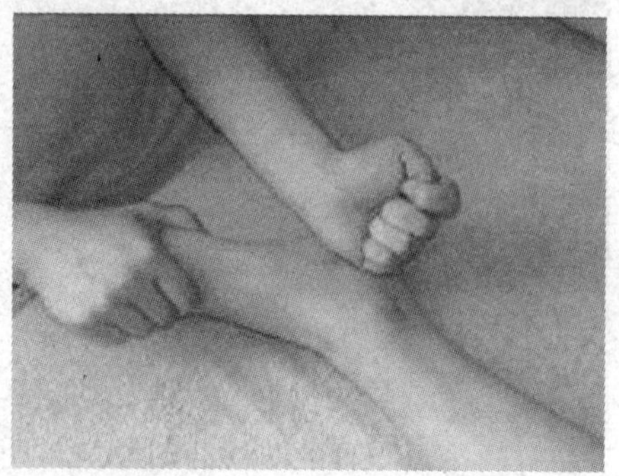

（7）握拳用侧拳叩击前列腺、尿道反射区（男性）；或子宫、阴道反射区（女性）

图 7—80　足跟部操作程序

步骤 7　足内侧部操作程序

足内侧部操作程序为推颈椎反射区→推胸椎反射区→推腰椎反射区→推骶椎反射区→推尾骨反射区→推抹直肠、肛门反射区→推抹坐骨神经反射区→推抹髋关节反射区→点按腹股沟反射区，如图 7—81 所示。

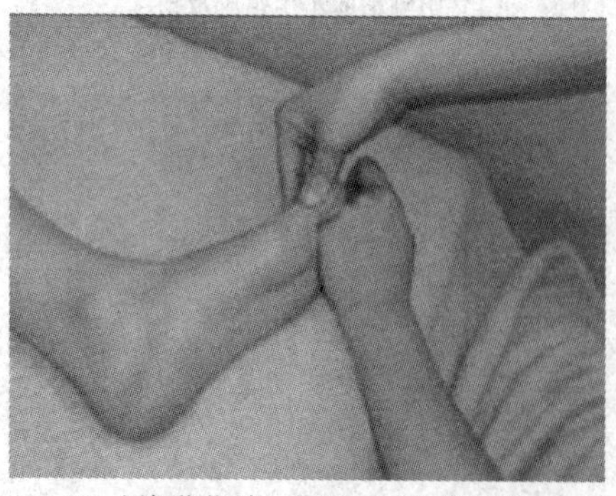

（1）用拇指指端、指腹、末节桡侧着力推颈椎反射区

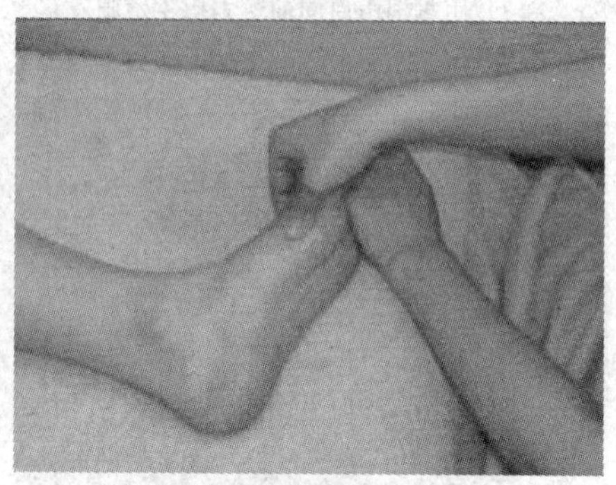

（2）用相似手法推胸椎反射区

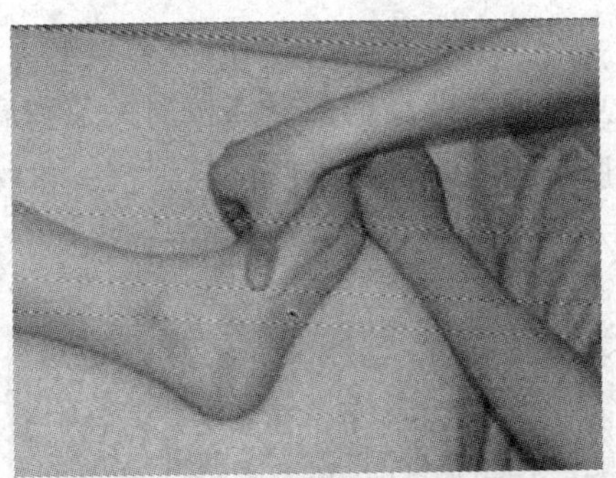
（3）用相似手法推腰椎反射区

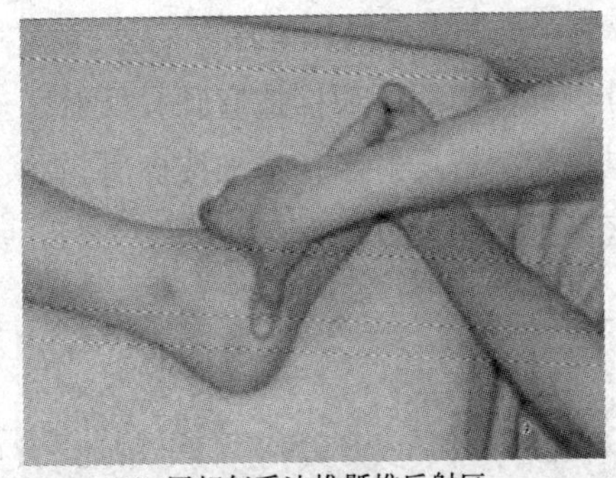
（4）用相似手法推骶椎反射区

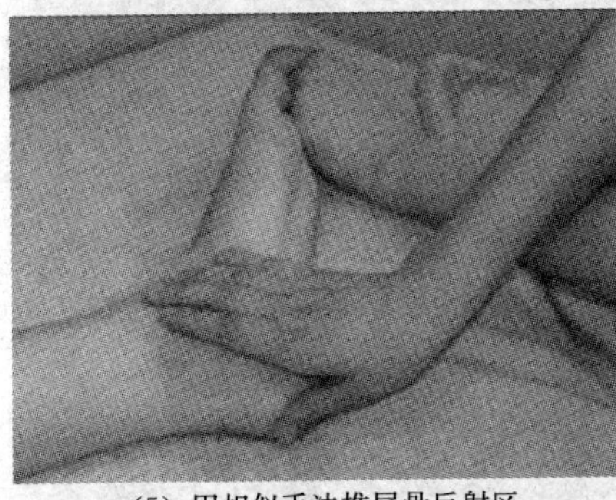
（5）用相似手法推尾骨反射区

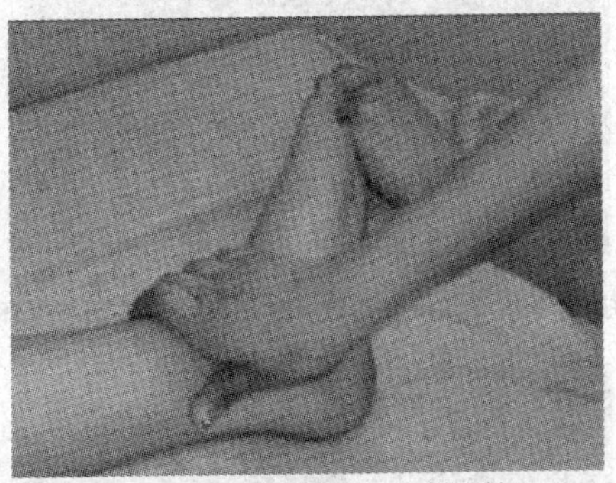
（6）用相似手法推直肠、肛门反射区

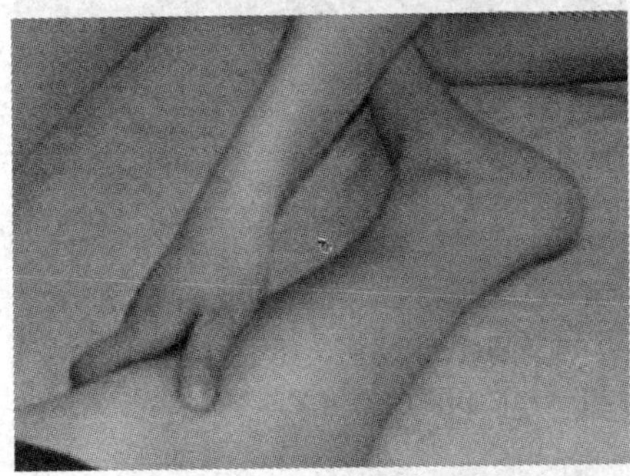
（7）用相似手法推坐骨神经反射区

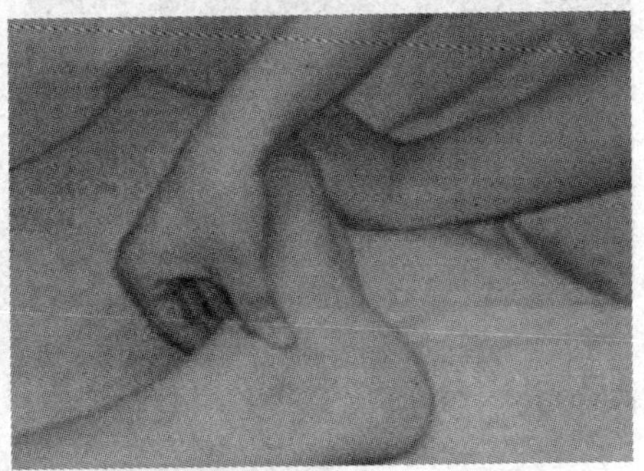
（8）用拇指指端或指腹着力推抹髋关节反射区

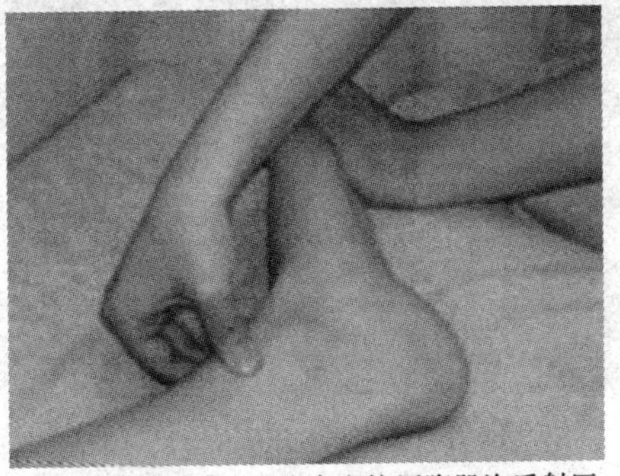
（9）用拇指指端或指腹定点按压腹股沟反射区

图 7—81　足内侧部操作程序

步骤8　足外侧部操作程序

足外侧部操作程序为推抹肩胛骨反射区→点按肩关节反射区→点按肘关节和肩关节反射区→点按膝关节反射区→指推按擦肩、肘、膝反射区→推抹下腹部反射区→推抹坐骨神经反射区→推抹髋关节反射区，如图7—82所示。

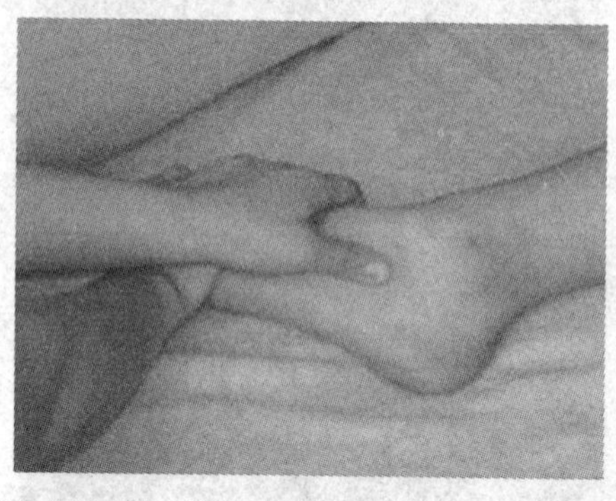

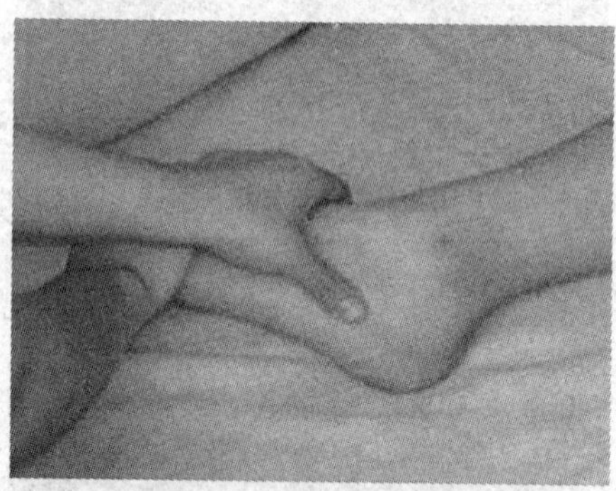

（1）用拇指指端或指腹推抹肩胛骨反射区，左上图为推抹肩胛骨反射区向后上，右上图为推抹肩胛骨反射区向后下

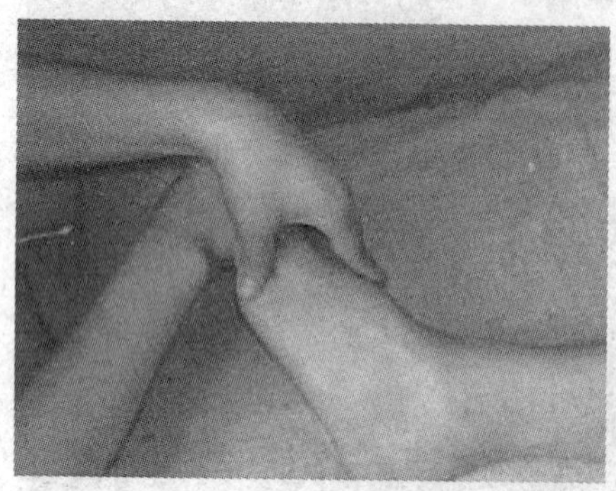

（2）屈食指定点按压肩关节反射区

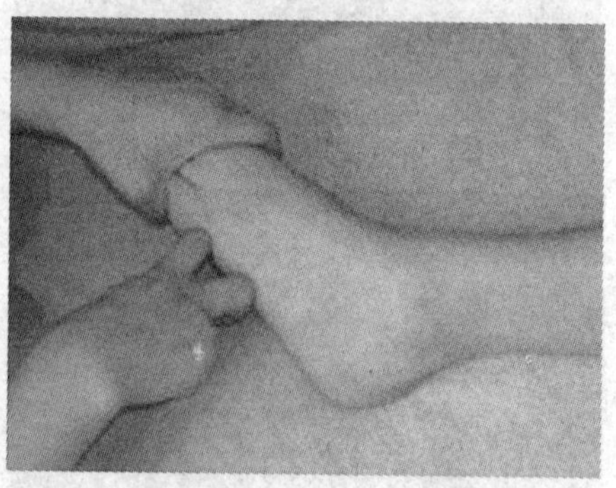

（3）屈食指定点按压肘关节反射区或屈食、中指分开分别同时点按肩关节和肘关节反射区

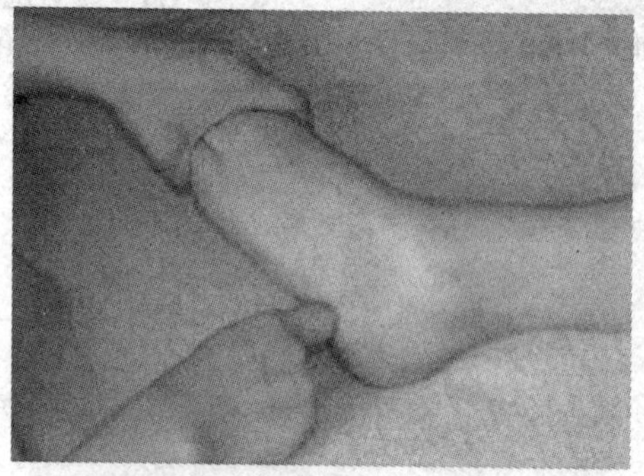

（4）屈食指定点按压膝关节反射区

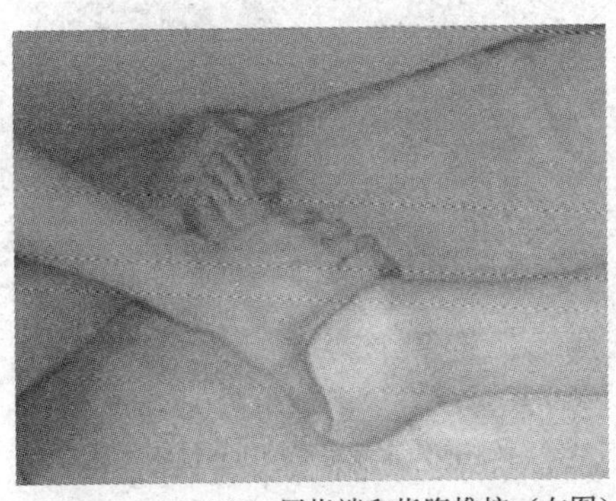
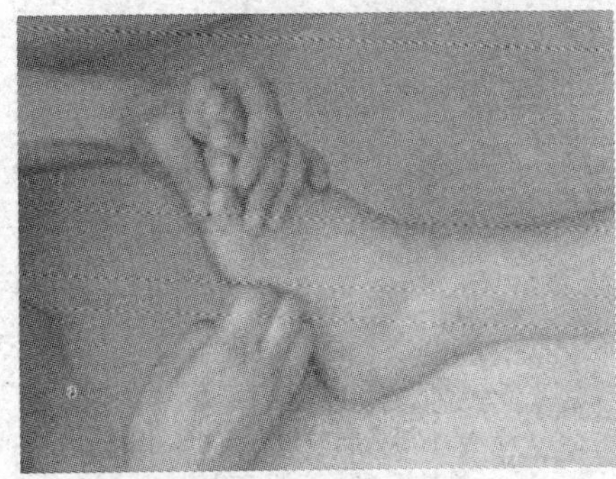

（5）用指端和指腹推按（左图）和擦（右图）肩、肘、膝反射区

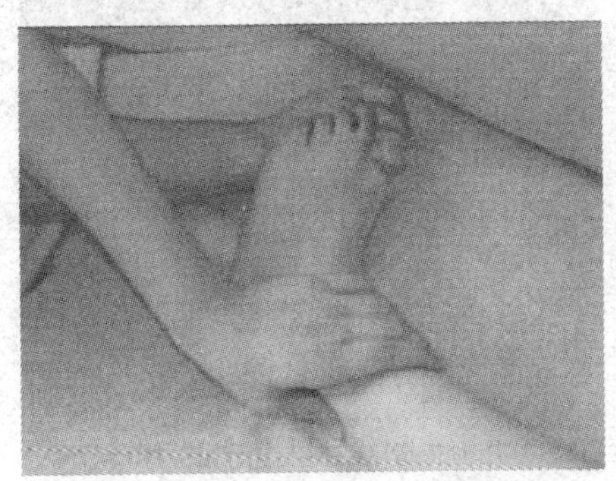

（6）用拇指指端、指腹、末节桡侧着力推下腹部反射区

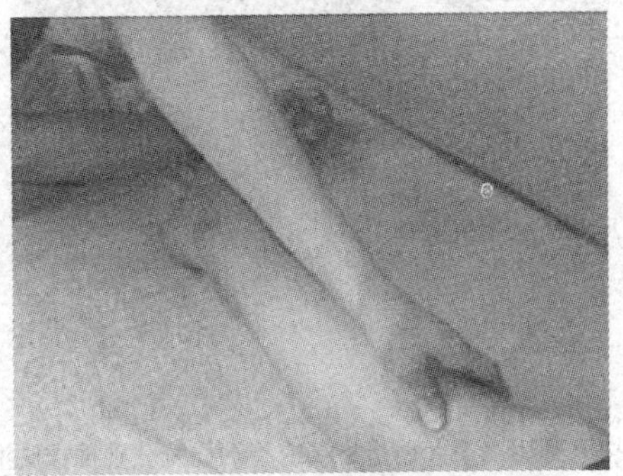

（7）用与上一步骤相似的手法推抹坐骨神经反射区

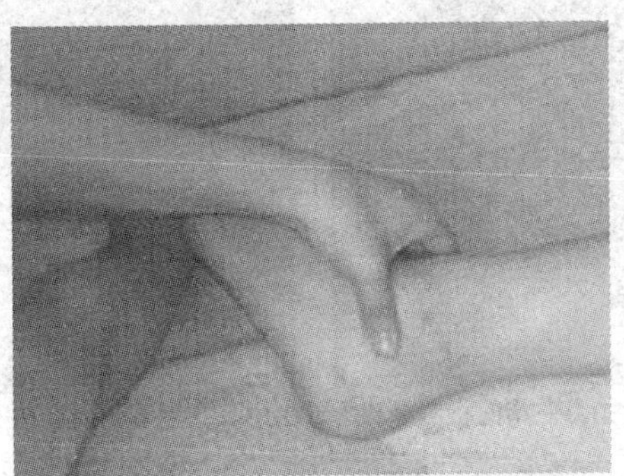

（8）用拇指指端或指腹着力推抹髋关节反射区

图 7—82　足外侧部操作程序

步骤 9　足背部操作程序

足背部操作程序为推抹上颌、下颌反射区→按压扁桃体反射区→推抹胸淋巴腺、喉、支气管、内耳迷路反射区→推摩胸反射区→分推膈反射区→点按肋反射区→按揉上、下身淋巴腺反射区，如图 7—83 所示。

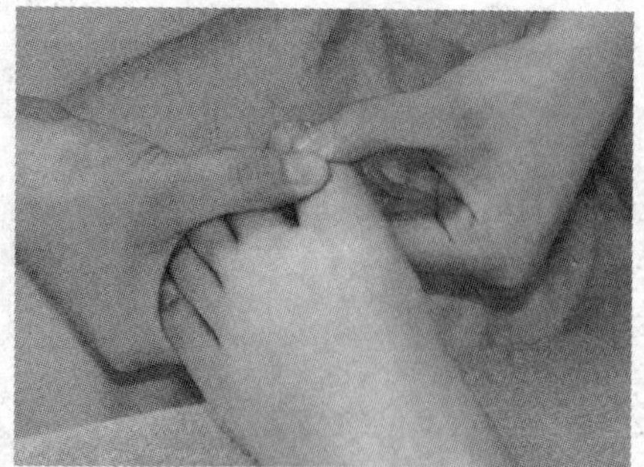

（1）双手拇指同时做方向相反推抹，推抹上颌、下颌反射区

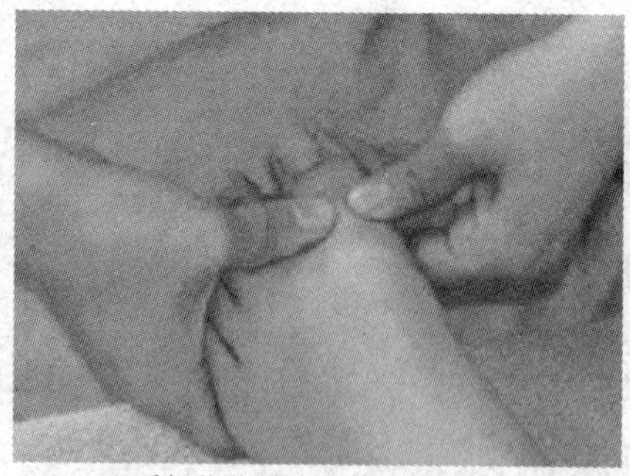

（2）双手拇指指端定点按压扁桃体反射区

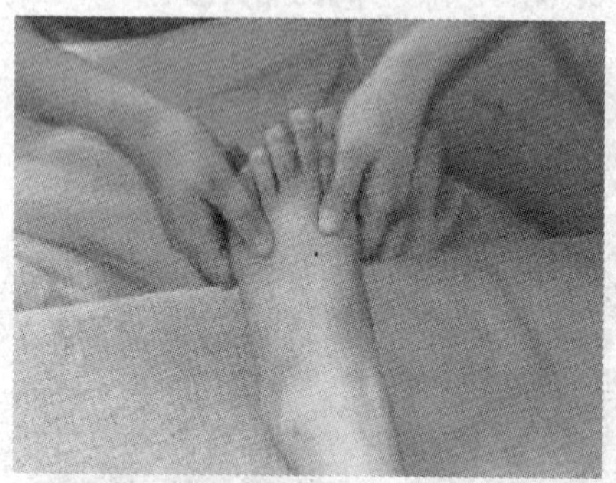

（3）按摩师用双手大拇指指端或指端桡侧分别推抹胸淋巴腺、喉、支气管、内耳迷路反射区，约 10 次

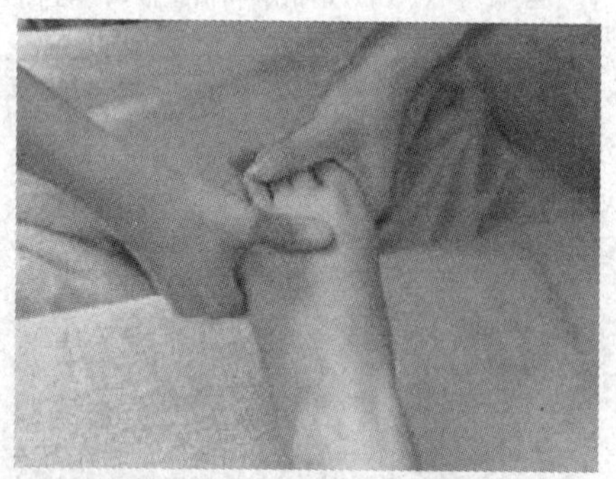

（4）用拇指指端或指端桡侧推摩胸反射区

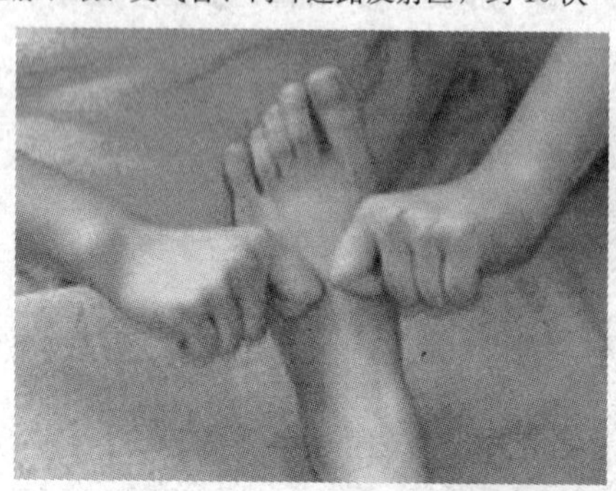

（5）屈食指，用双手食指第一指间桡侧缘着力，由中央（左图）向两侧（右图）分推膈反射区

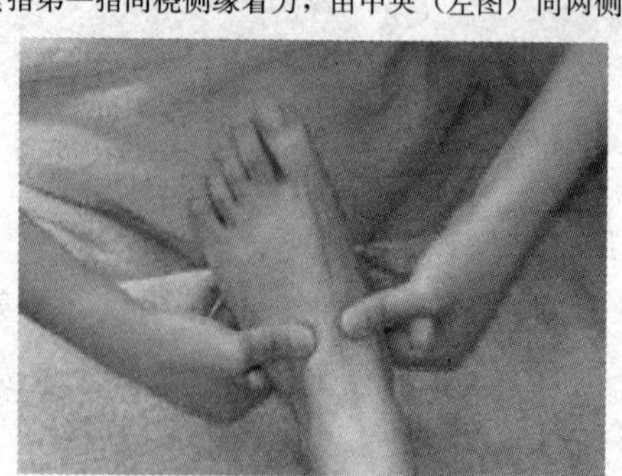

（6）用双手拇指指端或指腹同时定点按压肋反射区

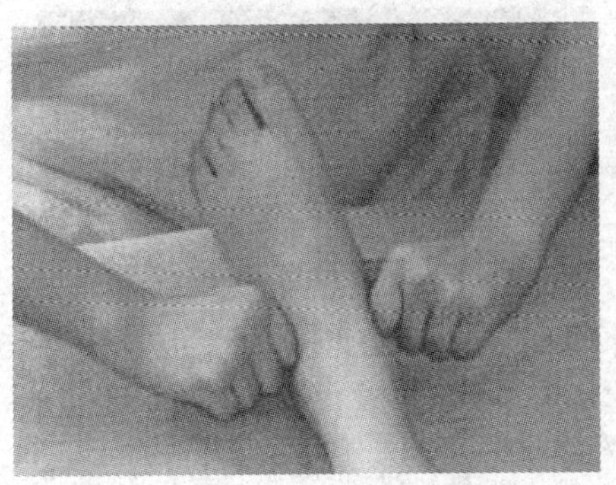
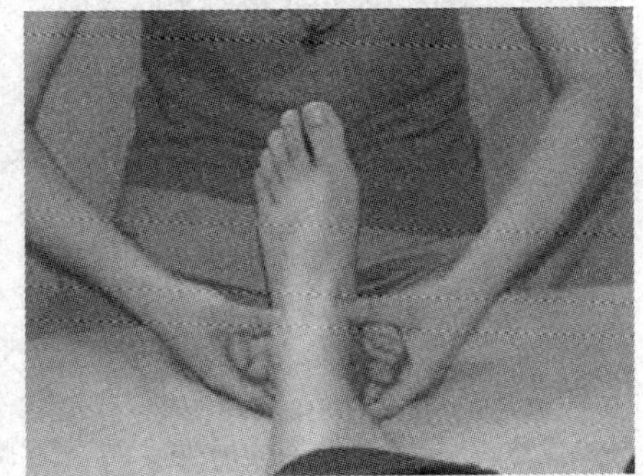

（7）握拳用双手食指第 1 指间关节桡侧（左图）或拇指（右图）着力分别定点按揉上、下身淋巴腺反射区

图 7—83　足背部操作程序

步骤 10　结束手法

结束手法为双手掌擦足心足背→收弓→叩擦足外侧生殖腺→叩擦足内侧生殖腺→翻掌拍击足掌→拳面擦足底→搓足→拔伸足→摇足→拿小腿→抖小腿→双手搓小腿→叩击小腿→侧拳叩击足跟，如图 7—84 所示。

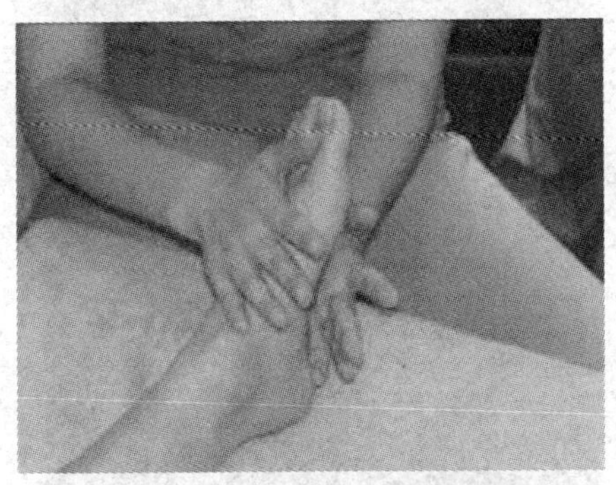

（1）双手掌相对，同时或交替擦足心足背，以热为度

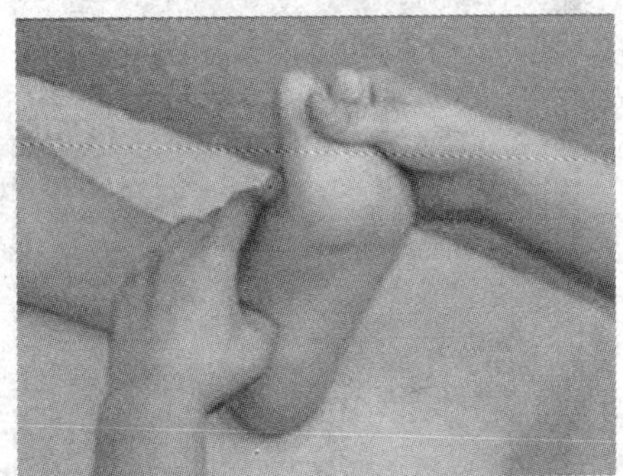

（2）屈拇指或屈食指由上向下推肾、输尿管、膀胱反射区，20～30 次

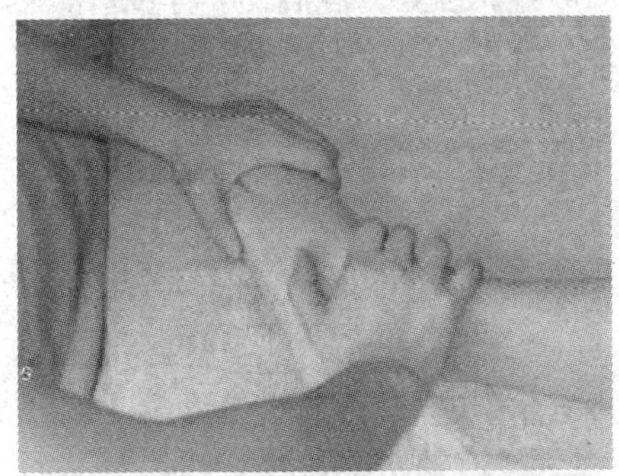
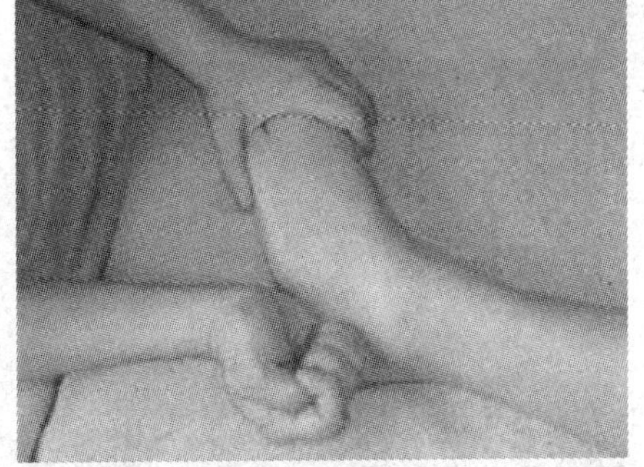

（3）用掌根、小鱼际、大鱼际擦，侧拳叩击外侧生殖腺反射区

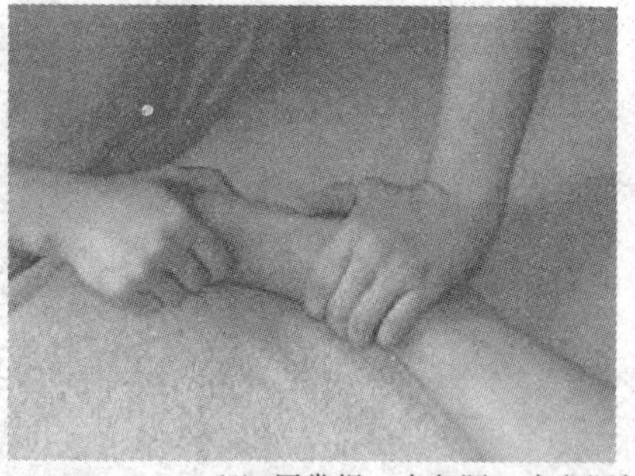
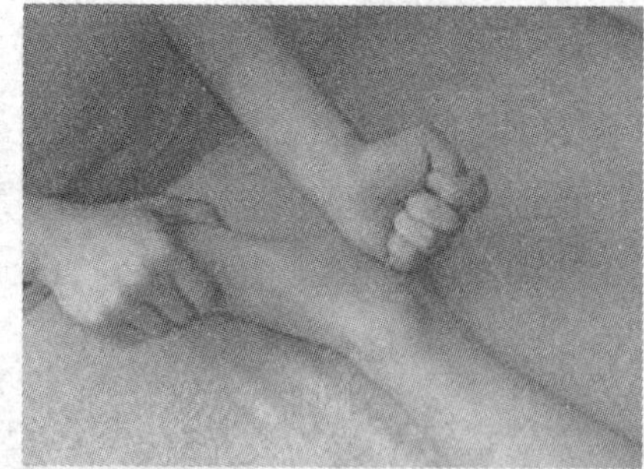

(4) 用掌根、小鱼际、大鱼际擦，侧拳叩击内侧生殖腺反射区

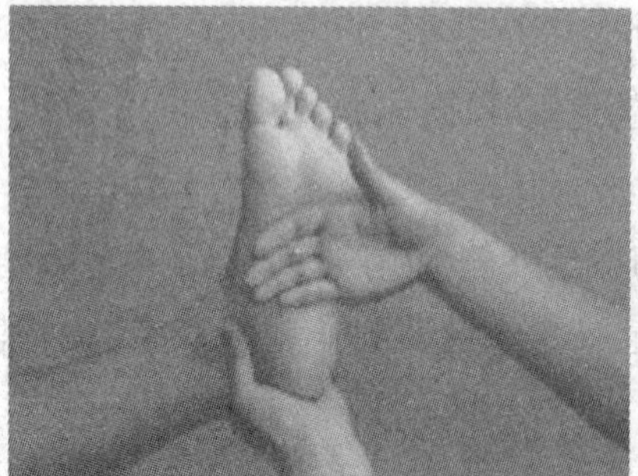

(5) 一手托足跟，另一手用四指指背拍击足掌数次

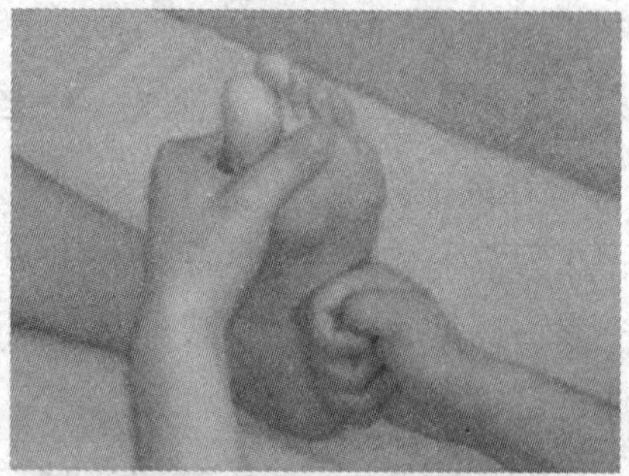

(6) 按摩师握拳，用拳面直擦足底，以热为度

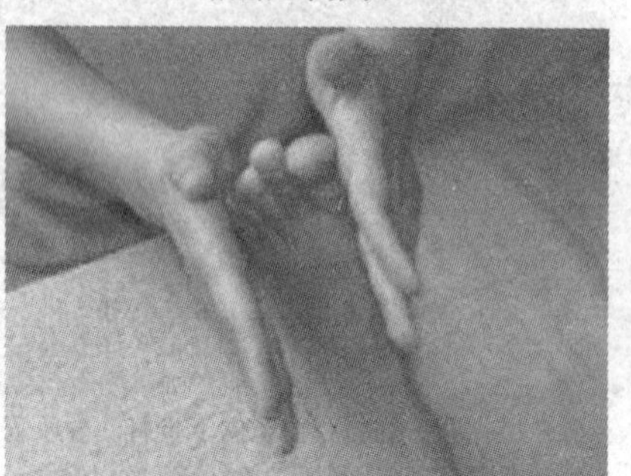

(7) 用双手掌贴于足内、外侧前部做快速交替搓动

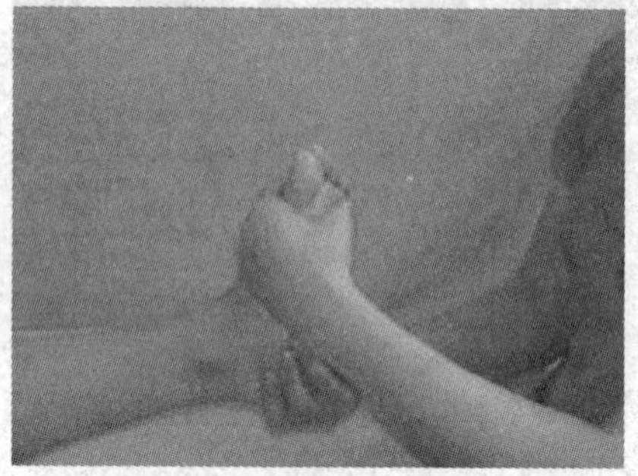

(8) 一手托足跟，略抬高；另一手握足背，双手同时逐步加力向后拔伸踝关节

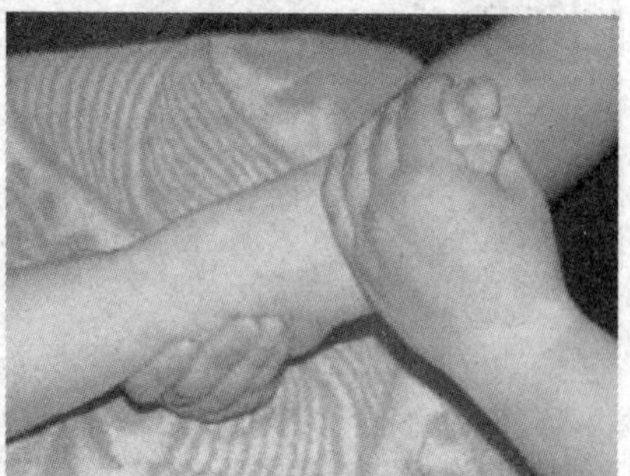

(9) 一手托足跟，略抬高；另一手辅助足背，顺时针、逆时针摇数次

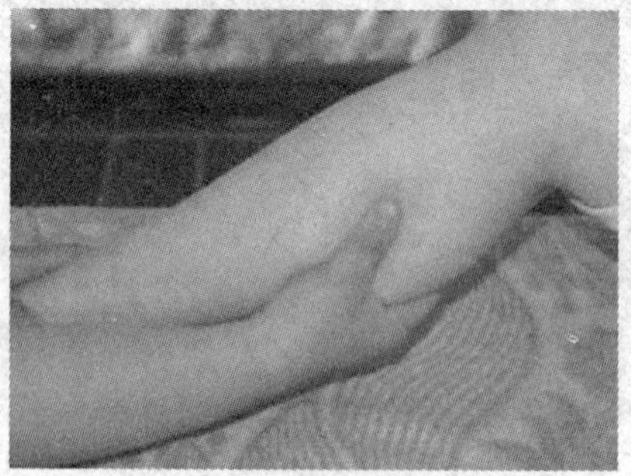

(10) 一手握踝部，略屈膝关节，另一手拿小腿后侧肌肉

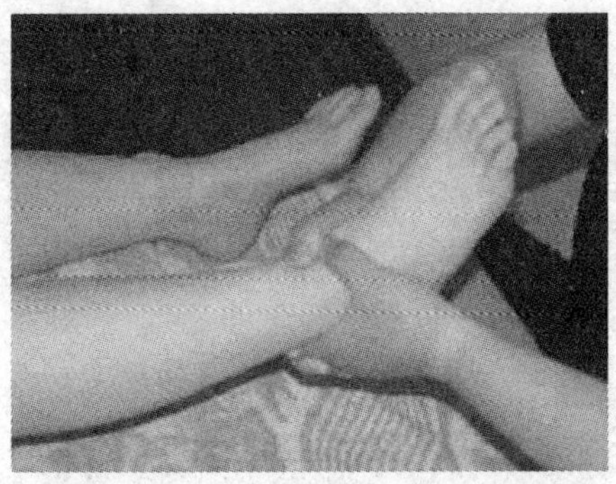

（11）一手托足跟，另一手握足趾上下抖动下肢

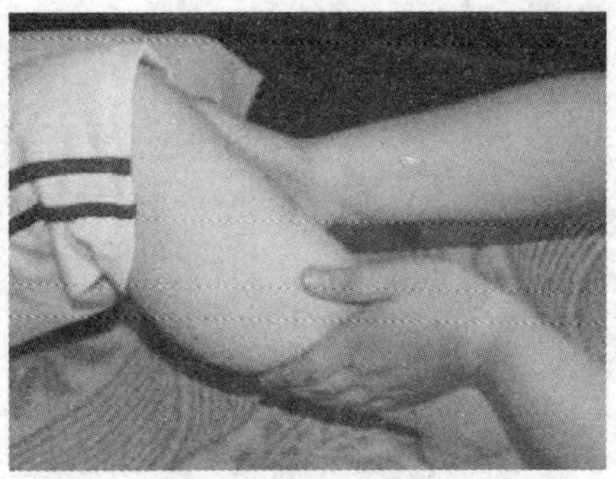

（12）用双手掌面挟住小腿做来回搓动

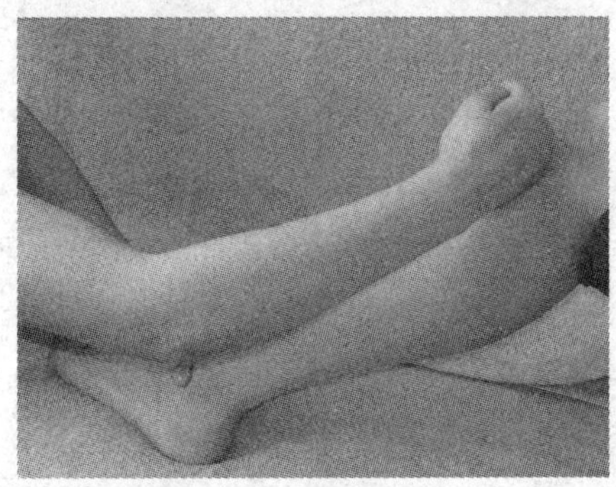

（13）一手握住足部，略屈膝关节；另一手由上向下叩击小腿外侧（或双手叩击小腿外侧）

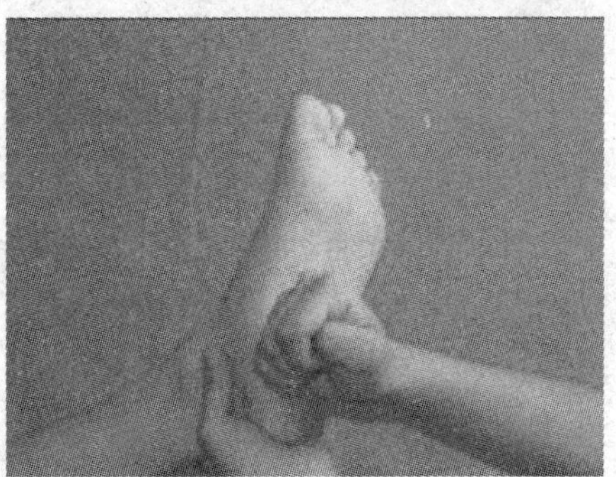

（14）一手托足跟，略抬高，另一手用侧拳叩击足跟

图 7—84　结束动作操作